Medicinal Herbs Handbook
Rieko Oshima-Barclay

メディカルハーブ
ハンドブック

リエコ・大島・バークレー

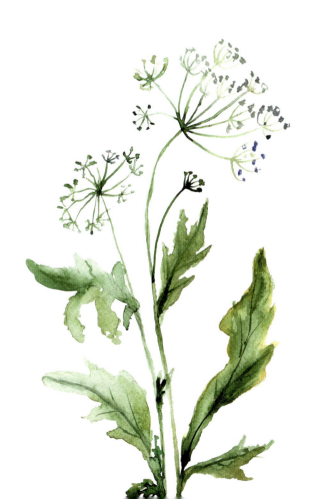

この本を手に取ってくださった方へ

　本書は、医療の代わりに使用されるべきものではありません。本書で紹介しているメディカルハーブとその活用方法は、個人の体質やコンディションなどによっては健康に障る可能性もあります。必要に応じて医療従事者にアドバイスを仰ぐことをお勧めいたします。
　本書で紹介しているメディカルハーブの多くは、今もなお研究が続けられており、今後も次々と情報が更新される可能性があります。最新情報を紹介してはおりますが、これらの情報がまったく変わらないという保証はありません。
　本書が医療従事者によるアドバイスに代わるものではないということに留意し、健康面で気になる諸症状については、専門家に相談するようにしてください。ハーブは自己の責任において利用し、万一、本書を参考にメディカルハーブを利用していかなる結果がもたらされた場合も、出版社ならびに著者は一切の責任を負いかねますので、あらかじめご了承ください。

本書は『英国流メディカルハーブ』および電子書籍版『続　英国流メディカルハーブ』を合本のうえ、加筆・修正を加えて再編集したものです。

ご挨拶

　私達は、いつも植物の恩恵とともに生活しています。
　この本では、普段、何気なく使っているハーブから、日本ではあまり見たことがないハーブまで、特に21世紀の現代社会のストレスや心の痛み、心の叫びへの助けとなる種類を中心に、私が今まで出合い、感じ、私なりに理解をしてきたハーブの利用法や効能・パワーを、その性質とともに紹介しています。
　ハーブというのはもともと型にはまったレシピなどはありません。その人のそのときの感情や体調、そして体質などに合わせて選ばれます。それぞれのハーブの効能も、単品とブレンドや、使う人の病状・体質などによって、言葉では表現しにくい違いが出てくることもあります。
　また、ハーブは私達の健康や病気予防、具体的な症状などに活躍してくれる植物ですが、新薬などの薬とは異なったかたちで働きかけていきます。「ハーブが」または「ハーブで」病気を治すのではなく、その人が心身ともに活力が満ち、バランスの取れた状態へと促す手助けとなる、一つのエッセンスとして使われて心身に染みわたっていくものだ……と、私はいつも感じています。
　ハーブを学ぶ際には、植物の化学成分やそれらの効能といった、教科書で得る知識も大切です。しかし、実際に目で見て使うことによって初めて、教科書の文字からでは得られないハーブそのものの真髄が見えてくるものです。
　この本が机の上だけでなく、キッチンやフィールドへと、皆様と一緒に連れ出していただき、新しいハーブのとの出合いや経験を楽しむきっかけとして利用していただくことができればと願っております。

『英国流メディカルハーブ』「はじめに」より

はじめに

『英国流メディカルハーブ』および『続・英国流メディカルハーブ（電子書籍版）』（説話社）（以下、前2作と言います）を執筆させていただいてから早いもので10年の月日が過ぎようとしています。

『英国流メディカルハーブ』を書かせていただいた頃には、日本で行う講座に参加いただく生徒様から「チンキって？」「メディカルハーブって何？」と聞かれることが多かったのですが、今では「チンキ剤を知らない」という方は生徒様の1割程度と、ハーブに興味を持っていらっしゃる皆様の知識の向上にも驚かされることばかりです。

ハーブを売っている専門店も増えたと同時に、ハーブについての専門書も増え、そしてハーブの使い方を学べるスクールも増えているとのことで、今後もますます日本でのハーブの発展が続きそうで、嬉しい限りです。

また西洋のハーブだけでなく、日本で昔から民間薬草として知られている和ハーブや漢方で使われている「東洋ハーブ」または「野草」に関する書籍やそれらに関連するスクールやコースなども目にする機会が多くなっているように感じられます。

英国でも同じく、伝統医療、ナチュラルリメディーへの人々の関心も根強く続いています。近年迎えたオーガニックブームの動きの中では健康志向への関心の高まりの一環として、ハーブの効能などを紙面や宣伝を通し目にすることもより多くなり、以前なら目を向けることのなかった層の方々もより手に取りやすく、摂取しやすいかたちで店頭に並べられる、ハーブ関連のサプリメントなどを試される方も増えているように感じられます。

前書を手にとっていただいた読者の皆様や、日本での私の講座に足を運んでくださる皆様から「●●のハーブの記述はないのですか？」「本には紹介されていない▲▲のハーブは英国ではどう使われますか？」「もっと多くのハーブの情報を」など多くのお声をいただきまして、本書では、前2

作で紹介できなかったものの英国では非常にポピュラーに使われている西洋ハーブのほか、私をはじめとする多くの英国メディカルハーバリストが扱う東洋のハーブ、アーユルヴェーダ医療で使われるハーブなども追加させていただきました。

　本書で紹介するハーブの一部は、私が「ハーブ医学校」を卒業した後の20年近くの間の中で英国のメディカルハーバリストの間でも飛躍的にポピュラーになってきたハーブ達も含まれます。

　なお、日本においては「医薬品、医療機器等の品質、有効性及び安全性の確保等に関する法律、通称『薬機法』」によって手に入りにくいハーブも入っているかと思いますが、あらかじめご了承ください。前2作の中で紹介したハーブも当時は日本でも手に入れることができたハーブであったが、現在は「医薬品」として指定されてしまったハーブもあります。

　英国では日本では「医薬品」に指定されているハーブ達も、英国では「一般の方が自由に購入できる薬草」としてドライハーブ、チンキ剤あるいは錠剤として販売されています（もちろん、英国にも一般人への店頭での販売が国によって禁止されている種類もあります）。

　また英国では普通にショップで購入できる種類のハーブをお隣のフランスで買おうと思うと、「薬草を取り扱う、専門の調剤薬局」でのみしか扱っていない場合もあります。

　同じく、フランスではとても一般的でハーブショップ、ハーブ薬局"HERBORISTERIE（エルボステリア）"やナチュラルショップなどでよく売られている種類のハーブでも、ここ英国では"ほぼ店頭やネットショップで見ることがない＝メディカルハーバリストも学んだことがない"といったケースも多々あります。

　このように、ハーブ（薬草）の取り扱いの規定やハーブ療法で使われる

ハーブの種類などは、国によって大きな違いがあるのです。

だからこそ、ハーブを利用する皆様もそういった背景を十分に理解した上で、安全面に十分注意をしながら役立ててもらいたいと思います。

ハーブは、私達の健康に恩恵を与えてくれる薬効成分が含まれる「薬草植物」ですが、「成分のみにとらわれたり」「症状のみのケアばかり」をするかたちだけではなく、"植物全体を見つめ、理解する""症状や病気の名前だけではなく、その人の全体の状態／過去／現在／体質／環境などを含む全体を見つけ、理解する"いわゆる「ホリスティック」の視点を持っての選択、利用をぜひ皆様にも心がけて欲しいと思います。

科学や現代医学だけにとらわれず、伝統的知識やハーブの性質への理解をバランスよく踏まえ、伝統を守りつつも新しい動きにも柔軟に受け止めるという、それが私が大好きな英国のハーブ療法の世界です。

ハーブを上手に扱うには、「ハーブと仲良くなる＝味、性質、姿形、育成環境、薬効、注意事項、等じっくりと理解する」ところから始まります。

時間はかかるかと思いますが、焦らずじっくりとハーブと語らい、ハーブを理解していってください。

皆様にとっては、新しく耳にするハーブも多く含まれているかとは思いますが、英国で大活躍するハーブ達のパワーと恩恵を、本書を通じて少しでもお伝えできればと願っております。

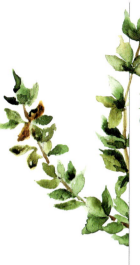

Medicinal Herbs Handbook
Contents

ご挨拶　3
はじめに　4

Part 1　メディカルハーブとは　13

● メディカルハーブとは　14
　メディカルハーブの歴史　14
　民間薬から治療薬まで　15
　伝統と科学が織り成す未来……これからのハーブ治療　16

● メディカルハーバリストという仕事　17

● 私がハーバリストになるまで　19
　ハーバリストを目指すきっかけ　19
　運命的出会いから、私の使命へ　20

● 取り扱い注意が必要なハーブ　22

Part 2　ハーブを知る・使う　25

● ハーブの効果　26
　薬草としての効果　26
　エネルギー面での働き　27

● ハーブ選びのポイント　28
　良質なものを選ぶ方法　29
　保管・保存の仕方　30
　禁忌事項　31

精油利用について 32
精油／エッセンシャルオイル 33
効率重視した精油の利用法 33
国ごとに異なるルール 35
飲用摂取は容易に考えないこと 35
ホリスティックな視点を持ちハーブを利用する 36
薬効成分だけにとらわれない 37

● ハーブの使用法 38
内服としての使用 38
外用としての使用 43

Part 3　心身に働きかける特選ハーブ　49

アグリモニー 50
アシュワガンダ 52
ウッドベトニー 54
オート 56
カモミールジャーマン 58
カリフォルニアポピー 60
スカルキャップ 62
セントジョーンズワート 64
バーベイン 66
パッションフラワー 68
パルサティラ 70
バレリアン 72
ボリジ 74
マザーワート 76
リンデン 78
レモンバーム 80
ローズ 82
ローズマリー 84
アイブライト 86

アニシード 87
アンジェリカ 88
イエロードック 89
ウィッチヘーゼル 90
ウルフベリー 91
エキナセア 92
オレゴングレープルート 93
オレンジピール 94
オレンジフラワー 95
カウチグラス 96
カルダモン 97
キャットニップ 98
キャラウェイ 99
ギンコー 100
クランプバーク 101
クリーバーズ 102
クリサンセマム 103
クローブ 104
コーンシルク 105

ゴツコーラ　106	フェンネル　132
コルツフット　107	ブクー（ブチュ）　133
シサンドラ　108	ブラックコーホッシュ　134
シナモン　109	プランテーン　135
シベリアンジンセン　110	ペパーミント　136
ジャスミン　111	ホーステール　137
シャタバリ　112	ホーソーン　138
ジンジャー　113	ホップ　139
スペアミント　114	マーシュマロウ　140
スリッパリーエルム　115	マリーゴールド　141
セージ　116	マレイン　142
ゼラニウム　117	メドゥスイート　143
タイム　118	ヤロー　144
ダミアナ　119	ラズベリーリーフ　145
ダンデライオン　120	ラベンダー　146
チェストベリー　121	リコリス　147
チックウィード　122	リンシード（フラックスシード）　148
トウキ　123	レッドクローバー　149
ナツメグ　124	レディースマントル　150
ネトル　125	レモングラス　151
ハーツイーズ　126	レモンバーベナ　152
バードック　127	レモンピール＆レモン　153
ハイビスカス　128	ローズヒップ　154
ヒソップ　129	ワームウッド　155
ビルベリー　130	ワイルドレタス　156
フィーバーフュー　131	

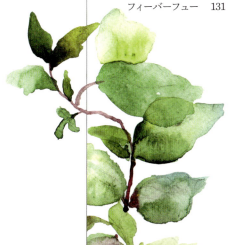

Part 4　症状別ハーブレシピ　161

- **全身的**　163
  - だるい・疲れやすい（全身的倦怠感／易疲労感）　163
  - ふらふら・クラクラする（めまい感）　166
  - 熱っぽい・ほてる（熱感）　168
  - 睡眠障害　170
  - 性欲障害　172

- **神経筋骨格**　174
  - 頭痛（偏頭痛）・頭が重い　174
  - 肩凝り・背中や腰の痛み　177
  - 心・循環器系　179
  - のぼせ・冷感（冷え）　179
  - 動悸・胸痛　181

- **呼吸器系**　183
  - 息が切れる・息苦しい・喉が詰まる・喉の異物感　183
  - 咳　186

- **消化器系**　188
  - 食欲不振・気持ちが悪い・吐き気がする　188
  - 胃もたれ・胸焼け　191
  - 腹痛・お腹が張る　193
  - 便秘　196
  - 下痢　198
  - 泌尿器系　200
  - 頻尿・排尿困難　200

- **皮膚系**　202
  - かゆみ・乾燥・その他の皮膚症状　202

- **生殖器系**　207
  - ED（勃起障害・勃起不全）・性欲減退　207
  - PMS（月経前症候群）　209

月経不順　211
生理痛・月経困難　213

● その他の肉体症状　215
眼精疲労　215
耳鳴り　217

● 精神症状　219
不安・緊張　219
焦燥感　222
落ち込み・無力感　225
意欲低下　228
集中困難・記憶力低下　231

Part 5　心身に働きかける特選ハーブ　233

アーティチョーク　234
アストラガルス　236
アルビジア　238
アンドログラフィス　240
エルダーベリー　242
エルダーフラワー　244
エレキャンペイン　246
グラウンドアイビー　248
ゴールデンシール　250
ゴールデンロッド　252
サルサパリラ　254
ジジフス　256
ジャマイカドックウッド（ジャマイカン）　258
セロリ種　260
ソウパルメット　262
ターメリック　264
デビルズクロウ　266
バイカルスカルキャップ　268

バコバ　270
フェヌグリーク　272
プリックュリーアッシュバーク　274
ペオニー（ホワイトペオニー）　276
ポークルート　278
ホースチェストナット（ナッツ）　280
ミルクシッスル（ミルクシスル）　282
リブワート　284
レーマニア　286
ロディオラ　288
ワイルドヤム　290

● **症状別レシピインデックス**　300
● **掲載ハーブリスト**　304

参考文献　307
おわりに　309
著者紹介　311

コラム *Column*

◆ 英国のハーブサプライヤー　48
◆ 身近なハーブに目を向けよう！　157
◆ ハーブでスキンケア　158
◆ 英国のハーブサプライヤー（ハーブ農家）②　159
◆ 散歩道のハーブ散策　292
◆ 特徴表示説　296

注意事項　2

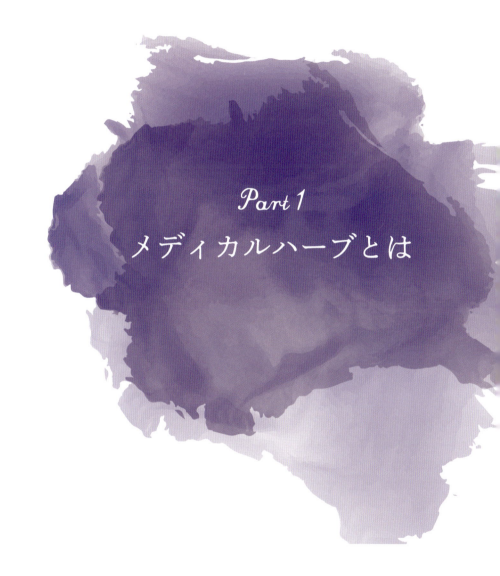

Part 1
メディカルハーブとは

メディカルハーブとは

英語では「メディシナルハーブ（Medicinal Herbs）」と呼ばれ、近年日本では「メディカルハーブ」の呼び名で愛用されているもの達とは一体何でしょう？　カタカナ表記で示すと、何やら目新しい感じがしますが、日本語でいうところの「薬効のある植物」すなわち「薬草」を意味します。

ハーブ（Herbs）と表記する場合、薬草のほかにも香りが良い植物を表す「香草」や、料理で使う「薬味」といった意味を指すこともあります。英語では Aromatic Herbs ／ Plants（芳香植物）／ Culinary Herbs（料理用ハーブ）と分けて表記される場合もあります。しかし、ハーブと呼ばれる植物には大なり小なりの薬効が含まれており、その中でも特に薬効が高く、民間療法や治療に用いられる種を Medicinal Herbs、日本語でいうところの「メディカルハーブ」として利用されているわけです。「ハーブ」とカタカナで表す場合には、欧米で扱われている種を示すことが多いのですが、世界各国で使われている薬草と呼ばれるもの、例えば日本人にとってなじみ深いシソやドクダミ、ビワの葉、シャクヤクなどもすべてハーブと考えてよいでしょう。

メディカルハーブの歴史

薬草の歴史は紀元前から始まったとされ、それらの歴史を記す著書も多く残されています。何世紀にもわたり、世界各国でその国特有の薬草を使った独自の薬草療法が生まれ発展してきました。文明・商業・医学の発達とともに、お互いの国で使われるハーブを紹介し合ったり、長い歴史の中で繰り返されてきた戦争の侵攻によって、敵国のハーブの知識を得ることもあったでしょう。病人のための治療薬、兵士のための傷薬、そして宗教儀式においても利用されてきたメディカルハーブは、司祭や医師、修道士、薬草学者、ときにはシャーマンなどによって大切に受け継がれてきました。

ハーブを処方する伝統医学は、近代医学の発達とともに衰退の影を見せた時期

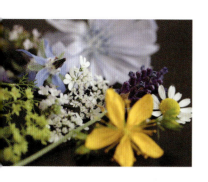

もありましたが、日本では東洋医学（漢方や中医学）が今もなお私達の健康維持や医療に役立っているように、中国では中医学が、インドではアーユルヴェーダ医学が、イスラム圏ではユナニ医学が、チベットではチベット医学が、そしてヨーロッパではハーブ医学が、21世紀の現代でも伝承知識を受け継いだ専門医や一般家庭で活用され続けています。もちろん現在と千年前とでは採れるハーブや私達の生活様式が大きく変わっていますから、使用方法も現代の生活に合わせたかたちが用いられています。

民間薬から治療薬まで

　一歩外に出れば、私達の周囲はメディカルハーブであふれています。ハコベにナズナ、タンポポ、オオバコなど、普段、雑草とされている植物も立派なメディカルハーブですし、キッチンに入ればショウガやガーリックなど、料理で使われるスパイスもメディカルハーブの一部です。そして近年になり注目を浴びてきたアロマセラピーで使われる精油の原料となるラベンダーやローズ、カモミール、ローズマリーなど香り高いハーブも、メディカルハーブとして大活躍します。そしてヒヨスやベラドンナ、トリカブトなど毒草に分類される種も、使い方によっては素晴らしい薬効を見せてくれるメディカルハーブとして利用されます。

　メディカルハーブをどのように利用するのかについては、ハーブの種類や使い方、製剤の種類によって薬効の強さが異なります。また、同じハーブでも民間薬として使用する場合から、治療薬として扱う場合があり、その活用法に違いがあるといった点にも注目をしていただければと思います。

　この本では、メディカルハーブを民間薬として、ご自身やご家族の健康に役立てていただく目的で、安全面に重点を置いて紹介しています。ハーブを学び使用されている方の中には、治療薬レベルでハーブを扱いたい方も多いと思います。それはもちろん可能なことなのですが、治療薬として使うためには、やはりそれに見合った医学的知識のほか、状態によって摂取量を見極めて、処方するハーブの種類や配

合を慎重に変えるなどの知識と経験がおのずと必要になってくることを心に留めておいてください。

伝統と科学が織り成す未来……これからのハーブ治療

　ハーブを学び始めて驚くのが、その効能の多さです。一つのハーブにときには何十種という成分が含まれており、効能も一方向ではなく多方面にわたって働きかけます。また、ハーブは自然が作り出す産物なので、気候や土地の変化によって成分に多少の変化が見られる場合もあります。さらに、ハーブの本質は変わらないものの、味やエネルギーは常に一定とは限りません。そして、ハーブの効能は個人によって効き方が異なることも多くあります。そんな変化を楽しみながら、また心身への影響の違いを学びながら、私達は自分に見合うハーブを選んでいくわけです。

　私達の先祖は、どのようにして心身の傷や病を治癒へと導いてくれる植物を自然の中から見つけたのでしょうか？　植物に出合い、その植物の性質やパワーを理解するに当たって、いったいどのくらいの月日が費やされたのでしょうか？　偉大なる先達方の計り知れない努力によって蓄積された経験が知識として伝道されてきたために、ハーブは伝統医療の一環として今もなお活用されているのです。

　本来ハーブというものは「個人の体質、性質、病状」に合わせてオーダーメイドで選び、処方されるものです。しかしハーブの選び方には、21世紀の現代に合わせた変化が見られます。

　なぜ効くのか？　という疑問に学術的に答えられるように、ハーブの薬効を調べるための機関が設立され、有効成分や医学的根拠、利用価値などの研究が進められています。そして、ハーブの有効成分を精製して作られる錠剤やエキスが商品化され、医薬品として利用されるものも多くあります。

　伝統的なハーブの使い方と近代的なハーブの使い方、今の私達には幅広くメディカルハーブを利用できる機会があります。どちらもハーブを使うことに変わりはありませんし、その両面をうまく取り入れた活用法も見いだされています。多様な変化を受け入れ理解しつつも、尊い伝統医療の真髄とハーブの本質を見失うことなく、メディカルハーブが活用されていく未来を私達はこれからも見守っていくことでしょう。

メディカルハーバリストという仕事

　日本に東洋医学や漢方薬が今もなお根づき、漢方薬局や漢方治療の診療所があるように、英国でも薬草を処方して病気の治療に当たる治療家や診療所が存在します。日本語ではしばしば「薬草療法家」「植物療法士」として紹介される「メディカルハーバリスト（Medical Herbalist）」は、治療家や彼らが勤務する診療所が存在します。

　メディカルハーバリストは薬草のみならず近代医学や伝統医学の専門教育を受け、実習期間を終えて資格を得た後、薬草を扱う専門家として各方面で活躍していきます。

　英国のメディカルハーバリストは主に欧米で扱われてきたハーブを中心に処方に当たります。個人差が多少ありますが、通常100〜300種類くらいのハーブから処方していきます。ハーブは基本的にチンキ剤という液体での内服処方が中心となります。もちろん浸剤や煎剤、ときには精油を使用したり、症状によってハーブクリームや軟膏などの外用薬も使われます。さまざまな心身の不調に対して治療に当たりますが、外科的手術が必要なケースを除いて、ほとんどの病状や不調に対処できます。そして必要であれば近代医学での治療と並行してハーブ治療を行うこともあります。

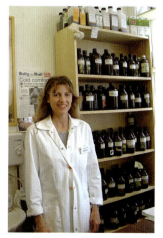

　初診は通常1時間から1時間半、再診は30分〜1時間とたっぷり時間を取って診察に当たります。必要であれば血液検査やホルモン値、近代医学での診察結果なども参考にしていきます。聴診器を使って肺や心音を聞いたり、耳鏡で耳道や鼓膜の状態を診たり、脳神経の機能テストを行ったりすることもあれば、自分が深く学んだ伝統医療の診断方法で診ていくハーバリストもいます。私自身も脈や舌の状態を必ずといっていいほどチェック事項として診断に取り入れますし、ギリシャ医学の四元素説・四体液説・

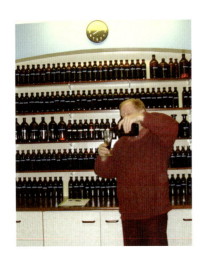

四気質などの論理を踏まえて判断することもあります。仲間内では占星術を取り入れたりする人もいます。

　この本の中では、初心者の方にもわかりやすく使いやすいように「○○に効果がある」という表現を使っていますが、私達はハーブを処方するに当たって病気を治すのではなく、「本来人間が持つ自己治癒力の向上と、心身ともの病状に影響している要因を見つけて改善を目指し、病にかかりにくい身体作りをお手伝いする」いわゆるホリスティックな見解を持っての治療を目指しています。そのため、患者一人ひとりの生活面から心身の状態を含めた全体像をより細かく深く理解することが非常に大切なので、診断にもじっくりと時間をかけ、その人にとって最上のハーブの処方を作り上げるだけでなく、回復に向けての食生活や生活面でのアドバイスなども一緒に行っていきます。

　病気からの回復において、やはり中心となるのは患者自身であり、病状に対して向き合う姿勢や自己治癒力が重く関与してきます。そこでメディカルハーバリストには、患者が「良くなりたい、良くなるように努力したい」という姿勢に向き合うことができるまで相談相手となる、患者と同じ位置に立って改善するまでサポートしていくという、いわゆる治療家としての意味合いだけではなく「サポーター役」としていつも身近にいる存在であることが求められます。

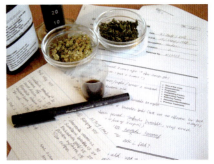

　治療のプロセスに力を貸してくれる植物のエネルギーに感謝しながら、ホリスティックの視点から（36頁参照）植物と自然からのメッセージを読み取り、伝え、個々の状態に合わせてハーブを選び活用するのがハーバリストの大切な役目なのではないでしょうか。

私がハーバリストになるまで

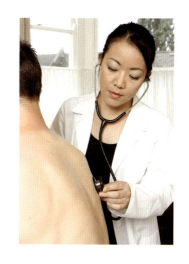

　今現在、私はロンドン市内でメディカルハーバリストとして働いています。英国には補完医療を提供する総合クリニックやセラピールームがたくさんあり、私もロンドン市内にある3か所のセラピールームで勤務に当たっています。

　メディカルハーバリストとしてハーブの処方をする一方、アロマセラピーやリフレクソロジーなどのボディワークも行っています。私の場合は特にストレスが大きな要因となる心身の疾患や女性特有の疾患、そして子どもから大人までの皮膚疾患の患者を受け持つことが多く、そういった患者の中にはハーブ以外のボディケアも非常に効果をもたらすことを実感しています。そして必要に応じてハーブとアロマセラピー、ハーブとリフレクソロジーなどのコンビネーションセラピーも提供しています。患者の希望やそのときどきの状態によって、一番心身に溶け込んでいく最良のメニューを患者と一緒に作り上げていくのです。そしてハーブを選ぶときも、同じくその方の生活や性格、性質といったものを考慮しながら処方をしていきます。そのほかにも、患者にとって助けとなるであろう別のセラピーやカウンセリングを行っている、信頼できるセラピストを紹介することもあります。

ハーバリストを目指すきっかけ

　今から思い出すと、風邪のときに祖母が長ネギを喉に巻いてくれたり、大根と水あめから作る「大根あめ」を母が作ってくれたりと、民間療法薬になじみのあった幼少時代を過ごしてきました。ハーブやポプリに初めて興味を持ったのは、確か小

学校時代だったと思います。キンモクセイの花でポプリを作ろうと試みて失敗した記憶もあります。ハーブティーをデパートで見つけて買ってもらい、その味に魅了されたことが、ハーブの世界を知るきっかけとなりました。

　病院通いが多かった私自身、これまでずっと近代医学に助けられ、また今もなお自分の体調を知るためにも、病院での検診には大変お世話になっています。ただ長年使用した薬の影響と、弱まってしまった心身の回復機能によって、身体が悲鳴を上げているのを感じ始めていましたし、今後も病気と一緒に暮らしていくうえで、何か自分でもできないかと思い始めていました。

　そんなときに飲んだカモミールやリンデンのハーブティーに導かれるかのように、ハーブを扱う店で働く機会をいただき、ハーブを知れば知るほどもっと学びたいという望みが強くなっていきました。そして数年の準備期間を置いて、英国にメディカルハーブを学びに行くことを決めたのです。メディカルハーバリストの資格を取得して、日本に帰ってこよう。当初はそんなふうに考えていました。私の中では、英国でプラクティス（治療）を行っていくといった進路はまったく考えていなかったのです。

運命的出会いから、私の使命へ

　卒業後も英国での生活を続けていくことを決めたとき、こちらで仕事を探さねばならないという状況に直面しなくてはなりませんでした。間もなくして、ハーブを含めた自然療法を扱う専門店・ニールズヤードレメディーズで働く機会をいただくことができましたが、担当した店舗では、自分の専門であるハーブの知識を全面に押し出せる機会が少なく、また一般の方のハーブの認識とのギャップに戸惑い、悩んだりもしました。

　しかし、数か月後に異動した北ロンドンにあるカムデン店で、素晴らしい仲間との出会いが待って

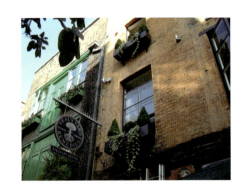

いたのです。この地域はハーブ
を日常的に利用している人や自
然療法を愛する方が多く、スタッ
フもメディカルハーバリストと
その卵である学生が9割を占め
ていて、まさにハーブワールド
といった感じだったのです。そ
こで、スタッフの仲間と知識や

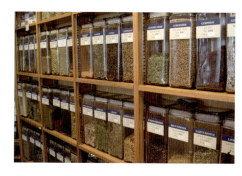

経験を分かち合い、お客様ともハーブについて楽しく語り合える、貴重な体験を得
ることができました。少しずつお客様からハーブ処方の要望をいただくようにもな
り、ハーバリストとしての仕事が行えるようになりました。また、ハーブ以外のセラ
ピー（キネシオロジーやフラワーエッセンスなど）を学ぶきっかけも得られて、自
分なりのスタイルを確立する足がかりにもなりました。ここでの経験がなければ、
今の自分はなかったといえるでしょう。20年近く経った今でも、当時のスタッフと
は勉強会をしたり、処方の相談をし合ったりするおつき合いが続いています。

　また、35年以上のハーバリスト歴を持つ大先輩のChurch夫妻と知り合う機会に
も恵まれました。夫妻には私のハーブ主治医となっていただくと同時に、夫妻の生
きた知識と経験、そしてメディカルハーブの真髄である英国の伝統処方を学ぶ幸せ
な機会をいただき、ハーブの持つエネルギーを手と目、そして心を通して感じ、理
解していくという尊い時間をも惜しみなく与えていただきました。

　まだまだ修行中の身ではありますが、私が今まで教わった素晴らしい伝統ハーブ
療法とハーブからのメッセージ
を、感謝の心とともに多くの方
にお伝えしていきたいと思って
います。偉大なる先達に恥じな
いように、ハーブの伝統をこの
先もずっとずっと残していけた
らと心より願っております。

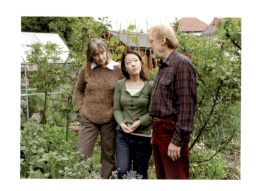

取り扱い注意が必要なハーブ

　ハーブ（薬草）は素晴らしい薬効を持って私達の生活に恩恵を与えてくれる植物として知られていますが、中にはその薬効の強さから「要注意」というのも少なくはありません。

　そしてその中でも特定のハーブが持つ「毒性や薬効の強さ」や「安全取り扱い基準の考察」をもとに1968年の英国薬事法例（1968 Medicines Act）で決められた「スケジュールⅢ（Schedule III）ハーブリスト」が英国に存在します。

　簡単にいえば「要取り扱い注意／一般消費者取り扱い禁忌ハーブ」というハーブリストです。これらのハーブは、一般のハーブ専門店などの販売はもちろん禁じられておりますが、認可を受けたハーバリストは注意事項／使用規定の下で処方することが認められています（2018年11月現在：法律規制案執行後は若干種類も扱いも変わることも予想されます）。

　英国ではSchedule IIIに入っているリストに入っているハーブ以外でもコーンフリーの根（*Symphytum officinale*）やポークルート®（*Phytolacca americana/decandra*）などハーブ販売店によっては、その薬効成分および使用上の注意を考慮して一般への販売を控えているハーブ類もあります。

　認定ハーバリストは当然、これらのSchedule IIIハーブリストの効能はもとより、使用上注意禁忌事項、内服・外用での使用量などを含めた取り扱いについての知識を熟知しなければならず、これらハーブの保管も鍵のついた保管庫に収納するなどの規制の下で扱います。

　実際に、これらのハーブを使うことは頻繁にはありませんが、私自身も以下何種類かのSchedule IIIハーブを保管しております。

痙攣、激痛を伴う症状や喘息など
さまざまな症状に内服利用として利用する Schedule III ハーブ達

Atropa belladonna（ベラドンナ）
Chelidonium majus（クサノオウ）
Convallaria majalis（ドイツスズラン）
Datura stramonium（シロバナヨウシュチョウセンアサガオ）
Ephedra sinica（マオウ）
Gelsemium sempervirens（カロライナジャスミン）
Hyoscymus niger（ヒヨス）
Lobelia inflata（ロベリア）

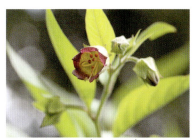

Atropa belladonna（ベラドンナ）

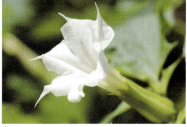

Datura stramonium
（シロバナヨウシュチョウセンアサガオ）

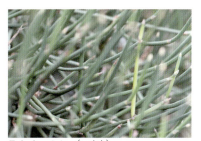

Ephedra sinica（マオウ）

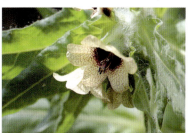

Hyoscymus niger（ヒヨス）

中には以下のように外用利用のみ（内服厳禁）という種類もあります。

Aconitum nepellus（ヨウシュトリカブト）
Arnica montana（アルニカ）

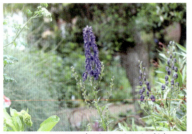 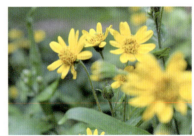

Aconitum nepellus（ヨウシュトリカブト）　　*Arnica montana*（アルニカ）

　リストをご覧になってお気づきになられた方もいらっしゃるように、有毒なハーブですが、中には観賞用として園芸店で売られていたり、近所で見かけたりと意外にもなじみのあるハーブも多かったりします。
　そして何よりも姿形が美しいハーブが多いのも特徴的です。私自身も庭でこれらのハーブをいくつか育てたこともありますが、中には全草に毒性を持つ種類もありますので、採取や刈り取りの際の扱いにも十分注意が必要となり、くれぐれも気をつけてください。

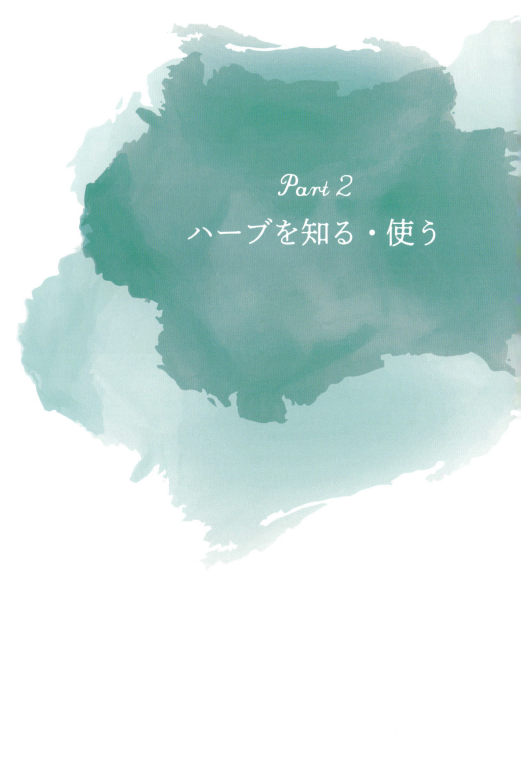

Part 2
ハーブを知る・使う

ハーブの効果

ハーブはどのように私達の身体に働きかけてくれるのでしょう？ ここではハーブの働きを考えていきたいと思います。

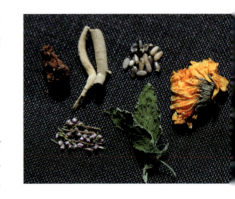

薬草としての効果

まず最初に注目するのは、ハーブの効能と有効成分でしょう。ハーブの中には一種類のハーブに何十種の成分が含まれている種もあり、その成分の多さが多様な効能を示してくれます。そのため、同じハーブでも胃痛に使うこともあれば、鎮静効果を利用するために使う場合もあります。

現在では、含まれている成分から薬草の効能を判明していくことができますが、化学がここまで進んでいなかった時代の先達は、使うことで効能を学んでいきました。また「THE DOCTRINE OF SIGNATURE（特徴表示説）」と呼ばれる、"植物が我々に示してくれる特徴（植物の外見、色彩と形状などから、それらの薬効、癒すものを読み取ること"植物からのメッセージ＆言葉を読み取り薬草の薬効を理解してきました。

いまだに成分が解明できていないハーブも非常に多いのですが、それでもこのように薬草として人々に使われているのは、成分や効能のみに注目することなく、もっと大きな視野でハーブの働きを見極めて使われてきたからともいえるでしょう。

また、ハーブはブレンドすることで相乗効果（シナジー）が現れることもあれば、ブレンドを誤ると効力が弱まってしまうこともあります。より効果的にブレンドするためには、一つひとつのハーブをより正確に理解することと、ハーブを使う人の状態を深く知ることによって可能になっていきます。

もちろん、「このような病状には○○と△△、□□をこの配合でブレンドする」といった古典の処方の記述が多少は残っているものの、実際の現場では、個人に合わせて

処方を変えるのが基本です。私が学校で学んだときも「この症状にはこの組み合わせ」というかたちで学んだものは、初期の風邪に使われるハーブティーブレンドの一種類のみでした。

エネルギー面での働き

　現代ではどうしても効能や成分分析といった面に注目が集まってしまいますが、ハーブの作用を考えるときに、薬効や有効成分のほかに「エネルギー」の動きや性質を忘れてはなりません。もちろん、ハーブの効能のみを考察してハーブを選んでも間違いではありませんし、心身の状態を改善する助けとなってくれますが、個々のハーブが持つ、異なるエネルギーの質や量、強さなどを考慮して選ぶことによって、より正確により早く、ハーブのパワー（効果）を心身に送り出すことが可能になります（37頁参照）。

　エネルギーを別の言葉で表現するならば、「生命力〜生命が持つ力とその性質〜」であり、東洋医学でいうところの「気」という言葉もこの一部に当てはまります。エネルギーの働きや強さは、私達の心身と生命に多くの相互作用を与えます。そして、エネルギーの質や量のバランスが崩れることにより、病気や不調が起こります。

　エネルギーのパターンを理解し、それをもとに診断や治療を行う方法が、世界各国の伝統医学論理に残されています。東洋医学の陰陽五行思想、アーユルヴェーダ医学の五元素と三つのドーシャ、ギリシャ医学の四元素・四気質・四体液がその一部です。

　この本では、東洋医学で使われる言葉を基本にハーブのエネルギーを表しています。例えば、東洋医学ではエネルギーの性質を示すときに寒・熱・温・涼・平などの言葉を用います。ギリシャ医学の言葉を借りれば、熱く湿った、熱く渇いた、冷たく渇いた、冷たく湿ったという表現から、エネルギーの特徴が理解できるでしょう。また効能を表す「収斂（乾燥させる・引き締める）」「刺激（温める）」「粘液質（潤いを与える）」といった言葉にもエネルギーの性質が垣間見えます。「発散させる」「降ろす」「昇らせる」「リラックスさせる」といった言葉もエネルギーの動きを表します。

　これらエネルギーの性質や動きの仕組みを理解することで、個々のハーブの働きをきちんと理解することができるでしょう。そして、ハーブのみならず、自分自身のエネルギーをも理解できるようになるはずです。

ハーブ選びのポイント

　現代の情報社会では、インターネットをはじめ本や雑誌でいろいろなハーブの知識や情報が飛び交っています。そしてハーブの使用方法も、さまざまな使い方やレシピが紹介されています。

　ハーブの基礎知識はどれもそれほど変わりませんが、実際に使うとなると目的によって使用法がかなり異なることがあります。また、同じハーブでも国によって取り扱いが異なる場合もあります。そういった点では、海外で出版された書籍の翻訳版と日本で書かれた本とは、多少内容に隔たりが見られる場合もあるでしょう。多くの書籍を読んでしまったために、かえって混乱してしまうかもしれません。

　そこで、ハーブを学ぶに当たっては、まず基本の使い方、次に自分にしっくりくる使い方を学んでみましょう。自分が読みやすい、わかりやすいと思う書物から読み始め、そして頭で覚えるだけでなく、実際に作り・飲み・感じることで、経験を通してハーブを理解していってください。ハーブをどのように用いていきたいかという目的がはっきりと見えるようになれば、次に学びたいスタイルや選ぶ本などもおのずと決まってきます。

　その際、必ず心に留めていただきたいのが「ハーブを薬草として扱うときには、それなりの使用法がある」(36頁参照)ということです。必要量には個人差がありますし、同じ症状でもAさんには効いてBさんには効かない場合も出てきます。またハーブを知ること以外に大変重要なのが、どんな状態なのか？　という病状をしっかりと判断できる知識です。そのため、一般の方にはメディカルハーバリストが使うようなかたちでハーブを取り入れることは難しいと思いますし、あまりお勧めできません。

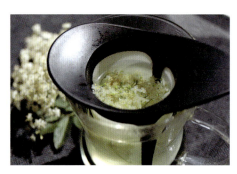

　ここでは、ハーブの初心者でもメディカルハーブを知って安

全に使っていただけるように、ハーブの使い方の基礎的な知識と、さまざまな使い方を紹介していきます。

良質なものを選ぶ方法

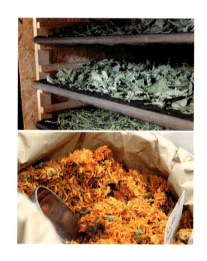

「どこのメーカー、お店のハーブをお勧めしますか？」といった質問をよく受けますが、ハーブは自然の産物なので、ある程度の質の変動は仕方ありません。そこで、ハーブが良質かどうかを見極めるコツを知ると、格段に良い品を見つけられるようになっていきます。

ドライハーブの場合、その乾燥状態が決め手の一つとなります。

上手に乾燥しているか？　湿っぽくないか？
▶乾燥しすぎてませんか？

芳香植物の場合、香りはしっかり残っているか？
▶新鮮な香りが残っていますか？

可能であれば、次の点も確認してみるとよいでしょう。
カットの大きさが適当か？
▶大きくても OK ですが、使うときには適度な大きさにカットしたものを使いましょう。
ベストな収穫時期のものか？
▶開花中の採集がベストなハーブならば、花の姿で確認してみましょう。
製造年月日（もしくはお店に届いた月日）と消費期限
▶ハーブは、収穫されて1年以内に使うことが望ましいとされています。

お店の陳列・保存状態
▶学名表示がない場合や学名が確認できない場合、あるいは薬草種かどうかの確認ができない場合などは購入を控えたほうがよいでしょう。

オーガニック／あるいは無農薬かどうか
▶オーガニックや無農薬のほうがもちろん安全性が高いですが、だからといって必ずしも良いわけではありません。薬草としての、そして製品としての質の良し悪しを判断するには、上記のポイントをもとに、自分が納得できるハーブを選ぶことをお勧めします。

お店の人に質問してみる
▶知りたいこと、確認したいことがあれば直接店舗に質問してみましょう。
お店からの返事によって信頼できるかどうか？　などの判断基準の参考にもなるかと思います。

チンキ剤に関しても同様に、使用部分と製造方法、保存状態などを確かめましょう。
上記の判断基準でハーブを購入したら、ハーブの味とエネルギーの動きまで、実際に味わって感じ取ってみましょう。そうすると、徐々に品質の違いを確かめられる感覚が養われていきます。最初は自分が師事する先生や、友人達の推薦などに頼ることから始められるなどから「良質ハーブ」探しや体験を始めてみましょう。そんな中から自分の目で見て質を判断できる自信がつくまでには時間がかかり、失敗もあるでしょうが、体験から身につく知識はどんな本やネットの情報よりも得難いものとなります。

保管・保存の仕方

ハーブも生き物であり、旬の時期があります。ハーブのパワー(効果)が一番高まっている旬の時期にハーブを摘み取り、上手に乾燥させることによって、ハーブをいつでも楽しむことが可能になるのです。そうして作られた良質なハーブは、保管や保存にも気を使わねばなりません。

ドライハーブを保管する際は、高温多湿を避けて冷暗所を選びたいものです。しっかりと密封できる清潔なガラス瓶（遮光瓶がお勧めです）や陶器などに入れて保存してください。短期間でしたら紙袋やビニール袋での保存も可能ですが、長期保存には向きません。なお、容器にはハーブの名前と保存開

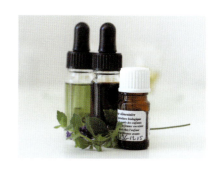

始時、消費期限の日付を貼っておくと便利でしょう。英国では乾燥剤を使いませんが、日本では湿度の高い季節を考慮して乾燥剤を一緒に入れることが多いようです。

　花・地上部のハーブは1年以内に、根・樹皮や種子のハーブは2〜3年以内に使い切ってください。粉末状のものや、つぶしたハーブは劣化が早いため、なるべく早く使い切るようにしてください。

　チンキ剤は、ドライハーブよりも長く保存できる利点がありますが、私自身、フレッシュハーブから作ったチンキの場合は1〜2年以内で使い切るようにしています。こちらも密封できる清潔な遮光瓶に入れて、冷暗所で保存します。

　また、ハーブのエネルギーを保つという意味から、電化製品近くでの保存はなるべく避けたほうがよいでしょう。

禁忌事項

　現在、日本の店頭で売られているハーブのほとんどは、安全性が高いタイプのものです。それでも、場合によっては摂取する際に注意が必要になることもあります。ハーブを安全に利用するに当たり、次のことを必ず頭に入れていただきたいと思います。

1　使用量を守ること

　適量は、状態や年齢（幼児や高齢者）など個々によって異なる場合があります。この本では、大人向けに適切な量を紹介していますが、人によってはそれでも強すぎる場合がありますので、量を減らして調整してください。自己判断で記載以上の量を用いるのはやめましょう。

2　ほかの薬との併用には注意すること

市販の薬や病院の処方薬と併用する際に、禁忌または注意が必要となるハーブもあります（例：抗血液凝固剤・降圧剤・催眠剤など）。ハーブの効能の強さにもよりけりですが、必ず安全だと言い切れる自信がなければ、併用は避けたほうがよいでしょう。本書でも使用上の注意を記載していますが、さらに心配な場合は、専門書を参考にしてください。

漢方薬を飲まれている場合も同様です。特に数種類のハーブとの併用はできれば避けてほしいものです。東洋医学の診断を受けて処方してもらった場合は、漢方薬の効果を乱す原因となる恐れがありますので、ハーブを併用したい場合は、担当の漢方医に相談するようにしてください。

3　妊娠授乳中は注意が必要です

妊娠授乳中のハーブの使用も注意が必要です。禁忌になるハーブから量の加減に注意すべきなハーブなど対応はさまざまですので、使用する前に必ず確認をしてください。安全とされているハーブでも、妊娠授乳中は念のために少量から始めて様子を見るようにしてください。

4　肝臓・腎臓疾患、高血圧、癲癇などの疾患には気をつけること

重度の疾患を患っている方には、避けるべきハーブが多くあります。有効成分が強いハーブは、できれば専門家の指導の下で使用してください。

精油利用について

「アロマセラピー」という言葉も、近年では日本でもとても身近になってきました。精油の原材料は皆さんもご存知のように「ハーブ（芳香薬用植物）」です。

ハーブに含まれる精油（エッセンシャルオイル）を使い、その個々の精油の香りや精油の薬効を芳香浴やマッサージ、塗布などに役立てるセラピーとして現代では多くの方々に愛されています。

精油成分が（皮膚／呼吸器系／経口／直腸／膣などから吸収）体に入ることによ

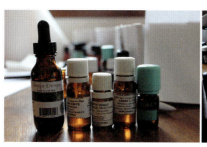 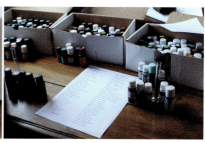

り、それぞれの持つ効能・薬理作用を持って私達の心身のバランスの調整や心身の不調の回復や予防に役立ってくれます。

精油／エッセンシャルオイル

精油（エッセンシャルオイル）は、天然の揮発性の芳香成分を含む有機化合物で、各精油は構成成分によって香りや効能も異なってきます。精油は、植物の花、葉、枝、根、果皮、種子、樹皮など、さまざまな部位から主に水蒸気蒸留法・圧搾法・有機溶剤法、そして、二酸化炭素抽出法などといった方法で抽出されます。それぞれの芳香植物の香りの成分が植物そのものに含まれているときよりも（種類によっては100倍ほど）濃縮されていますので、基本の注意事項を必ず守って使用することが必要となります。

効能重視した精油の利用法

アロマセラピーで使われる精油（エッセンシャルオイル）には、良い香りを楽しめることだけではなく、殺菌、鎮痛などを始め素晴らしい効能があります。

メディカルハーバリストの中には、そのような精油の効能を重視して精油をハーブ治療に使う者もいます。私自身も、学生時代に学ばせてもらったクリニックでも数え切れないほど、精油を使った製剤の作り方や処方ケースを学んできました。

効能重視の精油利用の場合、高濃度での皮膚への塗布、精油入りの坐薬（膣坐薬、肛門坐薬など）の処方を中心に、ときには精油や芳香蒸留水（Aromatic Water/

Hydrosol）の経口摂取も含めたさまざまな適用方法での処方が行われます。

　筋肉や関節痛みの軽減や感染、皮膚の炎症など、さまざまな不調の改善へ働きかけてくれる非常に効果の高い精油の利用のかたちですが、高濃度での精油の使用や経口などの使用も含まれるため、個々の精油や解剖生理学の知識はもちろん、医学的知識も必要になってきます。

　精油にはさまざまな薬理作用があります。精油にどの成分がどのくらい入っているかを見ることによってどのような効能を持つのかその傾向も読み取ることができてきます。同時にどの成分が含まれているかによって注意事項や禁忌事項なども読み取ることができます。

　単品での使用の場合は、お使いの精油の分析表があれば、そちらから効能や注意事項を判断できますが、ブレンドでの使用では使う精油の種類やその割合によって、ブレンド精油に含まれる成分の割合や効能も同じく注意事項も変わりますので、分析表を参考にしたり、ブレンド配合率から大まかな成分を把握できる便利なソフトなども（例：Dropsmith < https://dropsmith.com >や LabAroma < https://www.labaroma.com/en/ >）活躍します。

　精油をいわゆる一般の香りを楽しむ「アロマセラピー」として利用する場合も、妊娠授乳期、乳児、幼児、高血圧や処方薬との併用とのの注意や禁忌などがあります。より治療効果を高く精油を利用する場合は、使う際の濃度や使用頻度、使う精油の

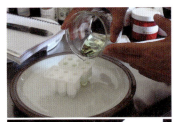

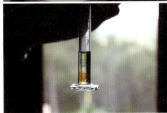

チョイスも異なる場合もありますので、医学知識を学んでいても精油の効能重視使用の際には別途、このような専門的な知識もしっかりと学んでいく必要があります。

　精油をより効果的、そして安全に利用する為に、私自身も、英国、フランスにて治療効果の高い精油利用するためのコースを学んできました。

国ごとに異なるルール

「精油」を「植物療法の一環」として施術

に取り入れる場合は、国ごとにルールが異なります。

英国の例を挙げますと、治療の一環として植物由来のレメディーの処方がセラピスト保険で認められている「メディカルハーバリスト」は、「ハーブ治療の一環の処方」として 精油を含む経口摂取用のレメディーを製剤したり、内服用の芳香蒸留水を治療薬として患者に処方することがあります。

しかし、メディカルハーバリストの資格や処方ができる医療従事者の資格を持たない一般のアロマセラピストによる精油の経口摂取用製剤や芳香蒸留水の飲用の処方は、セラピスト保険ではカバーされないことから、基本、公に推奨されていません。

フランスでも同じく、精油の経口処方が行われますが、処方できる者の資格も、ハーブ処方や精油処方の調合を受け持つ専門家の仕組みも、英国とはかなり異なります。

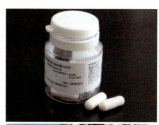

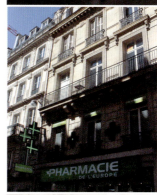

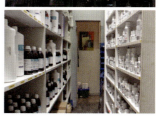

飲用摂取は容易に考えないこと

特に飲用に関しては（英国で処方されることは少ないですが）、精油の体内への吸収からの排泄までを考えての選択や年齢や胃腸の状態を考えての必要量の計算、本当に飲用がベストなのか？（塗布や坐薬の方がベターではないか？ など）はもちろん、その他の危険性などを熟考して、細心の注意を払って行わなければいけません。

「ネットや雑誌にレシピが載っていたから」「お勧めレシピを人に（非専門家）聞いたから」のように「気軽に飲用」するものではありません。自分自身で選択、計算、成分の作用や注意点をしっかり理解しなければいけません。

精油が含まれているカプセル剤なども今の日本ではサプリメント感覚で気軽に手に入るようになってはいますが、本当に「飲用が必要か？」「必要であるなら、目的に合わせた摂取量を把握しているか」を改めて自身に問いかけて見てください。

ホリスティックな視点を持ちハーブを利用する

私は「ホリスティックな視点を持ってハーブ処方をする」ということを常々心がけています。ホリスティック（Holistic）という言葉を耳にされた方も最近は増えているかと思います。心と身体、社会環境、宗教、霊的な見解 など、まさに私達を取り巻く環境や肉体精神を全包括的に診て、その人が必要となるサポートを見出します。「感染」など急性の病気などの場合も、急性用の対症療法的ハーブ処方を行いつつ、フォローアップには「急激な症状にて弱ってしまっている身体へのサポート」も忘れません。

長年患う「花粉症」へのケアも、その方のそのときの体調やストレス度、仕事など生活環境の要因などを聞きながらその都度、最適なかたちの処方やアドバイスを行います。

体質というのもありますので、「抗炎症や抗カタル作用」といった効能を持つハーブを選ぶ際には、作用だけでなく、その方の症状の度合いや傾向だけでなく、体質なども見極めながら慎重に選択します。

皆さんにぜひ覚えていただきたいことの一つに「症状だけを見ない」ということがあります。「病を治す」のではなく「その人が今現在、何故このタイミングで病に侵されているか？ その要因や原因を探り、改善点を見つけ私達が持つ自然治癒力を適切にサポートすることによって治癒を促し、病気になりにくい心身へと導く」というかたちでのハーブの選択ができるようにぜひ心がけてみてください。

このホリスティックな見解ができてくると、自ずとハーブを選ぶ前に今の状況で何をすべきか？ 運動（どのような）、食事（体質に合っているか？ 改善は必要か？）休息は十分か？ アレルギー症状があるのであれば、乳製品や小麦などを含む食べ物ほか、芳香剤、洗剤、石鹸、化粧品、マッサージオイル、精油などは影響していないか？ などといった心身の改善の為に必然となることがまず見えてきます。

改善策を見極めることで、改善を行ってもらいながら治癒のサポートとして活躍

する、適切なハーブ（精油なども含む）のチョイスが自然と見えてきます。
　またハーブよりほかのセラピー（近代医学も含む）のほうが適切ではないか？と判断も判断しやすくなります。
　ハーブを使うのが初めてという方でもこのホリスティックな視点で状況を見ることができる方は、ハーブの名前がわからなくても、「自分には〜〜の部分をサポートして改善に持っていってくれる作用を持つハーブが必要だ」ということを判断できる力があります。
　最初は「対症療法別のハーブの選択」から始めてみても、もちろん大丈夫です。
　このホリスティックな視点を持っていれば、ハーブを使っているうちに自然と「バランスの良い適切な選択」をできるようになります。

薬効成分だけにとらわれない

　もう一点、皆さんの心にぜひ留めておいていただきたいことがあります。ハーブの効能と有効成分について述べましたが、薬効となる成分を知ることも、ハーブを安全に扱う上で必要な大切な知識となりますが、ハーブの役割をその成分や効能のみで理解し、使っていると「この症状にはこの成分と効能があるAのハーブが効果があるはずなのに、思ったほど効き目が見られない」といったような経験をすることが出てくるかもしれません。
　ハーブもホリスティックな視点を持って理解することが抜けていると、そのパワーを最大限に活用することができないケースも多々出てきます。
　ハーブの味、味が引き出してくれる体内での作用、ハーブの性質（温涼乾質など含む）やエネルギーといった、効能／成分だけを見るのではなくハーブ全体を理解して使うことができるように経験を積んでいかれることをお勧めいたします。
　成分表や専門書の知識だけに偏よらず、ときには先達が植物のメッセージ（しるし＝特徴表示）を読み取り、その役割を理解してきたように、ハーブの観察や味見をしてハーブそのものをバランスよく、そして自分の中でしっかり理解し、使いこなせるようにぜひハーブと仲良くなってみてください。

ハーブの使用法

ここではハーブの主だった使用法について紹介します。

内服として使用

ハーブを内服するに当たっては、浸剤（Infusion）、煎剤（Decoction）、チンキ剤（Tincture）、カプセル剤などの剤型があります。浸剤・煎剤・チンキ剤の場合は、単品で利用するほか、自分の症状に合うハーブを数種類選んでブレンドすることができます。

そのほかにもフレッシュハーブから作られたジュースを利用したり、ビネガーを使った浸出方法や、浸剤や煎剤から作ったシロップ（199頁参照）なども利用できます。また、海外では、芳香蒸留水や一部の精油を内服処方することもあります（33頁参照）。

使用量・服用時期

本書では大人用（14歳以上）の標準使用量を紹介しています。

6歳以下の子どもの場合は、年齢に6を掛けて導いた数をパーセンテージにして、大人の量から算出してください。

なお、7〜13歳は、大人の半分量が目安となります。乳児の場合は、母親にハーブを飲用していただき、母乳を通して与えるかたちになります。服用時期は、食欲増進など使用目的・症状によって食前や食間に利用する場合もありますが、通常の場合は食後の使用をお勧めします。

【使用量の例】

大人の適量5gのハーブを4歳児に与える場合
4歳×6＝24（％）
→5g×24％＝1.2g（4歳児の適量）

浸剤（Infusion）

浸剤は、一般的にハーブティーと呼ばれる、私達にとって一番なじみがある内服法です。主に水溶性の有効成分を得ることができます。また、香りや色合いが美しく、嗅覚と視覚でも楽しませてくれます。

材料となるハーブは花や葉など柔らかい部分を使い、ローズやミントなどハーブショップに売られている商品の多くが浸剤に適しています。

なお、浸剤には熱湯で作る温浸剤と水から作る冷浸剤があります。どちらも作る際には成分が出やすいよう、細かくカットしたものを使用します。

【温浸剤　Hot Infusion】

温浸剤は、発汗作用を求めるときや膀胱炎の治療などに特に好んで使われる内服法です。目的や症状によりますが、通常は1回200mlを1日1～3回、急性の症状（急性の蕁麻疹や発熱、膀胱炎など）の場合は1日3～5回くらいまで服用します。

日持ちがしないので、1回ごとに新鮮な温浸剤を入れてください。冷蔵庫で半日ほどは保存できますが、効能はいくらか落ちてしまいます。

【冷浸剤　Cold Infusion】

冷浸剤はその名の通り、ハーブを水で浸出する方法です。マーシュマロウ根など粘液質を含むハーブを使用する際に、よく使われる方法です。バレリアンも、冷浸剤で作られることがあります。

Recipe
温浸剤の基本的な作り方

1回分（200ml量）を作る場合、通常はドライハーブで1～3g（小さじ半分～大さじ1ほど、フレッシュハーブの場合はこの2倍量）のハーブを、マグカップやポットに入れて沸騰したお湯を注ぎ、蓋をして2～5分浸出させます。その後、茶濾しなどで濾して出来上がり。

Recipe
冷浸剤の基本的な作り方

ハーブ1の量を、10～20の比率量の水に浸して浸出させます（ハーブ20gに対し、水が200～400mlになります）。伝統的にはハーブを一晩ほど水に浸け込んで作ります。雑菌が入るのを防ぐため、殺菌したカップや器具を使うなどの注意が必要です。夏の間は冷蔵庫を利用して作るのもよいでしょう。

煎剤（Decoction）

煎剤は、熱に破壊されにくい成分や浸剤では浸出しにくい有効成分を抽出するのに適した方法です。材料となるハーブは根や樹皮、種子、実など、植物の堅い部分が適しています。芳香成分が主成分のハーブには向かない方法ですが、芳香ハーブの中には、ローズマリーのように浸剤と煎剤の両方に適したものもあります。

種子や果実は煎剤にする前に少し砕いてから使ってください。

使用量は浸剤に比べて少なめの、1回50mlを1日2〜3回が目安です。飲みにくい場合は飲用時にお湯を足すなどして味を調節してみてください。

煎剤もできれば24時間以内の使用をお勧めしますが、2〜3日でしたら冷蔵庫で保存できます。

なお、浸剤と煎剤のハーブをブレンドする場合は、先に煎剤を作り、火からおろす直前に浸剤用のハーブを入れて数分浸出させて作ります（162頁参照）。

濃縮煎剤（Concentrated Decoction）

煎剤液をさらに煮込んだものが濃縮煎剤です。

濃縮煎剤は、熱に強い成分を持つハーブに適した作り方です。日持ちは冷蔵庫で4〜7日間といったところでしょう。少量のアルコールを混ぜることにより、さらに日持ちを長引かせることもできます。

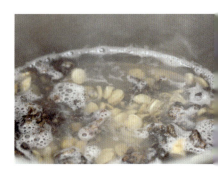

Recipe
煎剤の基本的な作り方

4回分（200ml量）を作る場合、10gのドライハーブを250mlの水を用意した鍋に入れます。できれば少しハーブを水になじませるようにしましょう。私は最低でも15分、長くて一晩寝かせる場合もあります。その後、鍋を火にかけ、沸騰したらとろ火にして15分〜1時間煮込みます（時間はハーブの堅さによります）。火からおろしハーブをしっかりと濾して（ヘラなどを使ってハーブに残っているエキスもぎゅっと絞ります）、清潔なガラス容器などに移して出来上がり。

Recipe
濃縮煎剤の基本的な作り方

50gのハーブと1lの水で煎剤を作り、濾してから再度火にかけ湯気が出た時点でとろ火にし、200ml前後の量になるまで（煎剤を作るときの最初の水分量の5分の1ほどに）煮詰めて作ります。

チンキ剤・ティンクチャー（Tincture）

チンキ剤は、ドライまたはフレッシュハーブをアルコール単独またはアルコールと水のブレンドに漬けて作られます。ほかにも、パーコレーション（Percolation＝濾過）で作る方法もあります。

アルコールを使うことにより、水に溶けにくい成分を抽出することが可能になります。また長めの保存ができる利点もあります。

使用量はチンキ剤の製造法によって異なってきますが、家庭で作ったチンキ剤の場合は1回5ml を1日2〜3回が目安です。

チンキ剤は少量の水または白湯などで薄めて飲用します。子どもに飲ませる場合もできれば水で薄めた使用をお勧めしますが、水の代わりにジュースを利用したい場合は、オレンジやグレープフルーツなど柑橘系飲料は避けるようにしてください。

ただし、アルコールが苦手な方や肝疾患などでアルコールを禁止されている方、母乳を通して乳児へ使用する場合は、チンキ剤よりも浸剤や煎剤の利用をお勧めします。ハーバリストは幼児にもチンキ剤を処方することがありますが、一般家庭で利用する際は、浸剤や煎剤のほうがよいでしょう。

チンキ剤は、家庭で作る場合と英国のメディカルハーバリストが使う処方用では多少作り方が異なりますので、両方の作り方を簡単に紹介したいと思います。

家庭用ではハーブ1に対しアルコール5が目安です。最初は失敗のないように瓶の1/2〜1/3

⚠ 注意

ここでご案内しているのは「飲用のチンキ剤」についてです。日本では外用にチンキ剤を用いられる方も多いようですが、混同しないようにご注意ください。外用チンキ剤（エキス剤）に使う植物性BG（1、3ブチレングリコール）などは飲用チンキ作りには使用しないでください。

【グリセリンチンキ】

アルコールを使用しないチンキ剤として、植物性（飲用）グリセリンを使用したチンキ剤があります。水溶成分が主要のハーブに向いている剤型です。

グリセリンチンキは、アルコールチンキ剤と同様に作る方法から（ただしグリセリンは必ず60％以上の分量で使用してください）、浸剤や煎剤にグリセリンを60％ほど混ぜ合わせる方法があります。

の量や、ハーブ1：アルコール10の配合で作るのをお勧めします。

また、家庭用ではドライハーブの場合は35〜40度、フレッシュハーブの場合は60〜90度くらいのアルコールを用いて作ってみましょう。抽出できる有効成分は少なくなりますが、度数が低めの日本酒やワインなどでもチンキ剤を作ることができます。ただし最低でも12度以上のアルコールでないと雑菌が入りやすく劣化が早くなるので気をつけてください。

【処方用】

基本的な作り方は家庭用と変わりませんが、大きく違うのが配合とハーブごとに異なるアルコール度数です。

処方用の配合はハーブとアルコールが1：1（この場合はFE = Fluid Extractと呼ばれます）から1：5、毒性が強いハーブは1：10などで作られたりと幅があります。本によっては、1：1〜2の配合で作られた液剤をチンキ剤、それ以外をエクストラクト（Extract）と呼ばれると紹介しているものもあります。また、フレッシュハーブで作る場合は、水分量も考慮して1：2〜3の配合で作られます。フレッシュハーブを使う場合は、ハーブに含まれる水分量が多いので、水分含有率に合わせてアルコール溶液濃度を設定し、出来上がりの濃度がそのハーブにとって最適となるように計算して作り上げます。

アルコールは、ハーブによって25・35・45・60・70・90度など、使用する濃度を変えます。

Recipe
家庭用チンキ剤の作り方

❶ ハーブ（ドライまたはフレッシュ）を、適度な大きさにカットします。

❷ 蓋つきのガラス瓶に、ハーブを3分の1〜3分の2ほど入れます。

❸ アルコール（ウォッカやホワイトリカーなど）をハーブが浸かるまで注ぎ、よく振ってから冷暗所に保管してください。また、最初の1週間は瓶を1日1〜2回振って、ハーブとアルコールをなじませるようにします。

❹ （ハーブの種類にもよりますが）数日から2週間経ったら中身を濾して（濾したハーブに残っているエキスもしっかりと絞りましょう）殺菌した遮光瓶に入れ、日付と名前を書いたラベルを貼って冷暗所で保存します。出来上がったチンキ剤は1〜2年ほど保存できます。フレッシュハーブを使う際には、水分が多く含まれることから、60〜90度くらいの濃度が高めのアルコールを使用することをお勧めします。

使うアルコールは、ライ麦などが原料の、飲用のオーガニックエタノールの使用が主流とされています。このエタノールを希釈して、必要な度数のアルコールを作るわけです。希釈は主に水が用いられますが、浸剤や煎剤、芳香蒸留水が使われることもあります。

もちろん、家庭でもスピリタスと呼ばれる96度のウォッカを用いて、本格的なチンキ剤を作ることもできます。ただしその際は、火の元にくれぐれも注意してください。

処方用のチンキ剤を作る際は、使用するハーブによって抽出日数を変えていきます。また、そのチンキを使用するときも、1回数滴〜5㎖と使用量を状況に合わせて変える必要があります。本書では、処方用チンキを作る際のアルコール度数と配合を紹介していますので、参考にしてください。

カプセル剤

カプセル剤は、乾燥ハーブをミルなどで細かく粉砕し、それをカプセルに詰めて商品化されたものです。ハーブショップや薬局、コンビニなどでも、ハーブサプリメントとして入手することができるでしょう。英国ではこのカプセル剤をハーブ会社に注文して作ってもらうこともできます。

一般に販売されている商品の中には、ハーブの有効成分を抽出して作られたカプセル剤や錠剤(パッケージに「○○の成分が△％、□㎎含まれています」と表記されているタイプ)などもあります。これはハーブの成分のみに焦点を置いて作られたサプリメントであり、伝統的なハーブ療法に使う製剤とはやや異なり、注意事項等も多くなる可能性があるということを知っておいてください。

必要量はハーブの種類により異なりますが、500㎎のハーブが入るカプセルで自作する場合、1日に1〜6回の使用が目安となります。ただし、市販の場合はメーカーによって使用量が異なりますので、必ずパッケージに書かれた使用案内を守って利用しましょう。

外用として使用

湿疹、かゆみといった皮膚症状から切り傷や打ち身などの外傷、静脈瘤、目の痛

み、関節炎などさまざまな症状に、ハーブは外用薬として活躍します。効能でいえば、ハーブが持つ消炎、収斂、創傷治癒、殺菌作用などを利用するわけです。また、外用として使用する際は、手作りでオリジナルの製剤を作れる楽しみもあります。

　外用薬の剤型には、入浴剤、浸出油、クリーム・軟膏、洗浄液、湿布剤などがあります。このほかにも、座薬や膏薬、ジェルなども利用されます。

入浴剤・ハーバルバス（Herbal Bath）

　細かくカットしたハーブをガーゼなどの布にくるんで紐でくくり、お風呂に入れます。あるいは25gのドライハーブ（フレッシュハーブならその倍）に対して500mlの熱湯で作った浸剤または煎剤を、そのままお風呂に入れても構いません。浴槽が大きい場合は1lほど入れてください。ハーブや浸剤・煎剤のほか、芳香蒸留水や精油（バスオイルなどの乳化剤で希釈する）も利用できます。

　入浴剤は全身に限らず足浴や手浴、座浴などの部分浴に、また蒸気浴としても活用できます。私は乳児や幼児に対して、内服の代わりに入浴剤をお勧めすることがあります。また私自身、風邪の引き始めには必ずといっていいほど入浴剤を利用しています。

浸出油（Oil）

　浸出油は、ハーブを植物オイルに漬けてその成分を抽出させたものです。マッサージオイルに10〜20%混ぜて使われたり、そのまま直接患部に塗ったり、軟膏やクリームの材料として利用されます。

　浸出油には、ハーブの種類によって熱を加え

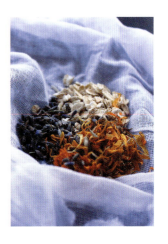

Recipe
温浸出油の基本的な作り方

❶ 湯煎の用意をします。熱湯を入れた鍋の中に耐熱ボウルやビーカーを入れ、そこにハーブとハーブが浸るくらいの植物オイル（マッサージ用オイル：サンフラワー、スイートアーモンド、セサミオイルなど。ハーブとオイルの量はハーブのかさにもよりけりです。ハーブ1に対し植物オイルが2〜6くらいの配合を参考にしてください）を入れて、2〜3時間とろ火で加熱します。ハーブが焦げないように気をつけましょう。

て浸出させる温浸出油と、常温（太陽光線）で浸出させる冷浸出油があります。

【温浸出油　Infused Oils】

多くの浸出油がこの方法で作られます。主な使用ハーブは、チックウィード、マリーゴールド、ローズマリーなど。

【冷浸出油／太陽光線法　Macerated Oils】

神経痛や火傷などに活躍するセントジョーンズワート®オイルは、冷浸出の太陽光線法で作られます。ほかにも、マレイン花やローズもこの方法が用いられます。材料に使われるオイルは、オリーブオイルやスイートアーモンドオイルが用いられます。ただし、セントジョーンズワート®オイルの場合は、伝統的にオリーブオイルが使われ

❷ 火からおろし、火傷をしないように注意しながらハーブを濾します（時間に余裕があれば濾したオイルに新しいハーブを加えてもう一度❶と❷の行程を行ってください）。

❸ 清潔な遮光瓶に移し替えてラベルを貼ります。余熱が取れてから蓋をして冷暗所で保管します。冷暗所でしたら半年〜1年ほど保存できます。

Recipe
冷浸出油の基本的な作り方

❶ 清潔で透明な蓋つきガラス瓶に、適度にカットしたハーブを3分の2ほど入れます（慣れてきたらもう少し増やしても構いません）。そこに、植物オイルをハーブがしっかり浸かるまで注ぎます。

❷ 蓋をした瓶を、日が当たる場所に1〜2週間放置します。夏はそれより少ない日数で十分かもしれません。1日に1〜2回瓶を振って中身を混ぜ、状態を確認してください。

❸ 色や香りがオイルに移ったら出来上がり（時間に余裕があれば濾したオイルに新しいハーブを加えてもう一度❶と❷の行程を行うと、より良い浸出油が出来上がります）。ハーブを濾して清潔な遮光瓶に移し替え、ラベルを貼って冷暗所で保管します。半年〜1年ほど保存できます。

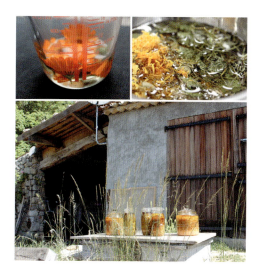

ています。

クリーム・軟膏（Salve）

浸出油や浸剤・煎剤、芳香蒸留水を材料にしてクリームや軟膏が作れます。こちらも皮膚の症状や関節の痛みなどの外用薬として活躍します。

【軟膏】

軟膏は油分のみで作ります。通常はワックス（みつろう）とオイル（植物オイル）が用いられます。皮膚軟化作用に優れ、保湿作用が持続するだけでなく、有効成分が徐々に皮膚に浸透する特徴があります。

【クリーム】

クリームには油分と水分が入ります。油分はハーブ浸出油や植物オイル、水分は精製水や芳香蒸留水、浸剤・煎剤などを用います。軟膏に比べて滑らかで皮膚への吸収が早く、べたつきが少ないという特徴があります。ただし水分が加わるために、長期保存ができない欠点があります。

クリームには、乳化剤の入ったクリームと乳化剤を使わないクリームがあります。乳化剤を使うと水分と油分を分離せずに混ぜ合わせることができますが、人によっては乳化剤が肌に合わない場合もありますので注意してください。

Recipe
シンプル軟膏／マリーゴールド（カレンデュラ）軟膏

基本はみつろう1に対して植物オイルが3～7の配合です。硬くしたい場合はオイルを少なめにします。しっとり感を高めたい場合は、シアバターなどの植物バターを入れるとよいでしょう。

❶ 耐熱容器を用意して湯煎の準備をします。

❷ 耐熱容器にみつろう3gとマリーゴールド（カレンデュラ）浸出オイル18mlを入れて湯煎にかけて溶かします（みつろうのみを最初に湯煎である程度溶かしてから、植物オイルを入れていく方法でも構いません）。

❸ みつろうが完全に溶けたら、シアバター2gを入れて溶かします。

❹ すべてが混ざったら、清潔なクリーム用の容器に入れて冷え固めます。完全に固まる前に精油を1～2％ほど入れることもできます。

❺ 固まったら蓋をし、ラベルを貼って冷暗所に保存。半年～1年ほど保存が可能です。

Recipe
乳化剤を用いないシンプルクリーム

❶ 耐熱容器を二つ用意して湯煎の準備をします。

❷ 耐熱容器にみつろう5～7gを入れて湯煎にかけます。みつろうが溶け出したら植物オイル（スイートアーモンドオイルやハーブ浸出油など）25～30mlを少しずつ入れて混ぜながら、さらに溶かします（みつろうと

洗浄液（目・傷口）

　冷ました浸剤や煎剤または薄めたチンキ剤や芳香蒸留水を、湿疹、切り傷、擦り傷、炎症、腫れ物の洗浄液として利用できます。また、アイブライト、マリーゴールド、カモミールジャーマンの浸剤または煎剤を洗眼液としても利用できます。芳香蒸留水やチンキを数滴薄めて使うこともあります。

湿布剤

　湿布剤は、浸剤や煎剤または薄めたチンキ剤や芳香蒸留水にガーゼなど柔らかい清潔な布を浸して作ります。炎症や傷などの皮膚トラブルや痛み、打ち身に用います。

植物オイルを最初から一緒に湯煎にかけても構いません。また、お好みで植物バターを3〜5gほど加えてもよいでしょう）。

❸ 精製水か芳香蒸留水、浸剤などの水分15mlを、もう一つの耐熱容器に入れて湯煎にかけておきます。

❹ みつろうが完全に溶けたら、両方の容器を湯煎から引き上げ、水分を油分の入った器に少しずつ入れて混ぜていきます。少しずつ手早くが、うまく混ぜるポイントです。この際、お好みでチンキ剤を少量混ぜても構いません（溶かすというより分散させる感じになります）。

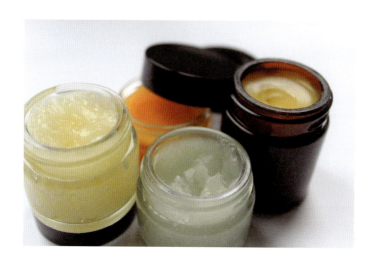

Column

英国のハーブサプライヤー

　英国にはハーブ専門サプライヤー（ハーブ農家）が多数存在します。広大な農地を持つ会社から庭を利用して始めた小さな会社など、サプライヤーの規模はさまざまです。

　多くのサプライヤーがオーガニックハーブの栽培を行っており、中にはオーガニックに留まらず、太陽系の惑星の運行が土壌や気象、生命に及ぼすパワーと、宇宙や生命体が持つリズムを考慮に入れたバイオダイナミック（BioDynamics）農法でハーブの栽培を行っているところもあります。またハーブの成分分析や研究・医学的データに強い会社、エナジェティックなハーブの収穫を重視する会社、量よりも質にこだわり少量生産を続ける会社というように、目指す志向にも違いが見られます。さらにチンキ剤の製作一つを取っても、アルコールと水で抽出するタイプ、濾過（パーコレーション）式のタイプ、芳香蒸留水や煎剤・浸剤を取り入れたタイプなど、それぞれの製法も会社により異なった特徴があります。

　大地や空気の汚染が少ない場所に住んでいるメディカルハーバリストならば、自分で育てたハーブを用いて処方することもできるでしょう。しかし、都会で生活するほとんどのハーバリストは、これら専門のサプライヤーにお世話になっているのが現状です。また現在はハーバリストの増加とともにハーブの需要も増え、サプライヤーの数も増加したり合併したりして、規模を拡大する動きが見られます。

　なお、サプライヤーの中には、自分達の製品を知ってもらうために定期的にオープンデーを設けて製作過程や土壌を公開したり、商品説明を交えてワークショップを行ったりしています。ハーバリスト以外でも参加自由としているところが多いので、興味がある人はぜひ一度訪れてみてください。魅力的な時間が過ごせること、請け合いでしょう！

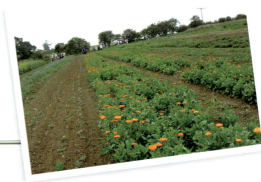

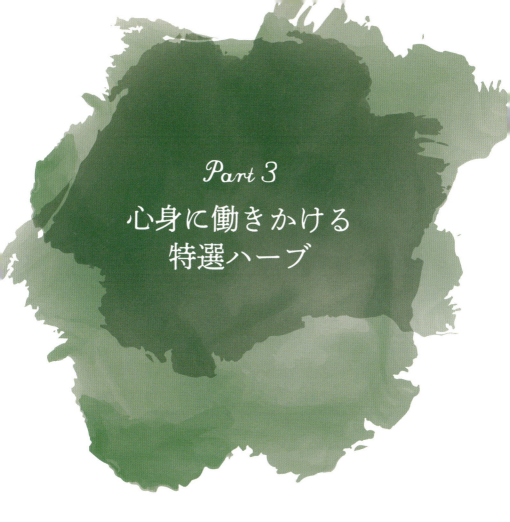

Part 3
心身に働きかける特選ハーブ

① メディカルハーブの作用は、単一成分で発現する医薬品とは異なり、多様な成分の相乗効果によって発現します。ここでは、作用発現に影響を与えていると思われる主な成分に限って記載しています。
② 本文中㊟マークのハーブは特に取扱い注意のものです。
③ 妊娠授乳中、乳児・幼児、疾患のある方、キク科アレルギーをお持ちの方等、癲癇の方にはここで示した注意および禁忌事項以外での注意事項なども出てくると思われます。これらの方は自己判断せず、専門家（専門医やかかりつけの医師など）に相談の上、お使いください。

アグリモニー

英名／Agrimony
学名／*Agrimonia eupatoria L.*
和名／ヨウシュキンミズヒキ　セイヨウキンミズヒキ
バラ科キンミズヒキ属　Rosaceae

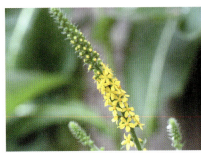 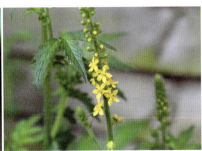

　アグリモニーを代表的なハーブとして紹介するかどうか、非常に迷いました。ハーブの使い方には、ほかのハーブをより効果的に働かせるためや、別の側面から調整していくための用い方があります。アグリモニーは、間接的な働きを期待して用いる大切なハーブの一つになっています。

　アグリモニーは精神や神経系のバランスが崩れているときに影響される、消化器系へ働きかけるハーブです。消化器系の調整をすることによって、精神面への影響を軽減させ、回復のサポートを期待することもできます。食べたり飲んだりするものが、しっかりと私達の身体に入り消化吸収されないことには、回復のもととなるエネルギーを生み出すこともできません。そのような理由から、この本の中には、影の英雄ともいえる大事な調整役である、消化器系に働きかけるハーブをたくさん取り入れています。

　アグリモニーは、バッチ博士が発見したフラワーエッセンスの一つとしても知られています（185頁参照）。フラワーエッセンスとしてのアグリモニーは「人々の中にいるときには陽気にふるまっているけれども、心労を内に隠して不安や心配を言えずにのみ込んでしまう人」のエッセンスともいわれています。これはハーブの用い方にも共通していて、発散できない不安や心労が原因で起こる消化器系の炎症や潰瘍の治療に、よく使われています。

Agrimony

▶薬草としての効果

消化器官の強壮・収斂剤として使われています。特に下痢に効果的で、単品またはカモミールジャーマンやラズベリーリーフと一緒に用います。幼児にも使うことができ、乳児の場合は母親が飲用して、母乳を通して与えます。

胆汁分泌促進作用もあり、消化不良、食欲不振、消化吸収を高める効果も期待できます。肝炎や黄疸といった症状にも使用され、また消化器官の潰瘍や炎症にも使われるほか、余分な粘液や熱を取る働きもあり、膀胱炎、膣炎、気管支炎、月経過多にも利用できます。また利尿作用もあり、尿路感染にはコーンシルクやカウチグラス、ブクー®と一緒にブレンドして使われたりします。外用では、浸剤を洗浄液として皮膚のトラブルにも利用できます。

▶エネルギーとしての働き

口から身体に入った瞬間、肺や横隔膜、みぞおちに入っていた余分な力が抜け、呼吸が楽になる感覚をもたらせてくれます。肝臓・胃腸・泌尿器・生殖器系へとエネルギーが流れ込み、下腹にどっしりとした力がわき出てくるようです。

ドライハーブの場合は、舌からすぐに肺と胃腸へエネルギーが降りる感覚がしますが、フレッシュハーブで作ったチンキ剤の場合は、一度首や肩、目や後頭部辺りにそよ風が通るような感覚があってから呼吸・消化器官へと降りてきます。

使用部分
地上部(開花時に採集)

味/性質
穏かな苦味・渋味/涼・乾

薬理作用
利尿・穏かな収斂・止血・治癒・胆汁分泌促進

含有成分
タンニン・苦味成分・フラボノイド(Luteolin・Apigeninなど)・シリカ・精油・ミネラル(Kなど)・ビタミンB1

使用法
浸剤(1日2〜6g)、チンキ剤(1日1〜4㎖ ※アルコール度数25%を使用し、ハーブ1:アルコール2の配合で作る)

使用上注意
便秘時の多量使用は避けてください。

チンキ剤のアルコール度数と配合は、専門家向け処方用のレシピです。初心者は42頁の家庭用チンキ剤の作り方を参考にしてください。

アシュワガンダ

英名／Withania（Ashwagandha はサンスクリット名）
学名／*Withania somnifera Dunal.*
和名／ウィザニア
ナス科ウィザニア属　Solanaceae

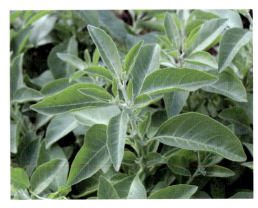

　アシュワガンダは、インドのアーユルヴェーダ医学で使われているハーブです。最近になって英国のハーバリストも頻繁に愛用するようになりました。
　今日では英国のハーブ医学学科がある大学でも、学ぶハーブのリストに入っているのでしょうが、私が初めてこのハーブを学んだのは、最終学年での実習のときでした。たまたまこのハーブを使っていた先輩ハーバリストが、実習監督に来てくれたときに学んだのです。初めはヨーロッパ原産以外のハーブを使いこなせるか自信がなかったのですが、実際に使ってみたらどうでしょう！　不思議とほかのハーブともうまくブレンドでき、またこのハーブ独特の効能と性質にとても興味を持てたのです。このハーブを学んだことがきっかけとなって、ほかの世界の薬草にも目を向けられるようになりました。
　アシュワガンダは「インドの薬用人参」と呼ばれ、滋養強壮に優れた薬効を持っています。その効能とエネルギーはとても優しく穏かですが、驚くほど長く持続し、身体に無理なくすんなりと柔らかに、しかし「しっかりと確実」に、身体のすみずみまでハーブの力が入っていきます。緊張を緩め、心身に安心と安定を与え、身体全体に喜びと元気の源である幸せなパワーがみなぎってきます。細胞の一つひとつに生まれ持った治癒力を促すように生命力を活性化させる、そんな素晴らしい力を持ったハーブです。

Ashwagandha

▶薬草としての効果

　ストレス全般の症状に活躍するハーブとして知られています。滋養強壮と回復作用があり、肉体と精神のさまざまなストレスにうまく心身が適応できるような効能を持つハーブで、運動後の回復から病気、疲労、衰弱などの健康回復、不安、不眠、神経症といった症状にも利用することができます。オートと組み合わせてもよいでしょう。鎮静とリラックス効果にも優れ、穏かな気分をもたらせてくれるだけでなく、明日への鋭気をも養ってくれます。

　また男女問わず生殖器の滋養強壮作用にも優れ、ED（勃起障害）や精力減退のほか、月経困難症や妊娠を望む方にも利用されます。慢性関節リウマチをはじめとする自己免疫疾患やアレルギー疾患にも使用されています。

▶エネルギーとしての働き

　喉から胸全体、そして血管にハーブが流れ込むかのように、一気に手足の先まで温かく力強く躍動的なエネルギーが全体に広がります。身体の中から手先まで血のめぐりが良くなったかのように、ポカポカと温かく感じられるでしょう。また、腰の辺りの骨格がしっかりと安定するような、それでいて余分な力が抜けて呼吸が楽になるような感覚がもたらされます。まるで座り心地の良いソファーに身体を任せているかのように、解放感と安らぎを与えてくれます。

使用部分
根部（秋に採集）

味／性質
苦味・甘味・渋味／温・乾

薬理作用
アダプトゲン（ストレス適応力の向上作用を促す）・強壮・抗炎症・免疫調節・抗腫瘍・鎮静・鎮痛・生殖系の強壮・催淫・抗貧血

含有成分
アルカロイド（Ashwagandhine, Withanine・Isopelletierine・Anaferine)・ステロイダルラクトン（Withanolides・Withaferins）・植物ステロール（β-Sitosterol・Sitoindosides）・サポニン・Fe など

使用法
煎剤（1日1～4g）、チンキ剤（1日2～6㎖ ※アルコール度数45％を使用し、ハーブ1：アルコール3の配合で作る）

使用上注意
妊婦中の使用は注意が必要になるときもあります。

チンキ剤のアルコール度数と配合は、専門家向け処方用のレシピです。初心者は42頁の家庭用チンキ剤の作り方を参考にしてください。

ウッドベトニー

英名／Wood Betony
学名／*Stachys officinalis (L.) Trev.*
和名／カッコウチョロギ
シソ科イヌゴマ属　Lamiaceae/Labiatae

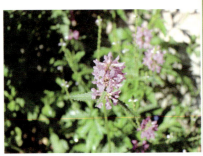
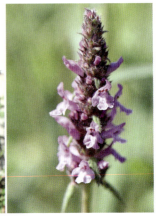

　このハーブは私が英国に来てから知ったハーブの一つです。ハーブ専門店でもない限りあまりお目にかかれないたぐいのもので、ハーブ医学校の学生時代も後半になってこのハーブの存在を知ったくらいです。学校でも第一線で活躍するハーブというよりは、どちらかといえば、昔から使われてきたハーブの知識や伝統を伝え守ろうといった感じで学びました。

　このハーブが治療に使われてからの歴史は古く、ローマ帝国のアウグスト大帝の主治医アントニウス・ムーサ（Antonius Musa）は、47種の病に効果があると述べています。

　実際に初めて使用したとき、このハーブの価値に心底驚かされました。個々のハーブのエネルギーを、口からハーブを取り入れることによって体験するという勉強の際に、ウッドベトニーを用いたのです。そのときに「植物のエネルギーの働き」の力強さと確かさとを身を持って体験することができました。それは、何か特別なパワーを吹き込むといった感じではなく、崩れてしまった精神のバランスを整え、自身が持つ本来の「静けさ」や「柔らかな気持ち」というものをしっくりと嚙み合せてくれるような働きを持っているような感じを受けます。

　ウッドベトニーが与えてくれる、精神へのバランス感覚の心地良さに深く感銘した経験は、きっと一生忘れられないと思います。

Wood Betony

▶薬草としての効果

　神経系の強壮作用・鎮静作用に優れたハーブです。神経性・精神的な疲れから起こる頭痛、緊張性の頭痛、特に怒りっぽい方やイライラ感から起こる頭痛、偏頭痛にも利用されます。パッションフラワーや少量のラベンダーとブレンドするとよいでしょう。慢性頭痛のためのハーブティーとしてレモンバームとブレンドすると、リラックス効果だけでなく頭痛予防のお茶として毎日楽しむことができます。

　また健胃作用もあり、神経性の消化不良にカモミールジャーマンやレモンバームとブレンドして利用できます。このほかにも幻聴や悪夢にはスカルキャップと一緒に、ストレス性の動悸にはマザーワート®と一緒に、めまい感にはギンコー®と一緒に、頭の中のモヤモヤ感にはローズマリーと一緒に、それぞれ用いられます。

▶エネルギーとしての働き

　このハーブを飲むたびに"つなぐ"という言葉が浮かびます。胸部、特にみぞおちと頭にエネルギーが流れ込み、胸に引っかかっていた感情が緩やかに溶け、同時に頭の中の余分な熱や感情が鎮まるような感覚をもたらします。空虚さ・怒り・不安・迷い・恐れ・ためらい……そんな感情を静かにし、本来の自分が持つ静寂・強さを高めながら緩和してくれます。

　みぞおちと頭のエネルギーをつなげ、バランスの崩れからくる心身の疾患に活躍するハーブです。

使用部分
地上部

味／性質
苦味・ほのかな甘味・渋味／涼・乾

薬理作用
健胃・鎮静・収斂・脳循環への強壮・外用では切り傷や擦り傷に

含有成分
タンニン・苦味質・配糖体・アルカロイド（Betaine・Betonicine・Stachydrine など）・Caffeic acid

使用法
浸剤（1日2～4g）、チンキ剤（1日1～4㎖ ※アルコール度数25%を使用し、ハーブ1：アルコール3の配合で作る）

使用上注意
妊娠中の使用は注意が必要になる場合もあります。

チンキ剤のアルコール度数と配合は、専門家向け処方用のレシピです。初心者は42頁の家庭用チンキ剤の作り方を参考にしてください。

オート（オートトップ）

英名／ Oat Straw
学名／ *Avena sativa L.*
和名／マカラスムギ、エンバク
イネ科カラスムギ属
Poaceae/Gramineae

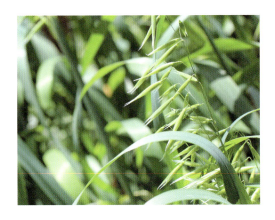

　オートは全草（麦わら）をハーブとして、穀粒を食用として使用されています。今や多くの方に食されているオートミールですが、私もドライフルーツやナッツ類などを合わせ、さらにシナモンやジンジャーなどの粉末と一緒に愛食しています。

　全草をハーブとして利用できると知ったのは英国に来てからでした。ハーブとして利用する場合は、開花時期に採集したフレッシュハーブから作られたチンキ剤を使うのがベストといわれています。確かにパワーとしてはフレッシュハーブから作ったチンキ剤が一番なのでしょうが、私はこの緑色の美しい麦わらをハーブティーとして飲むのも大好きです。こちらもできれば煎剤として作ってほしいのですが、浸剤でも飲みやすいハーブティーとして楽しめるでしょう。さっぱりしていてほのかに甘い、渋味のない緑茶のような味といったらいいのでしょうか。一言でいえば「ほっ」とする味は、どんなハーブとのブレンドにも合います。

　素朴な姿形をしたオートですが、開花時期にかけては輝く緑の光と雫が交差し、周りの空気をきらきらと反射させるような錯覚をもたらすくらい、力強く清らかなエネルギーが満ちあふれてくるように感じられます。

　このハーブの価値は、あまり知れわたっていませんでしたが、ここ数年利用者が増えてきているようです。安全で使いやすいハーブの一つでもあり、精神面が弱っているときに、特に回復力を求めているときに大活躍してくれるでしょう。

Oat Straw

▶薬草としての効果

滋養強壮・神経回復・鎮静作用に優れたハーブです。同じような作用を持つハーブにアシュワガンダがありますが、心身の疲労回復にオートを欠かすことができません。特に身体の疲労が激しい場合はシベリアンジンセン®を、神経の疲労が激しい場合はスカルキャップを、それぞれブレンドするとよいでしょう。

オートには抗鬱作用もあり、緩やかに気分を浮上させたいときにはレモンバームやバーベイン、スカルキャップと、少しでも楽しい気分や力強さを感じたいときはボリジ®やローズマリー、ローズとのブレンドがお勧めです。このほかにも、イライラ・怒りっぽい・不安・不眠などに活躍してくれます。

外用ではオートミールの浸剤を、湿疹や乾燥肌、肌荒れなどに利用します。

▶エネルギーとしての働き

とても柔らかな味はそのままこのハーブの性質を表すかのようです。口の中に入った瞬間、無理強いすることなく、急がせることなく、ふと気がつくと勇気や元気を取り戻しているような、温かく優しく心強いエネルギーの流れを心身に与えてくれます。その流れは頭や神経系はもとより、回復力を求めるすべての細胞に注ぎ込まれます。「安心感」「信頼」といった感情をもたらせてくれるほか、「自信」「前へ進む」といったパワーをも与えてくれるでしょう。

使用部分
地上部

味／性質
甘味／温・湿

薬理作用
鎮静・抗鬱・滋養強壮・神経系の回復

含有成分
ミネラル（Si・Mg・Ca・Fe・Zn）・ビタミンB1・B2・D・E・P・配糖体・アルカロイド（Gramine・Trigonelline など）・多糖類（β-Glucan など）・フラボノイド・サポニン（Avenacosides）

使用法
煎剤（1日10〜30g ※浸剤でも可）、チンキ剤（1日1〜5㎖ ※アルコール度数25％を使用し、ハーブ1：アルコール2の配合で作る）

使用上注意
グルテンアレルギーや過敏症の人は、オートミールを摂取する際に注意してください。

チンキ剤のアルコール度数と配合は、専門家向け処方用のレシピです。初心者は42頁の家庭用チンキ剤の作り方を参考にしてください。

カモミールジャーマン

英名／ Chamomile German
　　　 Wild Chamomile
学名／ *Matricaria rectita L.*
　　　 Chamomilla recutita L.
　　　 Matricaria chamomilla L.
和名／カミツレ
キク科
　　　 コシカギク属（シカギク属）
　　　 Asteraceae/Compositae

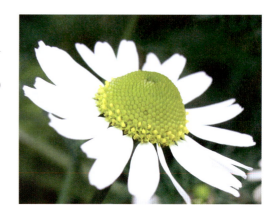

　カモミールは、とてもポピュラーなハーブの一つです。特徴のある甘い香りを持ち、とても愛らしい花を咲かせます。この小さな花のどこに？　と驚かされるほど優れた効力を秘め、ハーブティーをはじめアロマセラピーなど数々のセラピーで用いられています。ここまでポピュラーなハーブですが、意外にも英国では野生のカモミールを見る機会は少ないので（場所にもよりますが）とても残念です。

　カモミールには、カモミールジャーマンとカモミールローマン（*Chamaemelum nobile*）がありますが、香りはカモミールジャーマンのほうが若干優しい気がします。見分けがつかないときは、花をナイフで縦半分に切ってみましょう。カモミールジャーマンの場合は花床に円錐状の空洞があります。ただ、英国でカモミールティーといえば、ほとんどの場合はカモミールジャーマンになります。

　私がカモミールを初めて飲んだときはティーバッグだったためか、あまり味を楽しめませんでした。それだからこそ、英国に住んで改めてオーガニックのカモミールをいただいたときの口いっぱいに広がる、まったりとした甘味を初めて体験したときの感動は今でも鮮明に覚えています。

　フレッシュハーブからはリンゴに似た爽やかな甘い香り、ドライハーブからはもう少し深い甘味のある（はちみつのような）香りがします。

Chamomile German

▶薬草としての効果

　胃腸の症状を和らげる作用があり、痙攣性の腹痛や消化不良、特に神経性・ストレス性の下痢や痛み、食欲不振、過敏性腸症候群（IBS）にも活躍します。神経の苛立ち、不安、怒りっぽい、気分のむら、不眠、子どもの癇癪や落ち着きのなさには、心のバランスと気分の安定をもたらせてくれます。さらに発汗作用もあることから、風邪の初期にも用いられます。乳児や幼児にも安心して使えるハーブです。

　冷やした浸剤や芳香蒸留水にコットンを浸し、疲れ目用のアイパッドにしたり、ローションやクリームにして、皮膚炎や傷、にきびなどにも用います。精油を希釈し外用として使う場合でも、ハーブティーやチンキ剤と同じ作用が期待できます。

▶エネルギーとしての働き

　目をつぶってハーブを口にしたとたん、とても温かく、ハートを包み込まれるような優しい感覚をもたらせてくれます。まずは胃腸と下腹に届き、その後に子宮や肺、鼻や喉でもエネルギーの広がりを感じます。清涼感があり、痛みや炎症のある場所では、熱を取ってくれる働きも見せてくれます。すべてに関して優しく働きかけるカモミールジャーマンですが、ブレンドをするときにも、ほかのハーブの手助けをする、仲間を優しくつなぐ役割をしてくれるようです。

使用部分
花（開花2〜3日後の花を摘むのがベストといわれています）

味／性質
苦味・甘味／涼・平

薬理作用
消炎・鎮痙・創傷治癒・抗菌・鎮静・発汗・駆風・抗アレルギー・鎮吐

含有成分
精油（Chamazulene（水蒸気蒸留から）・α-Bi-sabolol・Bisabolol oxyside A・B・Cなど）・フラボノイド（Apigenin・Luteolin・Quercetinなど）・クマリン類など

使用法
浸剤（1日3〜10g）、チンキ剤（1日2〜10ml ※アルコール度数45%を使用し、ハーブ1：アルコール2の配合で作る）

使用上注意
キク科のアレルギーを持っている人は注意してください（特に外用として使用する際）。

チンキ剤のアルコール度数と配合は、専門家向け処方用のレシピです。初心者は42頁の家庭用チンキ剤の作り方を参考にしてください。

カリフォルニアポピー

英名／California Poppy
学名／*Eschscholtzine California*
和名／ハナビシソウ
ケシ科ハナビシソウ属　Papaveraceae

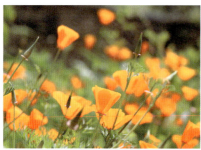
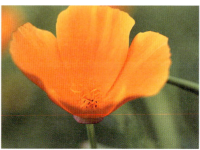

　周りを照らすような明るい色合いのカリフォルニアポピーは、ハーブガーデンの中でもひときわ鮮やかです。まるでその存在をアピールしているかのように元気良く私達を迎えてくれます。風に任せながら柔軟にふわふわと横へ斜めへ茎や花の向きを自由に変えながら太陽に向かうその姿は、太陽や大気からのエネルギーをいっぱいに受け止め、授かったエネルギーを辺り一面にふりまいているかのようです。つややかに光る美しい四つの花弁を見ていると、状況を自分なりに受け止め、その状況に応じた対処を無理なく行えるような、心と身体のバランスを取りながら前を進めるような、そんな感覚とメッセージが伝わってきます。

　カリフォルニアポピーは、アメリカからやってきたハーブで、ヨーロッパには19世紀に入ってきました。英国でも一般的というよりはハーバリスト向けとして取り扱われることが多いハーブですが、ハーバリストでも使用頻度にかなり差が見られます。

　このハーブに代わって活用できるハーブ（例：パッションフラワーやバレリアンなど）のほうが使い慣れているといった理由からか、私も実際に学校の実習で使用したことはありませんでした。しかし、やはり代替ハーブとは微妙に異なるエネルギーと性質があり、私自身も「このハーブだからこそ」という処方例に出合ったときには、その素晴らしいパワーに改めて感嘆したものです。

California Poppy

▶薬草としての効果

　不眠、または考えごとや心配でなかなか眠れないとき、眠りが浅いときに活躍します。単品で用いるほか、パッションフラワーやリンデンと一緒にブレンドしてもよいでしょう。不安や恐怖といった心のざわめきにも、上記のハーブに加えて、スカルキャップやバーベインとも一緒に使用できます。不安感だけでなく、興奮やイライラ、怒りといった感情にも活躍するため、PMS（月経前症候群）や更年期の感情の落ち込みや高まりには、ローズやゼラニウム、バーベインとブレンドしてみてください。

　鎮痛作用にも優れており、歯痛、頭痛、神経痛に、また筋肉の弛緩作用もあることから、緊張性の頭痛や疝痛のほか、生理痛や筋肉の凝りにも利用できます。

▶エネルギーとしての働き

　口に含むと、一瞬にしてモヤモヤした気持ちやコントロールできない感情が静かに消えていくようです。引き出しに収まっていくような感じに近いでしょうか。花の色からは想像もつかないくらい苦味と涼感のあるエネルギーが、まるで噴水のように頭にすっと流れ込み、頭全体を満たした後に後頭部や首回り、肩、心へと降りてきます。滞っていた気を押し流し、軽く自由なエネルギーを与えてくれるとともに、心に落ち着きとバランスをもたらしてくれます。

使用部分
地上部（開花時に採集）

味／性質
苦味／涼〜寒・乾

薬理作用
鎮静・鎮痛・抗不安・催眠

含有成分
アルカロイド（Protopine・Cryptopine・Chelidonine・Californidine・Allocryptopineなど）・フラボン配糖体

使用法
浸剤（1日1〜3g）、チンキ剤（1日1〜5㎖ ※アルコール度数25%を使用し、ハーブ1：アルコール3の配合で作る）

使用上注意
妊娠授乳中の使用は注意が必要です。必ず専門家のアドバイスを受けてください。また、鎮静剤や鎮痛剤との併用には注意が必要になる場合もあります。

チンキ剤のアルコール度数と配合は、専門家向け処方用のレシピです。初心者は42頁の家庭用チンキ剤の作り方を参考にしてください。

スカルキャップ

英名／Skullcap
学名／*Scutellaria lateriflora L.*
和名／スカルキャップ
シソ科タツナミソウ属
Lamiaceae/Labiatae

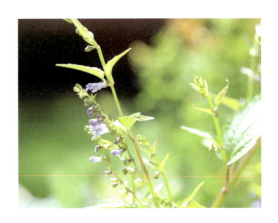

　学名のスクテラリア *Scutellaria* は300種以上もあり、世界各国でその土地の風土に合った種を見ることができます。

　メディカルハーブでスカルキャップといえば *Scutellaria lateriflora* が代表種として挙げられますが、このハーブは「バージニアスカルキャップ」といわれ、アメリカの先住民族が使っていたハーブです。英国でもバージニアスカルキャップは育ちますが、英国の風土に合うほぼ同じ効能がある *Scutellaria altissima*「トールスカルキャップ」と呼ばれる種も、英国の一部のメディカルハーバリストの間でバージニアスカルキャップと同じように愛用されています。ハーブ農家によってはトールスカルキャップをバージニアスカルキャップと信じて栽培しているところもあるほどです。

　識別に悩まされることもあるスカルキャップですが、その薬草としての使用は非常に易しく、安全な使用量を守っていただければどなたでも安全に利用できるハーブです。多少の苦味があるものの、どちらかといえば飲みやすいハーブとして知られています。いかにも薬草っぽい味ではなく、また個性が強い味でもないので、どのようなハーブとのブレンドでも合わせやすいという特徴があります。

　私も仕事の忙しいときや、とても大事な用事がある前後は必ずといってよいほど、つつましくそれでいてパワフルなエネルギーを持つこのハーブのお世話になってます。

Skullcap

▶薬草としての効果

　神経系の回復や強壮作用、鎮静作用に優れたハーブです。神経系の疲労や、それに関連したさまざまな症状に幅広く使うことができます。神経衰弱、神経疲労、不安、緊張、気分の落ち込みといった症状から、不眠、興奮、さらにPMS（月経前症候群）や更年期の感情の浮き沈みにも使われています。

　また特に考えすぎてしまうタイプや思考が止まらない方にも向いているハーブで、気になることや心配ごとなどで気分の切り替えができないときにも、気分転換を働きかけてくれます。鎮痙作用にも優れており、筋肉の痙攣や癲癇発作に使用されることもあります。さらに、生理痛や頭痛、偏頭痛などの症状にも用いられます。

▶エネルギーとしての働き

　飲んだ瞬間に、喉元と肩の辺りでエネルギーがいったん留まり、そこから首や頭へと幾筋もの光が分散するように広がっていきます。同時に肩と首、背中回りの筋肉が弛緩を始め、身体全体の筋肉の緊張が緩みます。ほんの一瞬の間を置いてから、心や下腹へと緩やかなエネルギーが浸透していきます。

　まるで霧が気持ち良く身体に染み込んでいくように、余分な感情の高まりを鎮め、洗い立てのシャツを着たような心地良さを与えてくれます。

使用部分
地上部（開花時に採集）

味／性質
苦味・ほのかな甘味・渋味／涼・乾

薬理作用
鎮静・滋養強壮・神経系の回復・鎮痙

含有成分
フラボノイド（Apigenin・Luteolin・Hispidulin・Scutellarin）・イリドイド配糖体・タンニン・精油・ミネラル（Zn・Caなど）

使用法
浸剤（1日2～5g）、チンキ剤（1日1～5ml ※アルコール度数25%または45%を使用し、ハーブ1：アルコール3の配合で作る）

チンキ剤のアルコール度数と配合は、専門家向け処方用のレシピです。初心者は42頁の家庭用チンキ剤の作り方を参考にしてください。

セントジョーンズワート

英名／St. John's wort
学名／*Hypericum perforatum L.*
和名／セイヨウオトギリソウ
オトギリソウ科オトギリソウ属
Clusiaceae/Guttiferae

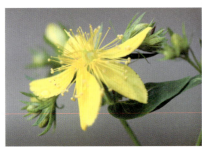
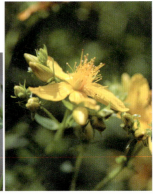

　太陽の光のように鮮やかで温かく輝くような黄色の花は、遠くからでも目を引き、その姿を見ているだけで楽しい気分にしてくれます。私の住む近くの野原には毎夏、野生のセントジョーンズワート®が咲き乱れ、散歩に訪れる私達の目を楽しませてくれます。この花が咲く頃、英国では暑さを肌でじわじわと感じられる季節でもあることから、このハーブを思い出すたびに太陽の熱やそのあふれるエネルギーをも思い出し、自然と心の中がほんわかと温かく軽やかになってきます。

　その温かい色が示すように、セントジョーンズワート®はさまざまな精神の苦しみを和らげる助けとなるハーブですが、特に恩恵を感じるのは、長く暗い冬にこのハーブを飲むときです。SAD（季節性情緒障害）とまではいかなくても、やはり太陽の光が少ない季節は気分も落ち込みやすいもの。そんなときにこのハーブの花の形や色を思い出しながら飲むハーブティーやチンキは、冬の季節に欠かせない特効薬となってくれます。

　太陽のパワーが詰まったハーブを初めて体験したのは、先輩に指導を受けながらセントジョーンズワート®のフレッシュチンキ剤を作ったときでした。摘み取ったハーブを容器に入れ、水とアルコールを注いだ瞬間、ハーブから温かい熱が生まれ、容器を持った手にそのエネルギーを感じることができました。耳を澄ませるとかすかな音もしています。これは一生忘れることができない素敵な思い出です。

※厚生労働省より「セント・ジョーンズ・ワート（セイヨウオトギリソウ）と医薬品の相互作用について」
< http://www1.mhlw.go.jp/houdou/1205/h0510-1_15.html >として告知が出されております。

St. John's wort

▶薬草としての効果

セントジョーンズワート®は成分や効能の研究が盛んになされており、中でも抗鬱作用には多くの注目を集めています。抗鬱作用を持つハーブは数多くありますが、セントジョーンズワート®は軽やかな気持ちや楽しい気分をもたらせてくれる効果が特に優れているように感じます。

不安や悲観が強いときにはレモンバームやバーベイン、パッションフラワーと、状況からいま一歩抜け出せない気分のときにはオートやボリジ®と、生理前や更年期の憂鬱にはローズやゼラニウムを、それぞれ一緒にブレンドしてください。オリーブオイルにハーブを漬け込んで作る浸出油（冷浸出油）は、優れた消炎作用や鎮痛作用を持ち、外用薬として裂傷、火傷、神経痛、関節炎、帯状疱疹に活躍します。

▶エネルギーとしての働き

口に含むと、少々の苦味と収斂性からくる舌への軽い刺激を感じます。身体に入った瞬間、一瞬のうちに温かいエネルギーが一気に上昇・拡散するような感覚を胸元に感じ、続いて風が吹くように肺と頭に同時に流れ込み、少し後からじんわりと胃腸にそのエネルギーが届きます。心地良い風と太陽のように温かく強い輝きが、悲しみや心の重みといった部分を揺り動かし、心の霧を晴らし、迷い停滞してしまった心を外の世界に開放してくれるようです。

使用部分
地上部（開花時に採集）

味／性質
苦味・甘味・渋味／涼・乾

薬理作用
抗鬱・神経系回復強壮・鎮静・抗ウイルス・収斂・鎮痛・抗炎症

含有成分
ジアンスロン類（ヒペリシン・ソイドヒペリシンなど）・フラボノイド配糖体（Hyperoside・Rutin）Quercetin・ハイパーフォリン・タンニン・精油

使用法
浸剤（1日1〜3g）、チンキ剤（1日1〜3ml ※アルコール度数45%を使用し、ハーブ1：アルコール2の配合で作る）

使用上注意
光過敏性反応の恐れがあるため、日中の多量使用は注意が必要です。妊娠授乳中の多量使用は避けてください。まれに、胃腸障害などを起こす方も見られます。軽〜中度の抑鬱症状に用いられますが、一部の薬との相互作用があるため、注意が必要な場合があります。医薬品との併用の際は、必ず専門医の診断を仰いでください（厚生労働省からの告知を参照）。

チンキ剤のアルコール度数と配合は、専門家向け処方用のレシピです。初心者は42頁の家庭用チンキ剤の作り方を参考にしてください。

バーベイン

英名／Vervain
学名／*Verbena officinalis L.*
和名／クマツヅラ
クマツヅラ科クマツヅラ属　Verbenaceae

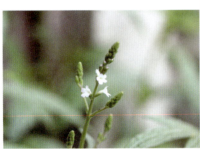
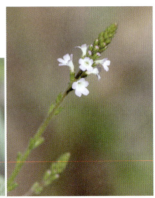

　薄ピンク色の可憐な花をつけるバーベインを初めて見たとき、思わず立ち止まり、何十分も飽きずにじっと観察してしまった思い出があります。ドライハーブを見たときには何とも思わなかったのに、植物の姿を見たときには、自分に必要な、縁が深いハーブかもしれないと強く感じました。それからというもの、毎回このハーブを見るたびに心が軽くなり、そして同時に力づけられます。どこにでも育っているハーブではありませんが、丘や公園・空き地などで見かけることがあります。私のお気に入りの散歩コースにもその姿を毎年見せてくれています。

　私が一瞬にして魅了されたこのハーブ、どちらかといえば地味で、花はとても小さく、野原やハーブ園などでは、気をつけていないと見すごしてしまうほど。真面目、神経質、そして少し意固地なところや頑固なところがあるタイプや、生理前には特にトゲトゲしくなったり、けんか腰になったり、そうかと思うと寂しくて不安になったりするタイプの方が気持ちを優しくしたいときにぴったりなハーブです。

　このハーブの花はフラワーエッセンス（185頁参照）としても使われますが、フラワーエッセンスのバーベインも「集中しすぎる、興奮しやすい、自分の信念を追求するために努力を惜しまず頑張りすぎる」傾向がある人に、他人の意見も聞きながらバランス良く、もっとリラックスできる自分が見つけられるように働きかけてくれます。

Vervain

心身に働きかける特選ハーブ

▶薬草としての効果

　鎮静作用と神経強壮作用があり、神経の高まりからくるさまざまな症状に役立ちます。精神的疲労、イライラ、神経過敏、不安、抑鬱、不眠、そして緊張感からくる身体のこわばり、頭痛などの痛み、神経性の咳などにも利用できます。また長期のストレスに、神経系の回復剤として利用することもできます。オートやスカルキャップとブレンドするとより効果的でしょう。

　苦味質もあるので肝機能や消化器系にも働きかけ、特にストレスや疲労による消化不良や食欲不振などにも使われます。ストレスが高いときや胃腸に炎症がある場合には、カモミールジャーマンやマーシュマロウ根とブレンドするとよいでしょう。このほかにも腎臓結石、浮腫、胆石、通風といった疾患に用いることもあります。

▶エネルギーとしての働き

　全身にさざ波が流れ込むように、優しく静かなエネルギーがすみずみまで広がり、十分なパワーを注いでくれます。しばらくは波紋が広がるように全身に留まり、鬱帯しているエネルギーや心身に溜まっている余分な熱を体外に押し出し、壊れそうな繊細な部分には包み込むように保護して回復力を与えてくれる、そんな性質を持っています。

　全体のこわばり、特に上半身の緊張を解き放ち、腹・下腹部に力がみなぎって元気を与えてくれます。

使用部分
地上部（開花時に採集）

味／性質
苦味・少々の刺激感／涼

薬理作用
鎮静・鎮痙・子宮刺激・胆汁分泌促進・神経強壮・母乳分泌促進・発汗促進

含有成分
精油（Citral など）・苦味配糖体（Verbenine・Verbenaline・Verbascoside）・粘液質・タンニン

使用法
浸剤（1日3～8g）、チンキ剤（1日1～4㎖ ※アルコール度数25～30%を使用し、ハーブ1：アルコール2の配合で作る）

使用上注意
妊娠中の使用は控えてください。

チンキ剤のアルコール度数と配合は、専門家向け処方用のレシピです。初心者は42頁の家庭用チンキ剤の作り方を参考にしてください。

パッションフラワー

英名／Passion Flower
学名／*Passiflora incarnate L.*
和名／チャボトケイソウ
トケイソウ科トケイソウ属
Passifloraceae

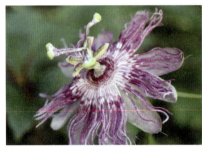 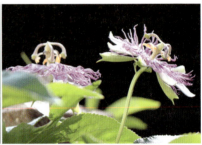

　400種以上もあるというトケイソウ科の一種です。見た人を一瞬で魅了させてしまうほど美しく、妖艶ともいえるつややかな色合いを持つ花を咲かせます。

　この花をじっと見つめていると、いろいろなメッセージが聞こえてきそうです。つらい苦しいといった感情を受け止め、そして緩やかに開放するように気持ちを和らげ、身体の緊張やこわばりを解き放ってくれます。苦難な状況や感情から逃げずに、しっかり受け止める心の強さに気づかせてくれながら、受け止めたときの重みで崩れてしまわないよう、心身が感じる重みや負担を優しく流してくれるパワーを秘めているハーブです。

　初めてこのハーブを使いだした時期は記憶に残っていないのですが、単品というよりは常に何かほかのハーブとブレンドする処方で扱い続けてきました。このハーブが持つ「受け止める」という気質は、さまざまなハーブともうまく交わり、ブレンドすることによって効果をよりいっそう高めてくれる、そんな頼もしさもあるようです。

　安眠やリラックスのためのハーブティーバッグやハーブ錠剤の原料として使われるなど、とてもポピュラーなハーブです。単品ではあまり美味しいと感じられないかもしれませんが、強い味のハーブではありませんので、好きなハーブを少し足すととても飲みやすくなるでしょう。

Passion Flower

▶薬草としての効果

　優れた鎮静作用と精神安定作用を持ち、身体のこわばりや興奮状態、イライラやパニック、緊張、不安といった感情に利用できます。躁鬱状態に陥りやすい方はスカルキャップやオートなどと一緒に、不眠を覚える方には単品または状態に合わせてバレリアンやリンデンとブレンドするとよいでしょう。

　また鎮痙作用と鎮痛作用にも優れ、生理痛や頭痛には単品あるいはパルサティラ®やバレリアン、スカルキャップと一緒に用います。身体のこわばりを和らげることから、肩凝りや筋肉痛にも使うことができます。その際にはクランプバークやジンジャーとのブレンドが効果的です。ストレス性の高血圧にはホーソーンやバレリアン、緊張・ストレス性の動悸にはマザーワート®やリンデンとブレンドしてください。

▶エネルギーとしての働き

　朝日が差すような閃光が喉元から一瞬にして頭部に駆けめぐり、頭や肩にのしかかっていた重みが軽くなるような、清らかで澄み通ったエネルギーが満ちていきます。一呼吸置いてから、心地良くしっとりした霧雨が心身の乾きを潤すように、全身に染みわたる感覚をもたらせてくれます。

　その後も優しく温かいエネルギーが細胞のすみずみまで染みわたり、全身から緊張やこわばり、そして強がりや焦りといった感情を解放してくれます。

使用部分
地上部（開花時に採集）

味／性質
ほのかな苦味／涼・乾

薬理作用
鎮静・鎮痙・鎮痛・催眠・不安感抑制

含有成分
フラボノイド（Apigenin）・フラボノイド配糖体（Isovidexin・Vitexin）・アルカロイド（Harman・Harmol）・青酸配糖体（Gynocardin）・マルトール

使用法
浸剤（1日2〜5g）、チンキ剤（1日2〜5㎖ ※アルコール度数25%を使用し、ハーブ1：アルコール2の配合で作る）

使用上注意
多量使用は避けてください。

チンキ剤のアルコール度数と配合は、専門家向け処方用のレシピです。初心者は42頁の家庭用チンキ剤の作り方を参考にしてください。

パルサティラ

英名／Pasque Flower
学名／*Anemone pulsatilla L.　Pulsatilla vulgaris*
和名／セイヨウオキナグサ
キンポウゲ科オキナグサ属　Ranunculaceae

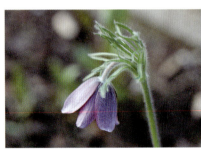
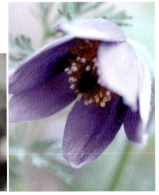

　このハーブの花を初めて目にしたのは、ロンドン市内にあるハーブガーデン内でした。吹く風はまだ冷たく、花がまばらにしか咲いていない4月のハーブガーデンの中でひっそりと、まるで風から自分を守るように全体に白い毛をまといながら、紫色の大きな花弁の美しい姿を見せてくれていました。ガーデンには毎年訪れつつも、なかなかこのハーブの咲いている時期に来られずにいたこともあり、このときにはあまりの感激に時間をも忘れて花の姿に見とれてしまいました。あまり背が高くないハーブですので、そのときは地面にコートを置き、バッグを枕にして、寝転がった姿勢で観察したことを覚えています。
　パルサティラ®を見ているだけで"繊細で傷つきやすいデリケートな心を守ってくれる"メッセージが伝わってくるようです。傷つきやすく、不安だからこそ悪いほうばかり考えてしまうとき、何かが心から抜けているような弱さがあるとき、涙もろく情緒不安定で、そんな自分の状態にくよくよし、ひどくなると強迫観念的な妄想にも悩まされてしまうような、あらゆる人の心の弱さを優しく支えてくれる力を秘めています。しかしこのハーブは、見た目の繊細なイメージからは想像することもできないくらい、とてもダイナミックなエネルギーを持ち、私達の心身に溶け込んでくれます。ほんの少量で十分な効果を見せてくれ、使用量が少ないほどよりしっくりと感じるときもあるくらいです。

Pasque Flower

▶薬草としての効果

パルサティラ®は特に女性の月経トラブルに活躍するハーブとして知られています。生理痛にはクランプバークやバレリアンと、冷えがある場合には少々のジンジャーをブレンドして使うとよいでしょう。無月経や月経不順にも利用できます。痛み全般に幅広く活躍するハーブで、生理痛や排卵痛を含む卵巣の痛みのほかにも、男女とも生殖器の炎症に利用されています。また、頭痛や歯痛にも利用できます。

精神面では、傷つきやすく涙もろいときや気弱になっているときの不安や落ち込み、情緒不安定、生理前や更年期の抑鬱と興奮に効果があります。不眠にはローズやゼラニウム、スカルキャップ、レモンバーム、パッションフラワーとブレンドするとよいでしょう。

▶エネルギーとしての働き

舌への刺激と苦味が特徴で、喉元に届く頃には、ハーブのエネルギーが上へ下へと体内に流れ込んできます。肺と心、胸元全体へ、まるで心の棘が癒えるような、溜め込んだ苦しみを労ってくれるような優しさが伝わります。また、少し遅れて生殖器官にもエネルギーが流れ込んでいきます。胸元や頭に感じるエネルギーよりもゆっくりと伝わり、必要に応じて器官に留まりながら組織の緊張やダメージを労るような、温かみのあるパワーを感じさせてくれます。

使用部分
地上部(開花時に採集)

味／性質
苦味・辛味／涼(温の性質も持つ)・乾

薬理作用
鎮静・精神安定・鎮痙・鎮痛

含有成分
サポニン・タンニン・精油 ※生のハーブには配糖体ラヌンクリンを含み、ハーブをつぶすと加水分解により二次的にプロトアネモニンを生成します。プロトアネモニンは皮膚刺激や炎症を起こし、間違って内服すると胃腸炎や嘔吐を引き起こす恐れがある成分ですが、乾燥を経て刺激作用のないアネモニンに変換されます。

使用法
浸剤(1日0.5〜1g)、チンキ剤(1日0.2〜1mℓ ※アルコール度数25%を使用し、ハーブ1:アルコール2の配合で作る)

使用上注意
フレッシュハーブは有毒です(ただし、Eclectic医学ではフレッシュチンキを数滴使うこともあります)。妊娠授乳中の使用は避けてください。また、多量使用にも注意してください。

チンキ剤のアルコール度数と配合は、専門家向け処方用のレシピです。初心者は42頁の家庭用チンキ剤の作り方を参考にしてください。

バレリアン

英名／Valerian
学名／*Valeriana officinalis L.*
和名／セイヨウカノコソウ
オミナエシ科カノコソウ属　Valerianaceae

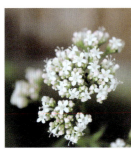
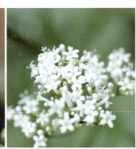
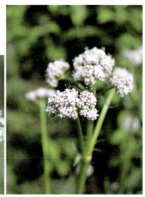

　たくさんハーブがある中、このバレリアンほど理解するまでに時間がかかったハーブはないでしょう。初めて紹介されたのがドライハーブから作られたチンキ剤で、その強さにとまどい、パワーをうまく使いこなす自信が持てなかった思い出があります。自信の持てない期間は1年以上あったでしょうか……。薬理作用や効能を理解していても、ハーブのパワーや性質を理解できないことには、患者に処方するときにしっくりきません。クリニックには毎日バレリアンを必要な患者が訪れることもあり、どうすればいいか本当に悩みました。

　ある日の授業で「バレリアンは、ドライハーブのチンキ剤や浸剤で合わない人が多い（頭痛が起こる場合もある）けれど、その場合はフレッシュハーブで作った浸剤やチンキ剤を試してみて」との話があり、さっそくフレッシュチンキ剤を試してみました。するとどうでしょう、今まで身体と頭が拒否していたのに、初めて無理なくこのハーブを受け止めることができたのです。美しい自然のしっとりした大地に腰を下ろしたような安心で心地良い落ち着きと、清流の潤いが身体全体に広がるような、あるいはこの花のように薄いピンク色の柔らかな光が降り注ぐような、そんな素晴らしいエネルギーを感じることができたのを覚えています。

　この経験の後から、バレリアンは大切なハーブの一つとして、多くの患者に自信を持って処方できるようになりました。

Valerian

▶薬草としての効果

　緊張や不安、不眠、イライラ、神経過敏時などに用います。単品でも十分な働きを見せてくれますが、パッションフラワーやリンデン、ホップ⊕やカリフォルニアポピーとブレンドできます。パニックに襲われそうな気分のときには、少し多めに使用してください。神経疲労にはオートやアシュワガンダと一緒に用います。

　また、ストレス性の高血圧、動悸にも使われます。高血圧にはホーソーンやリンデンと、動悸にはマザーワート⊕とブレンドしてもよいでしょう。ストレス性や緊張性の頭痛にはスカルキャップやウッドベトニーと、生理痛にはパルサティラ⊕やクランプバークとブレンドしてください。過敏性腸症候群（IBS）にはカモミールジャーマンやレモンバームと一緒に用いるだけでなく、神経性の咳や喘息にも利用されます。

▶エネルギーとしての働き

　ドライとフレッシュではエネルギーが多少違ってくるようです。フレッシュハーブのチンキ剤は、ドライハーブのものよりもまろやかで優しくしっとりしています。

　身体に入ったバレリアンは、ゆっくりと確実に一つひとつ確かめるようにして心と呼吸器系、消化器系へと浸透し、下腹部にどっしりと降りてきます。大地にしっかりとつながる感覚をもたらすと同時に、中心部から頭、手足のつま先、皮膚、心身全体へと静穏な流れを感じ、緊張や痛みを開放していきます。

使用部分
根部（秋～冬にかけて採集。栽培2年目の根の収穫がベスト）

味／性質
ほのかな甘味・穏かな苦味・辛味／温かみがあるが涼の性質を持つ・乾

薬理作用
中枢神経系の回復・鎮静・精神安定・迷走神経機能調整・鎮痙・鎮痛・降血圧・駆風・去痰

含有成分
精油（Camphene・α-Pinene・Bornylacetate など）・バレポトリエイト・吉草酸（乾燥時）・ピリジン系アルカロイド（Actinidin）アクチニジンなど

使用法
浸剤（1日2～7g）、チンキ剤（1日2～5ml ※アルコール度数25～45%を使用し、ハーブ1：アルコール2の配合で作る）

使用上注意
妊娠授乳中の使用は、専門家に相談してください。3歳以下の幼児への使用は避けたほうがよいでしょう。また、入眠剤や精神安定剤などの薬やアルコールとの併用は注意が必要です。ドライハーブ飲用で頭痛を起こす人もいます。

チンキ剤のアルコール度数と配合は、専門家向け処方用のレシピです。初心者は42頁の家庭用チンキ剤の作り方を参考にしてください。

ボリジ

英名／Borage
学名／*Borago officinalis L.*
和名／ルリヂサ、ルリヂシャ
ムラサキ科ボラゴ属
Boraginaceae

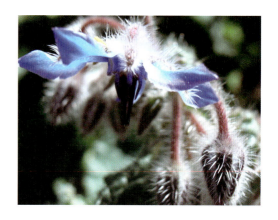

　ボリジ®は「勇気をもたらす」と言い伝えられているハーブです。数ある中のハーブでもとりわけ特徴のある愛らしい花で、別名 Star Flower とも呼ばれています。このハーブを初めて見たのは英国に来てからだったと記憶していますが、少し涼しげな色合いを持つ花に対し、太く毛深い茎や、触るとチクチクする葉との対比にとても興味を持った覚えがあります。「まるで大切で壊れやすい宝物を守るかのようだな」と感じました。うつむき加減に咲く可憐な花ですが、意外にもシーズン中は元気良く、ぐんぐんと生長し、次々と花を咲かせてくれる姿には草花の持つ独特の強さを見ることができます。ハーブ初心者でも簡単に栽培を楽しむことができます。
　紫～青色の花を持つボリジ®ですが、中には白い花を咲かせる種もあります。若い葉は食用になり、花もサラダやデザートの飾りに、あるいはワインに浮かべて……などと、まさに華（花）を添えて目を楽しませてくれます。
　少しうつむき加減の姿に加え、寒色系の色が醸し出す雰囲気は「清涼感」「誠実」「静観」といった感じを受けるでしょうか。花をそっと持ち上げ真正面からの姿を見るたびに、私はこのハーブがもたらす「信頼」「調和」「静かな自信」があふれる、力強さと頼もしさを感じます。ハーバリストの間では大切なメディカルハーブとして愛されているボリジ®ですが、一般にはいまだにその価値を知られていないようで、ハーブ専門店以外で姿を見かけるのは難しいかもしれません。

Borage

▶薬草としての効果

　副腎を刺激し、アドレナリンの分泌を促すといわれ、まさに勇気と自信そして元気をもたらすハーブです。オートと一緒にブレンドしたり、不安な気持ちを落ち着かせたい場合にはレモンバームと一緒にブレンドするのも効果的でしょう。このほかにも、ステロイド治療の後に使ったり、皮膚症状（湿疹・かゆみ）、リウマチ、関節炎などにも使うことができます。また、乾いた咳や、喉の不快感を鎮めてくれる働きも見られます。

　ボリジ®の種子にはガンマリノール酸（GLA）が含まれ、この種子から抽出したオイルは生理痛や月経不順に使用されるなど、一般の薬局でもサプリメントとして見かけます。またアロマセラピーでは、皮膚のトラブルに利用されています。

▶エネルギーとしての働き

　ドライのハーブティーは淡白ですが、ほのかに甘く、そして後から鹹味（かんみ＝塩辛い味）を感じます。フレッシュハーブから作られたチンキ剤には、独特の青臭さと植物そのものが持つみずみずしいエネルギー、さらに心地良い潤いを感じられるでしょう。

　口に含んだ瞬間、肺そして心に染みわたり、心のわだかまりを潤しながらその傷を癒してくれるような、優しい心強さを感じることができます。また怒りや悲しみを静かに優しく癒してくれる「静・涼」のエネルギーも持っています。

使用部分
葉・花（フレッシュハーブから作られたチンキ剤がベスト）
種子（冷浸出油）

味／性質
ほのかな甘味・鹹味／涼・湿

薬理作用
【葉・花】副腎刺激・解熱・去痰・乳汁分泌促進・利尿・発汗・粘膜保護・刺激緩和
【種子】皮膚保護・月経調節・消炎

含有成分
粘液質・サポニン・ミネラル（Ca・Kなど）・タンニン・ピロリジディン系アルカロイド

使用法
浸剤（1日1〜5g）、チンキ剤（1日1〜5㎖ ※アルコール度数20〜30％を使用し、ハーブ1：アルコール2の配合で作る）、フレッシュハーブから作るジュース（1日10〜30㎖）

使用上注意
少量使用として、6週間以上の連続使用は避けてください。妊娠授乳中の使用は禁忌です（国によっては使用を規制されています）。

チンキ剤のアルコール度数と配合は、専門家向け処方用のレシピです。
初心者は42頁の家庭用チンキ剤の作り方を参考にしてください。

マザーワート

英名／Motherwort
学名／*Leonurus cardiaca L.*
和名／セイヨウメハジキ
シソ科メハジキ属
Lamiaceae/Labiatae

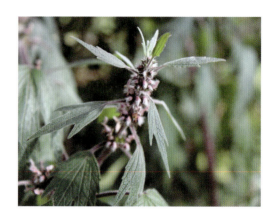

 "マザー"ワートという名前が示すように、女性特有の疾患に昔から使われているハーブです。日本にもメハジキ（*Leonurus japonicus*）があり、こちらも月経不順や産後の止血などに使われています。
 マザーワート®というからにはとても女性的なハーブであろうと想像できますが、しっかりと根づきまっすぐに伸びる茎と、その茎の両サイドにまるで大きな手で空を仰ぐようについた若い葉と、大地を包み込むように伸びた古い葉からは「たくましさ」「強さ」「包容力」を感じさせてくれます。また、女性的な優しさや弱さは、とても愛らしい可憐な薄ピンク色の花に表れています。
 このハーブの名前を初めて聞いたとき、その名前に由来する効能やパワーを早く知りたくてワクワクした覚えがあります。残念ながら自分自身で使う機会になかなか恵まれず、やっとこのハーブを使えたときには興奮してしまったほど。初めて手にしてから20年近く経ちましたが、このハーブのパワーには何度も驚かされます。
 古くはローマ時代から薬草として使われてきたハーブで、17世紀に活躍したハーバリストのニコラス・カルペパーは「心から暗く気落ちした気を取り去り、心を強め楽しく快活愉快な魂をもたらせてくれる、これ以上優れたハーブはない」と書き残しています。今でも第一線で活躍するハーブとして、英国のハーバリストの処方用薬草棚に大切に常備されているハーブの一つです。

Motherwort

▶薬草としての効果

女性疾患に用いられるハーブです。精神的なことが要因となる無月経や周期の遅れ、生理痛や産後の出血予防に用いられますが、出血が多いときには使用を避けたほうがよいとされています。さらにPMS（月経前症候群）の情緒不安、更年期のほてりにも使われます。陣痛の際に用いられることもあります。

また、鎮静効果も高く、動悸や軽いパニックに陥ったとき、不安・緊張などに有効です。カモミールジャーマン、レモンバーム、リンデン、パッションフラワーなどとブレンドするのもよいでしょう。ストレス性の高血圧に、リンデンやバレリアンとともに用いられることがあります。さらに、甲状腺機能亢進症における動悸に、また強心薬として、ホーソーンなどとともに用いられます。

▶エネルギーとしての働き

肩に温かく力強い手を置かれたような安心感を与えてくれるハーブです。

まず最初に心に、そして喉元からみぞおちへと心地良い風が流れ込み、飲んだ瞬間から呼吸、特に吐く息がとても楽になる心持ちを味わうことができます。それは、心に鬱積していたわだかまりや感情、そして心身に溜まっていた余分な熱が呼吸とともに楽に流れ出すようです。さらに肺や消化器、子宮や身体の血管へとエネルギーはめぐり、その巡回とともに気持ちが楽になっていく気がします。

使用部分
地上部（開花時に採集）

味／性質
苦味・少々の辛味・渋味／乾・涼

薬理作用
鎮痙・血圧降下・強心・子宮刺激・神経強壮

含有成分
苦味配糖体・タンニン・アルカロイド（Stachydrine・Leonurine）・フラボノイド

使用法
浸剤（1日5～10g）、チンキ剤（1日2～6mℓ ※アルコール度数25％を使用し、ハーブ1：アルコール4の配合で作る）

使用上注意
妊娠中の使用は禁忌（妊娠後期の使用は専門家のアドバイスを受けてください）。初めて使うときは少量にしてください。生理出血が多い場合は使用を避けたほうがよい場合もあります。

チンキ剤のアルコール度数と配合は、専門家向け処方用のレシピです。初心者は42頁の家庭用チンキ剤の作り方を参考にしてください。

リンデン

英名／Linden Flower/Lime Flower
学名／*Tilia spp*（*Tilia cordata Mill*,
　　　Tilia platyphyllos Scop,　*Tillia x europaea*）
和名／セイヨウボダイジュ
シナノキ科シナノキ属　Tiliaceae

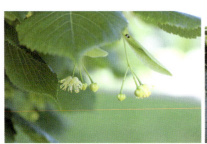
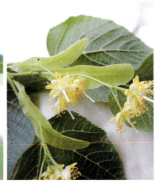

　ヨーロッパでは街路樹としてもポピュラーなリンデンです。初夏になると、美しい緑の葉と薄緑～薄黄色の包葉が生き生きと光を反射させながら、私達の目を楽しませてくれます。とても大きな木に育ちますが、薬草として使う苞葉や花はとても清楚で軽やかで、優しい形をしています。

　私の家の前にもリンデンが植えられており、花が咲く時期にリンデンの木の下を歩いていると、香りに誘われて思わず目を閉じて深呼吸をしてしまいます。この木の下で呼吸をするだけで気持ちが楽に、そして頭の中もクリアになるのです。

　このハーブはとても安全なハーブとして、多くの方が楽しめることができます。味も気取った味ではなく、普段着感覚、お茶でいえば番茶感覚で楽しめるハーブティーともいえるのではないでしょうか。

　英国ではリンデンハーブの秤売りを見かけるものの、ティーバッグ商品となるとまだまだ少ないようです。ヨーロッパを旅行した際、ホテルのティーセットにリンデンのティーバッグが置いてあり、寝る前に飲んだ思い出があります。英国でのカモミールのような存在で人々に愛されているのでしょう。私はよくカモミールジャーマンと一緒にブレンドして、ベッドタイムのハーブティーとして楽しんでいます。甘く軽やか、それでいてしっとりとした優しい香りが特徴のリンデンの精油も、ハーブティーと同じように緊張緩和や不眠に活躍してくれます。

Linden Flower

▶薬草としての効果

　不眠や気持ちが不安定なときに活躍してくれるハーブです。無理強いさせず、緊張した神経を優しく落ち着かせてくれる働きがあります。カモミールジャーマンやパッションフラワーなどと一緒にブレンドすると効果的でしょう。神経の高まりが強い場合は、バレリアンを少しブレンドしてください。

　さらに、緊張・苛立ちが引き金の一つとして考えられるような頭痛などの痛みにもよく用いられます。同様に、ストレスやイライラ感が伴う血圧の上昇・動悸などにも、単独またはブレンドで用いられたりします。発汗作用もあることから、ヤローなどと一緒に初期の風邪やインフルエンザ、喉の炎症や咳、鼻づまりにも使用されます。外用として皮膚の炎症にも使われます。

▶エネルギーとしての働き

　少し舌を刺激する感覚、そして甘く、少々の渋味が感じられます。口に含んだ瞬間から不思議にすっきりと落ち着き、さらに身体の中、特に喉、心、肺へと波紋が広がるような、温かいエネルギーを感じさせてくれます。

　どちらかといえば、上半身への働きが強いようです。喉元・みぞおちの鬱屈感を発散させるエネルギーを持つハーブで、時間とともに柔らかな波が後頭部や肩、背中へと優しく広がり、余分な緊張やこわばりを自然に和らげてくれます。

使用部分
苞葉・花（開花時に採集）

味／性質
甘味・多少の渋味／涼・乾

薬理作用
鎮痙・末梢血管拡張・鎮静・発汗・利尿・穏かな血圧降下・保湿・穏かな収斂

含有成分
フラボノイド（Quercetin・Herperidin・Kaempferol）・フェノール酸・粘液質・タンニン・精油

使用法
浸剤（1日5～10g）、チンキ剤（1日3～10㎖ ※アルコール度数25％を使用し、ハーブ1：アルコール4の配合で作る）

使用上注意
リンデンハーブにアレルギーがある場合は、使用を避けてください。

チンキ剤のアルコール度数と配合は、専門家向け処方用のレシピです。初心者は42頁の家庭用チンキ剤の作り方を参考にしてください。

レモンバーム

英名／Lemon Balm
学名／*Melissa officinalis L.*
和名／セイヨウヤマハッカ
　　　コウスイハッカ
シソ科セイヨウヤマハッカ属
Lamiaceae/Labiatae

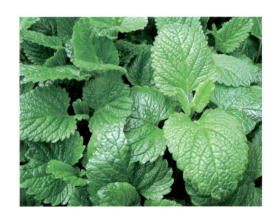

　レモンバームは「メリッサ（Melissa）」という名前で覚えた方も多いのではないのでしょうか？　ハーブティーとして、そしてアロマセラピーの精油としてなじみ深いハーブの一つです。その名の通りレモンに似た爽やかな香りを持っていて、植物の葉を指で押さえて香りを嗅ぐだけで気分が落ち着き、軽く晴れやかな気持ちにしてくれます。楽しげに語りかけるように、私達を元気づけ心身に活力とバランスを与えてくれる、とても優しいハーブです。植木鉢でも簡単に栽培できるので、もし可能であればぜひフレッシュハーブティーを楽しんでいただけたらと思います。

　レモンバームのフレッシュハーブティーには透明感があり、美しい緑色の色素が持つパワーや香りがそのまま染み込んでいるようです。緑色の香風がとても心地良く、しっとりと私達の心身を包み込むような、素晴らしいエネルギーのエッセンスが詰まっています。ほかのハーブともブレンドしやすく、とても飲みやすい味です。旬の時期にはぜひハーブを収穫してチンキ剤を作ってみてください。一年中レモンバームのフレッシュなパワーを楽しむことができます。

　レモンバームはハーブティーやチンキ剤、精油のほかに、芳香蒸留水も利用されます。単純性ヘルペスウイルス（HSV）から起こる口唇ヘルペスに有効なハーブでもあり、芳香蒸留水もローション代わりにつけたりジェルを作ったりなどして使われます。

Lemon Balm

▶薬草としての効果

不安や緊張、落ち込みなどに、パッションフラワーやセントジョーンズワート®、バーベインとブレンドして用います。また気分の高まりや不安による不眠にも活躍してくれます。ストレスが原因で起こる胃の痛み、消化不良、食欲不振、吐き気、腸にガスが溜まる不快感などにはカモミールジャーマンやキャットニップと、過敏性腸症候群（IBS）にはバレリアンと一緒にブレンドしてみてください。神経過敏や気の張った日が続いているときにはスカルキャップやオート、アシュワガンダと一緒に飲むことによって、神経の強壮回復とバランスを促してくれます。頭痛などの痛みに有効なほか、風邪の引き始めの症状や甲状腺機能亢進症にも利用することができます。

外用では、口唇ヘルペスの治療にも活躍してくれます。

▶エネルギーとしての働き

フレッシュハーブから作られた浸剤やチンキ剤には透明感があり、草原にそよ風が吹くような爽やかで若々しいエネルギーが全身にみなぎっていくようです。口に含むたびに、柔らかく心地良い光が波紋となって全身にくまなく広がっていきます。特に頭の側面や横隔膜、心や胸の辺りから無駄な力が抜け、リフレッシュさせてくれると同時に、息が軽くなる感覚をもたらせてくれます。エネルギーは手足の末端まで伝わり、緊張を開放して心身のバランスを促してくれます。

使用部分
地上部（開花直前の採集がベスト）

味／性質
穏かな苦味・酸味・ほのかな渋味／涼・乾

薬理作用
駆風・鎮静・神経回復・鎮痙・発汗・抗ウイルス（特にウイルス HSV）

含有成分
精油（Citronellal・Citral・Geranial・β-Caryophyllene など）・Rosmarinic acid・Caffeic acid・Chlorogenic acid など・タンニン・苦味質・フラボノイドなど

使用法
浸剤（1日3〜10g）、チンキ剤（1日3〜5㎖ ※アルコール度数45%を使用し、ハーブ1：アルコール2の配合で作る）

使用上注意
甲状腺疾患の薬（抗甲状腺薬など）との併用は避けたほうがよいでしょう。

チンキ剤のアルコール度数と配合は、専門家向け処方用のレシピです。初心者は42頁の家庭用チンキ剤の作り方を参考にしてください。

ローズ

英名／Rose
学名／*Rosa spp.*
和名／バラ
バラ科　Rosaceae

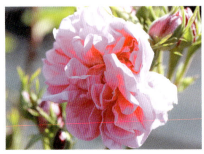 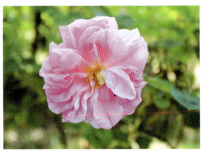

　数多くの種類があるローズですが、メディカルハーブとして使用する代表的な種には、芳しい香りの精油が取れることで有名な *Rose damascena*、そして *Rosa centifolia*、アポテカリーローズ（薬屋のバラ）として名の知れた *Rosa gallica* などがあります。また英国ではその土地やハーブ農家によって *Rosa 'Ausboard'*、*Gertrude Jekyll* も好んで使われます。ハーブティーやチンキ剤、精油といったかたちで利用できるだけでなく、ローズジャムなど食品や化粧品などの原料として、幅広く人々の間で親しまれているハーブです。

　さまざまなハーブがありますが、ローズほど愛や心を揺さぶる力が強いハーブはありません。あふれる愛のエネルギーを持ち、自信や気品、冷静さといった自身が持つ強さ・魅力（性的魅力や人間的魅力）を引き出し、愛に対しての恐れや不安を軽減し、愛を感じ・生み・与え・受け止める力がだれにでもあるという自信と自由、喜び、そして何よりも自分を愛するという大切な気持ちをも気づかせてくれます。

　ローズティーとしても楽しめますが、ぜひ品質の高いフレッシュローズ（できれば *Rose damascena* や *Rosa 'Ausboard'* か *Gertrude Jekyll*）から作られた、香り・味・愛のエッセンスが凝縮されたチンキ剤を試していただきたいものです。数滴のローズチンキ剤をグラスの水に落とすと、そこから深いローズのエネルギーが一瞬にして空間に漂います。

Rose

▶薬草としての効果

　ローズは、不安・自信のないときにボリジ®と合わせたり、負けたくない自尊心が邪魔をして不安定な気持ちになったりイライラしたりするときにバーベインと一緒に飲むと、すっと気分を鎮め冷静な自分を取り戻す助けとなってくれます。頑張りすぎている自分に少し余裕をあげたいときは少量のラベンダーと、精神的疲労や落ち込み感が強いときはオートやスカルキャップと、苛立ちが原因で不眠に陥っているときにはウッドベトニーと一緒にブレンドしてみてください。

　また、PMS（月経前症候群）の不安定な精神状態や、月経周期を整えたり、生理痛を和らげる助けにもなります。アシュワガンダと一緒に不妊症にも使うことができます。ほかにも喉の痛みや皮膚トラブル、疲れ目に利用できます。

▶エネルギーとしての働き

　香りが全身を駆けめぐり、一瞬頭にずしんと締まる感じを受けた後、すっきりとさえる感覚をもたらせてくれます。香りだけでも幸福感・安心感・平静さ・高揚感を与えてくれます。口に含んだとき、すっと頭に通るエネルギーを感じると同時に、心もローズのエネルギーで充満されていきます。その後、ゆっくりと全身へ広がりますが、特に身体の中心を通り抜け、生殖器に力強いエネルギーを感じる方も少なくはないでしょう。芯を通してくれるような力強い動きを持っています。

使用部分
花

味／性質
甘味・若干の渋味／涼・乾と湿の両方の性質を持つ

薬理作用
抗鬱・鎮痙・催淫・収斂・胆汁分泌促進・抗炎症・抗菌・抗ウイルス・月経調節

含有成分
精油（Geraniol・Citronellol・Nerol・Linalool など）・タンニン・ルチン

使用法
浸剤（1日1～3g）、チンキ剤（1日1～3mℓ ※アルコール度数25%を使用し、ハーブ1：アルコール2の配合で作る）

使用上注意
妊娠中は多量使用を避けてください。

チンキ剤のアルコール度数と配合は、専門家向け処方用のレシピです。初心者は42頁の家庭用チンキ剤の作り方を参考にしてください。

ローズマリー

英名／Rosemary
学名／*Salvia rosmarinus*
和名／マンネンロウ
シソ科アオギリ属
Lamiaceae/Labiatae

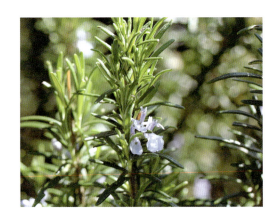

　ローズマリーは、幅広い症状に役立てることができるハーブです。このハーブが持つ特徴は、何といっても「心身の活性」を促す作用でしょう。どこか悪いわけでもないのになぜか疲れやすいときや体調を崩しやすいとき、あるいは病気の回復時に、すべての器官が負担なく動くように活力を分け与えてくれます。薬効を羅列してもピンと来ないかもしれませんが、刺激・動・発散といったエネルギーがたっぷり含まれたハーブで、まさにそのエネルギーの動きが見せる効能を示してくれます。

　私は、ローズマリーを朝茶として愛飲しています。強い味が苦手な方は薄めに入れてください。ほんのり甘く、そしてキリリとした味を楽しむことができます。

　また、精油はアロマセラピーの世界で多く用いられています。特に外用として関節痛や筋肉痛にマッサージオイルや軟膏とブレンドして使ったり、頭皮のケアとしてシャンプーやリンスに取り入れたり、芳香浴では香りを気力回復や勉強・就労時の集中力の向上に利用したりなど、毎日の生活で愛用されています。なお、ローズマリーはケモタイプ（同じ種・科・属の芳香植物でも育成環境により異なる成分を持つものや含有量が異なるものを化学組成・成分的に分類したもの）の精油が商品として出回っていることで知られていますが、ローズマリー・ベルベノンやローズマリー・カンファーの精油は、乳幼児・妊産婦・授乳中・癲癇の方に禁忌となりますのでご注意ください。

Rosemary

▶薬草としての効果

　心身の活性・神経系回復強壮作用に優れたハーブです。抑鬱、精神疲労、やる気が起きないときには単品あるいはオートやアシュワガンダとブレンドしてみてください。失意を伴う落ち込みには伝統的にアグリモニーと一緒に用いられます。また脳への血行を促し、集中力と記憶力を高めてくれるハーブとして、単品またはギンコー®やゴツコーラと一緒に使用されます。さらにシャイになったときや、自尊心が低かったり物事に対しての不安や恐れなどがあるときにも利用されます。

　このほかにも頭痛などの快方に役立ったり、消化促進・胆汁分泌を促すなど消化器官にも働きかけてくれます。「寒」の症状に役立つハーブでもあり、リウマチ、風邪、鼻づまりなど広い範囲で活躍します。精油と浸剤を外用として使います。

▶エネルギーとしての働き

　頭上には軽やかで爽快なそよ風が流れ込むように、そして胸から下にはちょうどローズマリーの太い茎の部位のように、しっかりと根を張ってどっしりと構えるようなエネルギーが入り込んできます。首から上は目の回りも含めてすっきりとした感覚をもたらせてくれます。また胸から下へは内臓や血流に元気をもたらせてくれるような刺激と活力を与え、皮膚の表面までポカポカと温かくなっていきます。心にもバランス感とポジティブな気持ちが入り込んでいくようです。

使用部分
葉（夏の開花後に採集されることが多いが、春や秋にも採集可能）

味／性質
辛味・甘味／温・乾

薬理作用
神経系回復強壮・抗炎症・刺激・活性・収斂・駆風・循環促進・抗鬱・鎮痙・利尿・殺菌・抗酸化・消化機能促進・陽性変力・強心

含有成分
精油（Limonene・α-Pinene・1.8-Cineol・Camphene）・フラボノイド（Apigenin など）・ウルソル酸・タンニン・ロズマリン酸・ジテルペン化合物（Carnosol・Rosmanol など）・苦味成分

使用法
浸剤（1日5～10g）、チンキ剤（1日2～4㎖ ※アルコール度数45％を使用し、ハーブ1：アルコール3の配合で作る）

使用上注意
精油ではなくハーブとしての少量・短期使用の場合、妊婦への影響は特にないとされていますが、注意が必要になる場合もあります。また、精油と同じく癲癇を引き起こすこともありますので注意しましょう。

チンキ剤のアルコール度数と配合は、専門家向け処方用のレシピです。初心者は 42 頁の家庭用チンキ剤の作り方を参考にしてください。

アイブライト　Eyebright

英名／Eyebright
学名／*Euphrasia officinalis* L.
　　　Euphurasia sp
和名／ヤクヨウコゴメグサ
ゴマノハグサ科コゴメグサ属
Scrophulariaceae

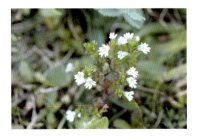

英国では、自生のアイブライトを見つけるのは年々困難になっています。幸いなことに、私の住む隣村では毎年たくさんのアイブライトを見つけることができます。ただ、半寄生植物のアイブライトはあまり目立たない姿をしているので、花が咲いていない時期は見つけにくいかもしれません。

とても小ぶりな花ですが、その美しい花弁の形と、白を基調として中心部に鮮やかな色合いを持つ姿は、そばを通る人々の目を引きつけるほどの魅力を持っています。

▶薬草としての効果

アイブライトはその名の通り、目の痛み、疲れ目、花粉症など目のかゆみ、結膜炎、ものもらいなど、目のさまざまなトラブルに利用するハーブとして知られています。冷ましたハーブティー（10分ほど煮出して濾した煎剤）や水で薄めたチンキ剤に、ガーゼやコットンを浸して冷湿布剤として使ったり、煎剤を洗眼液として使用されます。そのほかにも副鼻腔炎や、鼻、副鼻腔、耳、喉などのカタル症状にも利用できます。

▶エネルギーとしての働き

とても優しい味をしています。その静かなエネルギーは、口に入った瞬間から涼感を持って額、副鼻腔、鼻、そして目に流れ込んでいきます。ぐっと押し流そうとするのではなく、余分な熱や湿やよどみ、鬱帯を、まずは外に出しやすくする状態に変換させながら、無理なく通すかたちで流れていきます。飲むたびに弱っていた部分が元気を取り戻すようです。

使用部分
全草（開花時に採集）

味／性質
辛味・苦味・若干の渋味／涼・乾

薬理作用
抗カタル・粘膜強壮・抗炎症・収斂

含有成分
イリドイド配糖体（Aucubin・Euphroside など）・Lignans・フラボノイド（Quercetin・Apigenin など）・精油・タンニン

使用法
浸剤（1日5〜10g）、チンキ剤（1日2〜6㎖ ※アルコール度数25%を使用し、ハーブ1：アルコール3の配合で作る）

アニシード　Aniseed

英名／ Aniseed/Anise
学名／ *Pimpinella anisum L.*
和名／アニス
セリ科ミツバグサ属
Apiaceae/Umbelliferae

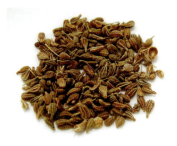

アニシード®の小さな種子が生み出す甘く優美な香りは、昔からお菓子やお酒の味や香りを深めるために愛用されてきました。英国でも、このアニシード®を利用した飲食物をたくさん見かけることができます。

アニシード®は、一度口にすれば味と香りの記憶がいつでも鮮明によみがえるほど、とても印象深い特徴を持つハーブです。私はこのハーブの香りを嗅ぐたびに、古い友人宅に招かれたような懐かしく安心する気持ちを覚えます。

▶薬草としての効果

消化促進と駆風作用に優れたハーブで、お腹の張り、胃もたれ、消化不良、吐き気、疝痛といった症状に、単品あるいはキャラウェイ®やフェンネル、カモミールジャーマンとブレンドして愛用されています。去痰作用や咳を鎮めるなどの呼吸系にも活躍するハーブでもあり、百日咳、気管支炎、気管炎、喉頭炎、気管支喘息などにも活用されます。咳止め用には、タイムとよく一緒に利用されています。

▶エネルギーとしての働き

口いっぱいに広がる甘く深い香りと味わいの後には、ふんわりと包み込むような温かいエネルギーが喉と肺、心臓と循環器系、胃腸に流れ込みます。胸が広がり、呼吸が穏やかで楽になるような力を与えてくれます。胃腸にも緩やかにじんわりと染み込み、活性と刺激を与えてくれるほか、不必要な筋肉の緊張を和らげ、同時に冷えや滞った流れを緩和してくれます。

使用部分
種子

味／性質
辛味・甘味／温・乾

薬理作用
駆風・去痰・鎮咳・鎮痙

含有成分
精油（T-Anethole・Esteragoleなど）・Acetylaldehyde・不揮発性油・コリン・フラボノイド・カルシウム

使用法
直前に軽くつぶして少し長めに浸出した浸剤（1日1〜3g）、チンキ剤（1日2〜5㎖ ※アルコール度数45％を使用し、ハーブ1：アルコール3の配合で作る）

使用上注意
アニシード®にアレルギーがある人は、使用に注意してください。精油の使用に関して：妊産婦への使用は禁忌。また、チンキ剤の使用に関しても妊産婦およびホルモン依存性癌疾患等への使用は禁忌注意の必要あり。

チンキ剤のアルコール度数と配合は、専門家向け処方用のレシピです。
初心者は42頁の家庭用チンキ剤の作り方を参考にしてください。

アンジェリカ　Angelica

英名／Angelica
学名／*Angelica archangelica L.*
和名／ヨーロッパトウキ
セリ科シシウド属
Apiaceae/Umbelliferae

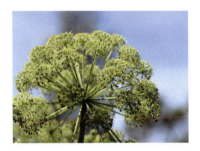

アンジェリカはハーブ畑やハーブガーデンでよく見られます。美しい緑色でしっかりした姿形のアンジェリカの前に立つたびに、強さを感じます。また私は、生長する途中の春のアンジェリカに一番心が引かれます。芸術作品のように美しい曲線や直線を描きながら、空に向かって伸びていく姿を見るたび、自分まで何か良い方向に変化できるような気がしてくるのです。

葉や若い茎、種子がさまざまな用途に使われますが、薬草としては主に根を用います。

▶薬草としての効果

食欲不振や消化不良、腹部の膨張感に利用します。胃酸過多にも少量のチンキ剤を処方することがあります。風邪や気管支炎、カタルといった呼吸器系の疾患に用いるだけでなく、血行促進効果から冷え性をはじめ血行の悪さが要因となる生理痛やPMS（月経前症候群）にも役立ちます。さらに神経疲労や病後のサポートとしても使われます。私自身も、疲労からくる低血圧や疲れに利用することがあります。

▶エネルギーとしての働き

甘味と苦味そして精油のはじけるような刺激は、口に入った瞬間から勢いよく渓谷を流れる美しい川のように頭や肺、胃そして下腹部へと流れ込みます。新鮮なのにとても温かい快活なエネルギーは、身体だけでなく、心にも働きかけます。困難な状況でくじけそうなときに、ポジティブな気持ちとバイタリティーを与えてくれるようです。

使用部分
根（1年目の秋に採集）

味／性質
辛味・甘味・苦味／温・乾

薬理作用
健胃強壮・去痰・利尿・駆風・温熱

含有成分
精油（α-Pinene・β-Phellardreneなど）・(Furanocoumarin・Angelicin・Bergaptenなど）・樹脂・フラボノイド・フェノール酸

使用法
浸剤または煎剤（1日3～5g）、チンキ剤（1日0.5～3mℓ ※アルコール度数45%を使用し、ハーブ1：アルコール2の配合で作る）

使用上注意
妊娠中の多量使用は避けてください。連続して長期間使用することは避け、間に休みの期間を設けるようにしてください。個々の体質や症状に合わせての使用をお勧めします。

イエロードック　Yellow Dock

英名／Yellow Dock
学名／*Rumex crispus L.*
和名／ナガバギシギシ
タデ科ギシギシ属
Polygonaceae

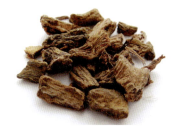

　学生が実習を受けるハーブクリニックでは「皮膚疾患診察日」が設けられていました。私も皮膚病に関するたくさんのケースをこの実習で学びましたが、イエロードックもそこで学んだ思い出深いハーブです。
　最初の頃は「なぜこのハーブを用いるの？」と不思議に思った覚えがあります。浄化のハーブ＝皮膚トラブル用と単に決めつけるのではなく、患者の体質や症状に合わせてハーブを選ぶということを、イエロードックの実習を通して学んだのでした。

▶薬草としての効果

　過剰な熱や湿感を浄化する作用に優れ、かゆみや赤み、水泡を伴って潰瘍を起こしやすい湿疹から、吹き出物やおできなど、特に腸や肝機能の不十分な働きによる皮膚疾患に利用されます。また、口や舌に苦味を感じるとき、脂っこい食べ物による消化不良、毒素が滞って起こる頭痛、食べ物のアレルギー反応にも、症状や体質に合わせてほかのハーブと一緒に利用されます。便秘にはフェンネルやバードックと一緒に用いられます。

▶エネルギーとしての働き

　浄化のハーブ特有の苦味があるものの、穏かでどこかほっこりするような感覚が得られます。働きかけるエネルギーはとても強く、体内の浄化器官を活性化して体液がスムーズに流れるように促します。特に消化器官への働きを促すため、腹部には少し長く留まるようです。エネルギーは体内から外側、皮膚の表面まで広がり、余分な熱や湿、毒を浄化します。

使用部分
根（秋から春にかけて採集）

味／性質
穏かな苦味と酸味／涼・乾

薬理作用
緩下・浄化・胆汁分泌促進

含有成分
アントラキノン配糖体（Chrysophanol・Emodin など・タンニン・樹脂・精油・ビタミンA・C・ミネラル（Fe など）

使用法
煎剤（1日6〜12g）、チンキ剤（1日2〜4ml ※アルコール度数25％を使用し、ハーブ1：アルコール2の配合で作る）

使用上注意
妊娠中の使用は注意が必要です。授乳中は専門家の指示に従って使用してください。腸閉塞症の方は使用しないでください。

チンキ剤のアルコール度数と配合は、専門家向け処方用のレシピです。
初心者は42頁の家庭用チンキ剤の作り方を参考にしてください。

ウィッチヘーゼル　Witch Hazel

英名／Witch Hazel
学名／*Hamamelis Virginiana L.*
和名／アメリカマンサク
マンサク科マンサク属
Hamamelidaceae

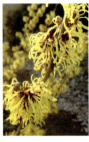
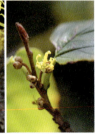

ウイッチヘーゼルの神経質そうな感じの枝先を観察すると、とても丸くて柔らかく愛らしい形の葉が発見できます。その色や艶、形を見るだけで、頼りがいのあるハーブということが理解できるでしょう。

ウイッチヘーゼルは、飲用というより芳香蒸留水としてのなじみが深いハーブです。ローズやゼラニウム、ラベンダーなどの芳香蒸留水とブレンドして、脂性肌やにきび、引き締め用スキンケアとして利用されています。

▶薬草としての効果

内服としては、胃腸や子宮の出血をはじめ、痔の出血、静脈瘤に利用されます。また、鼻づまりやカタル症状、下痢にも用いられます。外用では、皮膚や粘膜の炎症や切り傷、出血、静脈性潰瘍、静脈瘤の静脈炎の腫れと痛み、火傷、打ち身、捻挫、疲れ目などに浸剤や煎剤を湿布剤や洗浄液として使用されます。チンキ剤を水で薄めたり、芳香蒸留水を利用することもできます。

▶エネルギーとしての働き

口に含むと渋さの中に軽やかさがあり、ツンとした香りと渋味がします。一瞬拒絶されたような感じがするかもしれませんが、ひたむきでまっすぐなエネルギーをじわじわと感じることができます。体内器官よりも皮膚や血管への流れが強く、じんわりと身体中に行きわたって細胞組織をダメージから守ってくれる優しさを見せます。

使用部分
葉・樹皮・枝

味／性質
渋味／涼・乾

薬理作用
止血・収斂・抗炎症

含有成分
【葉】タンニン（Catechin類など）・フラボノイド（Quercetinなど）・精油・フェノール酸（Gallic acidなど）【樹皮・枝】タンニン（Hamamelitaninなど）・精油・ガリック酸・樹脂・脂肪・フィトステロールなど

使用法
【葉】浸剤／【樹皮・枝】浸剤または煎剤（1日3〜9g）、チンキ剤（1日1〜5㎖※アルコール度数45％を使用し、ハーブ1：アルコール3の配合で作る）

使用上注意
外用で使用したときにアレルギーが見られる方は注意してください。ミネラルなどの補助食品と同時に摂取しないこと。また、タンニンによる胃の不快感を感じる場合もあります。間に休みの期間を設けるようにしてください。個々の体質や症状に合わせての使用をお勧めします。

ウルフベリー　　Wolfberry

英名／ Wolfberry/Chinese Wolfberry
　　　Goji Berry/Lycium
学名／ *Lycium chinense Mill.*
和名／クコ
ナス科クコ属　Solanaceae

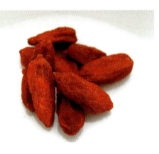

　クコの実といえば、多くの方がご存知の食材でしょう。薬膳料理に用いられるだけでなく、普通の料理にも用いられます。市販の乾燥実を食べても美味しいです。

　ウルフベリーは実だけでなく、葉と根皮にも薬効があります。この数年、英国でも、抗酸化作用・老化予防のハーブとして Goji Berry という名で、健康食品店で取り扱われるようになりました。大人であれば１日10〜20粒ぐらいを目安としてください。私も朝食のサラダに混ぜて食べています。

▶薬草としての効果

　肝臓と腎臓を養って機能を高め、肝細胞の再生を促すことから、中性脂肪やコレステロール値の降下作用が期待されています。脂肪肝や動脈硬化の予防にも利用されるほか、血糖値の降下や血圧降下に活用されます。また滋養強壮作用に優れ、疲労回復や病後の回復、体力の増強にアシュワガンダやオートと一緒に使用します。そのほか、眼精疲労や目のかすみ、視力減退にも活躍するハーブです。

▶エネルギーとしての働き

　口に入った瞬間から"栄養素"として血液に流れ込み、身体の細部まで滑らかに染みわたっていきます。甘味としっとりとした潤いを持つエネルギーが、滋養と強壮のパワーを心身に与えてくれます。喉元から降りていく途中、潤いが必要な器官や余分な熱がある器官には、少し長く留り、決して急ぐことなくゆっくりと全身をめぐっていくようです。

使用部分
実

味／性質
甘味／平・湿

薬理作用
滋養強壮・抗酸化

含有成分
ベタイン・カロチノイド（Zea-xanthin・β-Carotene など）・ルチン・リノレン酸・ミネラル・ビタミンC

使用法
煎剤（１日５〜15g）、チンキ剤（１日３〜９ml　※アルコール度数25%を使用し、ハーブ１：アルコール３の配合で作る）

使用上注意
妊産中の使用は注意が必要になる場合もあります。

チンキ剤のアルコール度数と配合は、専門家向け処方用のレシピです。初心者は42頁の家庭用チンキ剤の作り方を参考にしてください。

エキナセア　Echinacea

英名／Echinacea
学名／*Echinacea angustifolia* DC.
　　　　Echinacea purpurea L.
和名／ムラサキバレンギク
キク科エキナセア属　Asteraceae/Compositae

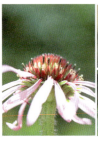

　エキナセアには、*E.angustifolia*、*E.purpurea*、*E.pallida* と3種類があり、英国では主に *E.angustifolia*、*E.purpurea* の2種が使われています。種類や使用する部位によって若干成分が異なるため、この2種のハーブをミックスしたチンキ剤が作られたり、根と地上部を両方用いてチンキ剤が作られたりします。

　エキナセアのチンキ剤を飲むと、ビリビリとした刺激が感じられます。この刺激にも、ハーブのパワーが示されているのです。

▶薬草としての効果

　風邪、インフルエンザ、気管支炎、膀胱炎など泌尿器感染症、扁桃腺炎、腺熱など急性の感染症から慢性の感染症、リンパ腺の腫れなどに使用します。免疫が弱っているときに起こる症状一般や感染を予防するためにも使われます。また、アレルギー症状のほか、湿疹やにきび、潰瘍などの皮膚症状にも活躍します。

▶エネルギーとしての働き

　熱いと感じるほどの強い流れが、喉元から肺、胃腸を通り、血やリンパの流れに沿って全身へくまなく流れます。ポカポカと温かくなるだけでなく、身体が手放すべき余分な熱を外に流してもくれます。毒素が浄化され、全身の組織が活性化し、水や気の滞りをぐっと押し流してくれるような強い動きを感じることができるでしょう。

使用部分
地上部・根

味／性質
辛味・鹹味／涼・乾

薬理作用
免疫調節・免疫賦活・浄化・リンパ系の浄化と活性・創傷治癒・抗菌・抗ウイルス
【根】消炎・催唾剤

含有成分
カフェ酸誘導体（エキナコシド・シナリン・シコリック酸）・多糖類（アラビノガラクタン・イヌリンなど）・アルキルアミド（イソブチルアミド）・フラボノイド（Quercetin・Kaempfeol）・精油

使用法
煎剤または浸剤（1日1〜3g）、チンキ剤（1日3〜6ml ※アルコール度数45%を使用し、ハーブ1：アルコール2の配合で作る）

使用上注意
使用目的に合わせて、量を加減して使いましょう（長期使用の場合は、量を少なめにしてください）。免疫抑制剤を服用されている方は禁忌となる場合があるほか、自己免疫疾患の方への使用は禁忌となり注意が必要な場合があります。体質的に合わない方やアレルギー反応を起こす方もまれに見られます。

オレゴングレープルート Oregon Grape Root

英名／Oregon Grape Root
学名／*Mahonia aquifoliam (Pursh)Nutt.*
和名／ヒイラギメギ
メギ科ヒイラギナンテン属
Berberidaceae

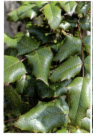 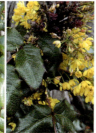

オレゴングレープルート®は、どっしりとした低木に美しく光り輝く黄色の花を咲かせます。このハーブには、バクテリア感染に効果があるとされる「ベルベリン」という成分が含まれています。

オレゴングレープルート®は、とても苦味が強いハーブとして知られています。私自身は、この苦味は決して嫌いではありませんが、患者が飲みやすいようにという観点から、好んでチンキ剤を処方するようにしています。

▶薬草としての効果

血液の浄化作用に優れたハーブです。湿疹や乾癬（慢性の炎症性角化症）治療に、バードックやイエロードックと一緒に使われます。こういった慢性の皮膚病の場合は、悪化させる要因（ストレスやホルモンバランスなど）を一緒に見極めながら、適切なハーブを選んでいきます。また苦味質は肝臓や胆嚢の働きと消化を促し、身体の過剰な粘液をも浄化します。バクテリア感染にも効果的です。

▶エネルギーとしての働き

苦味の自己主張はとても強く、すべてを拒絶するかのような感じを一瞬受けるかもしれません。しかし、体内に入った瞬間から身体の奥へとどんどん染みわたり、特に肝臓や胃腸といった消化器官に強く働きかけます。浄化のパワーが強く、身体の不活性な部分を刺激しながら、毒素や余分な粘液、過剰な熱をも一緒に体外に排出していきます。

使用部分
根・根茎

味／性質
苦味／寒・乾

薬理作用
浄化・解毒・抗炎症・抗菌

含有成分
アルカロイド（Berberine・Magnoflorine・Jatrorrhizine・Oxyacanthine など）・タンニン・樹脂

使用法
煎剤（1日3～6g）、チンキ剤（1日2～4㎖ ※アルコール度数25～45％を使用し、ハーブ1：アルコール3の配合で作る）

使用上注意
妊娠中の使用は避け、授乳中の使用は専門家の指導の下で行ってください。また、多量摂取と長期使用は控えてください。

チンキ剤のアルコール度数と配合は、専門家向け処方用のレシピです。
初心者は42頁の家庭用チンキ剤の作り方を参考にしてください。

オレンジピール　Bitter Orange Peel

英名／Bitter Orange Peel
学名／*Citrus aurantium* L.
和名／ダイダイ
ミカン科ミカン属
Rutaceae

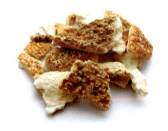

オレンジピールの煎剤や浸剤を作っていると、湯気から広がる甘い香りが部屋中を温かい気で満たしてくれます。私はこのハーブでお茶を作るとき、まるで夕焼け色の光に包まれた放課後の教室にいるような、少し懐かしくほんわりした気分になります。

オレンジピールは浸剤や煎剤として使うことが多く、英国ではオレンジピールのチンキ剤は一般的ではありません。私自身も用いないですし、チンキ剤を処方している方にお会いしたこともありません。

▶薬草としての効果

オレンジピールは胃酸分泌促進作用にとても優れたハーブです。私自身もカモミールジャーマンやフェンネルと一緒に合わせて、消化不良からくる食欲不振、鼓腸や吐き気、過敏性腸症候群（IBS）、便秘に利用しています。漢方薬として知られる陳皮（*C.reticulata*）と同様に去痰作用も挙げられますが、オレンジピールは主に消化器系に利用されるケースが多いです。

▶エネルギーとしての働き

苦味と甘味が混じり合った味は、舌を温めつつ少しの刺激を与えながら、胸部と消化器系に流れ込みます。ゆったりしながら力強く、トクトクと脈打つような温もりが伸び広がり、躍動感と同時に下腹が安定するような落ち着きを与えてくれます。また、ささくれた心の傷や疲れた神経に、安らぎと鋭気をも与えてくれるようです。

使用部分
果皮

味／性質
苦味・甘味・ほのかな辛味／平・涼を見せるが温が強い

薬理作用
消化機能促進・駆風・胃酸分泌・神経調和・殺菌・胆汁分泌促進・去痰・強壮・利尿

含有成分
フラボノイド・精油（Limone など）・ビタミンC など

使用法
長めに浸出した浸剤または煎剤（1日4～10g）、チンキ剤（1日2～4㎖　※アルコール度数35～45%を使用し、ハーブ1：アルコール3の配合で作る）

使用上注意
光感作用があるのでご注意ください。消化器系の潰瘍または炎症がある方は多量使用に注意が必要です。また、妊娠中の使用には注意が必要な場合もあります。

オレンジフラワー Bitter Orange Flower

英名／ Bitter Orange Flower/Neroli Flower
学名／ *Citrus aurantium L.*
和名／ダイダイ
ミカン科ミカン属
Rutaceae

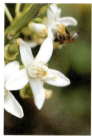 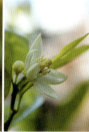

オレンジフラワーは「オレンジブロッサム」とも呼ばれ、ネロリの精油が抽出される花として知られているハーブです。花のそばに立つだけで甘く深い香りに包まれ、肩の力が抜けて穏かで優しい気分になります。乾燥させると、あの芳しく新鮮な芳香が落ちてしまうのがとても残念です。

私は花から作られるフレッシュチンキ剤を愛用していますが、精油の芳香とエネルギーを持ったチンキ剤は、明日そして未来への希望を与えてくれるようです。

▶薬草としての効果

心へ深く染みわたり、ショックやストレス、不安、落ち込み、緊張といった感情に働きかけます。また怒り、イライラ、動悸、不眠といった症状にも効果があります。さらに神経性の消化不良や胃の痛み、高血圧にも使用されます。さまざまなハーブと合わせることができますが、神経性の消化不良にはカモミールジャーマンやレモンバーム、キャットニップと、不眠にはリンデンやパッションフラワーとのブレンドがお勧めです。

▶エネルギーとしての働き

ほんのりとした苦味が見え隠れしながら、精油のパワフルなエネルギーがふんわりと全身を包み込みます。循環器系や胃腸系統に、落ち着きのあるエネルギーが染みわたります。香りは心にも染みわたり、悲観や寂しさ、つらさといった感情を和らげ、心の痛みを取り除いてくれます。同時に心から頭にまで充満するような怒りや苛立ちも鎮めてくれます。

使用部分
花（開花前のつぼみを採集）

味／性質
苦味・穏かな辛味／涼の性質も見せるが温・湿

薬理作用
鎮静・抗鬱・降圧・鎮痙・駆風・収斂・殺菌・胆汁分泌促進

含有成分
精油（Linalol・β-Pinene・Linalyl acetate・Nerolidol・Geraniol など）・フラボノイド配糖体

使用法
浸剤（1日3～10g）、チンキ剤（1日2～4㎖ ※アルコール度数25～45%を使用し、ハーブ1：アルコール2の配合で作る）

使用上注意
心臓に何らかの機能障害がある方は、使用を避けてください。妊娠授乳中は、多量摂取を避けたほうがよいでしょう。

チンキ剤のアルコール度数と配合は、専門家向け処方用のレシピです。初心者は42頁の家庭用チンキ剤の作り方を参考にしてください。

カウチグラス Couch Grass

英名／Couch Grass
学名／*Elymus repens (L.)Gould.*
　　　Agropyron repens(L.)Beauv.
和名／シバムギ
イネ科エゾムギ属　Poaceae/Gramineae

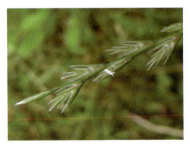

泌尿器系のハーブを学んだときに、カウチグラスの利尿作用を知りました。そのとき「こんなに優しい味なのに、ちゃんと効果はあるのだろうか？」と思ったのですが、その疑問は飲んで1時間も経たないうちに、身体がちゃんと答えてくれたものです。

まるで栄養を吸収するようにとても自然に身体に入り込み、その素晴らしい効果を静かに示してくれます。雑草としてのイメージが強いかもしれませんが、昔から薬草として愛用されている大切なハーブです。

▶薬草としての効果

尿道炎や膀胱炎、前立腺炎など泌尿器系の炎症に使われるハーブです。泌尿器系への利尿と殺菌効果に優れたブクー®のほか、排尿の際に痛みが強い場合にはマーシュマロウ葉などを一緒にブレンドするとよいでしょう。泌尿器官が弱っている場合は、滋養やサポート作用のあるハーブも一緒にブレンドすることをお勧めします。また、良性の前立腺肥大にも利用できます。

▶エネルギーとしての働き

独特の土臭さはあるものの、とても軽やかなエネルギーを持ったハーブです。まるで柔らかいコットンのような、ふんわりとした舌触りは、滑らかに喉元から下腹部、膀胱、泌尿器系の器官にと広がっていきます。さざ波のように静かに優しく、丁寧にしっとりと浸みわたり、泌尿器官辺りの不快感や熱、乾燥を改善し、心地良い感じにしてくれます。

使用部分
根茎

味／性質
穏かな甘味・渋味／涼・湿

薬理作用
利尿・泌尿器系の粘膜刺激緩和

含有成分
多糖体（Triticin）・糖アルコール（Man-nitol・Inositol）・粘液質・ミネラル（K・Fe など）・精油など

使用法
煎剤（1日6〜20g）、チンキ剤（1日5〜8㎖ ※アルコール度数25%を使用し、ハーブ1：アルコール2の配合で作る）

カルダモン　　Cardamom

英名／Cardamom
学名／*Elettaria cardamomum* L.
和名／ショウズク
ショウガ科 Elettaria 属
Zingiberaceae

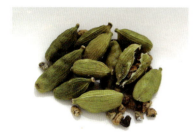

とても甘美なカルダモンの香りは、昔から多くの人を魅了し愛されてきました。このハーブは、煎剤と浸剤、チンキ剤で利用できますが、中でもチンキ剤が私の大のお気に入りです。チンキ剤の場合、精油の香りと味の広がり方が、煎剤と浸剤に比べて深く濃くよりダイナミックになる感じがします。

　カルダモンは香りを嗅ぐだけで、ほっと気持ちが緩やかになり、同時に身体の奥底から元気や勇気、行動力などがわき出てくるような心持ちにしてくれます。

▶薬草としての効果

　鼓張、消化不良、食欲不振、疝痛そして過敏性腸症候群（IBS）に効果的です。単品でも、またはフェンネルやカモミールジャーマンとブレンドしてもよいでしょう。また吐き気や口臭、喉の痛みのほか、呼吸系の粘膜過多、慢性の気管支炎や咳、喘息といった疾患にも使われます。インドでは尿排泄の際の痛みにも使われるそうです。ほかには、アシュワガンダやローズ、ダミアナと一緒に性欲減退にも活用されます。

▶エネルギーとしての働き

　温かく濃厚な香りを伴って喉元、肺、消化器系へとダイナミックな働きでしっかりとした力強い波動が身体の組織と精神に伝わっていきます。お腹の底から温まり緊張が解けていくとともに、思考がさえていく感覚が生まれます。自分自身が無理なく行えることや、やってみたいことに対して行動を移したくなる、希望と自信をもたらせてくれるようです。

使用部分
種子（さやが開裂する前に採集）

味／性質
辛味・甘味・穏かな苦味／温・乾

薬理作用
駆風・鎮痙・温性の健胃・発汗促進・利尿・殺菌・去痰・神経系の強壮

含有成分
精油（1.8-Cineol・Terpinyl acetate・Sabinene など）

使用法
煎剤または浸剤（1日2～5g※直前に軽くつぶして、少し長めに浸出すること）、チンキ剤（1日2～5㎖※アルコール度数25～45％を使用し、ハーブ1：アルコール3の配合で作る）

使用上注意
潰瘍などによる熱症状が出ているときは、使用に注意が必要です。

チンキ剤のアルコール度数と配合は、専門家向け処方用のレシピです。
初心者は42頁の家庭用チンキ剤の作り方を参考にしてください。

キャットニップ　Catnip

英名／Catnip
学名／*Nepeta cataria L.*
和名／イヌハッカ
シソ科ネペタ属
Lamiaceae/Labiatae

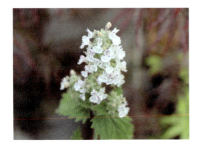

　キャットニップは猫が大好きなハーブで、たまたま持っていたキャットニップに猫が反応して後をついてきたことがあります。余談ですが、バレリアンも同様に猫のお気に入りで、自宅に持ち帰ったバレリアンの周りを当時飼っていた猫が陣取ってしまってびっくりしたことがありました。
　キャットニップは猫だけでなく、人間にもくつろぎを与える優れた薬効を持っており、子どもから大人まで多くの方に役立つハーブです。

▶薬草としての効果

　乳幼児のむずがりや疝痛、興奮状態、落ち着きのなさ、発熱に活躍してくれます。また、緊張感、不安、神経性の胃痛、下痢、消化不良、胃の膨張感にも利用できます。胃腸の症状や神経の高ぶりにはカモミールジャーマンやレモンバーム、バレリアンを合わせて、乳幼児の発熱や鼻づまりにはリンデンと、大人にはヤローやペパーミント®と一緒に利用します。このほかにも生理痛や月経不順に使われます。

▶エネルギーとしての働き

　フレッシュな口当たりとふんわりとした感覚、まるでゆりかごの中で優しく揺られるような、ゆったりとした動きと和らぎが感じられます。そのエネルギーは心身に広がり、痛みや緊張、鬱屈や高ぶった感情を解き放つように優しく働きかけてくれます。目を閉じて深呼吸した後のような、静かで穏やかな感情を呼び起こしてくれるようです。

使用部分
地上部（開花直前または開花中に採集）

味／性質
穏やかな辛味・苦味／涼・乾

薬理作用
発汗・鎮痙・駆風・鎮静・通経

含有成分
精油（Nepetalactone・Geraniol・Citral・Linalool など）・苦味質・タンニン

使用法
浸剤（1日4～10g）、チンキ剤（1日2～4㎖　※アルコール度数25%を使用し、ハーブ1：アルコール3の配合で作る）

使用上注意
妊娠中の使用は避けてください。

キャラウェイ Caraway

英名／Caraway
学名／*Carum carvi L.*
和名／ヒメウイキョウ
セリ科キャラウェイ属
Apiaceae/Umbelliferae

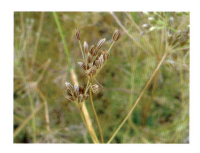

キャラウェイ®の白く美しい花をつけて風に漂う姿は、まるで緑のカーペットの上に広がった絹のレースのようです。種子の甘く少し刺激のある香りは、浸剤にしたときにも蒸気からふんわりと漂って楽しませてくれます。どちらかといえば、チンキ剤よりも浸剤で用いることが多いハーブです。また、食後に種子を噛んで消化促進に利用することもあります。

単品でも美味しいですが、フェンネルやアニシード®とブレンドするとよいでしょう。

▶薬草としての効果

お腹の張りや消化不良、食欲不振、疝痛に利用されます。特に駆風作用に優れており、同じ作用がある種子ハーブであるフェンネルやアニシード®に比べて、その効果が一番高いといわれます。去痰作用もありますが、その作用は上記に挙げた三つのハーブの中で一番穏かです。フェンネルをはじめシナモンなど優れた駆風作用のあるハーブと一緒に使ったり、アグリモニーやカモミールジャーマンと一緒に下痢に用いたりします。

▶エネルギーとしての働き

まろやかな甘さが、身体に優しく染みわたるようです。舌、喉、食道へ、少し刺激を伴いながらするりと流れていきます。エネルギーは胃の辺りでゆっくりと満たされ、胃腸に滞っているエネルギーが流れるように促してくれます。冷たく、重く、じっとりした不快感が、このハーブの温かく快活なエネルギーによって取り除かれていくようです。

使用部分
種子

味／性質
辛味・甘味／温・乾

薬理作用
駆風・去痰・鎮痙・殺菌・子宮刺激

含有成分
精油（Carvone・Limonene など）・油脂・タンニンなど

使用法
浸剤（1日2～5g ※直前に軽くつぶして、少し長めに浸出すること）、チンキ剤（1日2～4ml ※アルコール度数25～45%を使用し、ハーブ1：アルコール3の配合で作る）

使用上注意
妊娠中の使用は禁忌です。乳児・幼児への多量使用も避けたほうがよいでしょう。

ギンコー　Ginkgo

英名／Ginkgo/Maidenhair Tree
学名／*Ginkgo biloba L.*
和名／イチョウ
イチョウ科イチョウ属
Ginkgoaceae

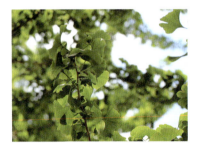

アルツハイマーなどの認知症において、利用価値のあるハーブとして近年その研究が進み、有効成分の含有量に重点を置いて作られた製品が多く出回っています。

昔ながらの製法でのチンキ剤も愛用されますが、アレルギー反応を引き起こす原因となるギンコール酸の含有が低く、そして有効成分となるフラボノイド配糖体とテルペンラクトンが標準規格化されたかたちで作られた製品も多くあります。

▶薬草としての効果

記憶力の改善や集中力の向上に用いられます。アルツハイマー型認知症や脳血管性認知症の予防と治療に使用されるほか、末梢循環障害からの間欠性跛行やレイノー病やレイノー現象、手足の冷えにはジンジャーなどと一緒に使われます。そのほかにも静脈瘤や血液循環障害によるめまいと耳鳴り、頭痛、糖尿病性網膜症、鬱や慢性疲労症候群（CFS）、そして喘息やアレルギー症状にも活用されます。

▶エネルギーとしての働き

口に含んだ瞬間からはじけるようにエネルギーが活発に体内で動き始めます。刺激感はないのに不思議と細胞組織がざわざわする感覚を、全身に感じることができるでしょう。血液の流れに乗って頭や手足のすみずみまでエネルギーがめぐり、心身ともにバイタリティーがみなぎっていきます。なお製剤によっては、流れの速さや強さに違いがあるかもしれません。

使用部分
葉（夏から秋にかけて緑の葉を採集）

味／性質
甘味・苦味・渋味／平・乾

薬理作用
抗酸化・抗 PAF（血小板活性化因子）・血管拡張・循環刺激

含有成分
フラボノイド配糖体・テルペンラクトン（Ginkgolides・Bilobalide）・ギンコール酸・Siistostelol など

使用法
浸剤または短時間で煎じた煎剤（1日6〜12g ※ドライハーブを用いる）、チンキ剤（1日3〜4mℓ ※アルコール度数25％を使用し、ハーブ1：アルコール2の配合で作る）

使用上注意
抗血液凝固剤との併用は避けてください。手術を受ける方は3日前から使用を中止してください。イチョウに対し過敏な方は注意が必要です。まれに頭痛や胃腸障害、ギンコール酸によるアレルギー性皮膚炎といった副作用も見られます。妊娠授乳中の使用も注意。

クランプバーク / Cramp Bark

英名／Cramp Bark
学名／*Viburnum opulus* L.
和名／セイヨウカンボク、ヨウシュカンボク
スイカズラ科カマズミ属
Caprifoliaceae

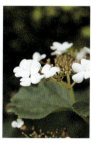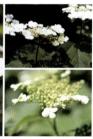

"クランプ（痙攣）"という名前が示す通り、痙攣性の症状や痛みに活躍するハーブです。ドライハーブにはタンニンが多く含まれています。タンニンの作用がそれほど必要でなければ、フレッシュハーブから作られるチンキ剤のほうが、ハーバリストの間では好まれて使われるようです。

また、女性の生殖器官の痙攣症状には、同じ科で「ブラックホー」と呼ばれる*V.prunifolium*のほうを選んだり、もしくは一緒に使ったりすることがあります。

▶薬草としての効果

筋肉の痙攣、こむら返り、リウマチの痛み、腰痛、坐骨神経痛、多発筋痛症や線維筋痛症、間欠性跛行といった症状に用いられます。そのほかにも、消化器系や泌尿器系の疝痛、緊張性の下痢や便秘、過敏性腸症候群（IBS）に、さらに生理痛・卵巣や卵管部の痙攣や痛みにはパルサティラ®などと一緒に利用されます。高血圧、特に収縮期血圧（上の血圧）が高い場合にも使用されます。

▶エネルギーとしての働き

がっしりと芯が通った強い味とエネルギーを持ったハーブですが、身体に入るとしっかりした安定感を保ちつつも、全身の筋肉や神経の緊張を緩やかに解きほぐし、ゆったりとリラックスさせてくれます。身体の不必要な緊張が取れて緩み、呼吸も深く落ち着いて、腰と下腹そして心の中に、幹のような頼りがいのある安定感を与えてくれます。

使用部分
樹皮（春または秋に採集）

味／性質
苦味・渋味／涼・乾

薬理作用
抗炎症・鎮痙・末梢血管拡張・穏やかな鎮静・筋弛緩

含有成分
苦味配糖体（Viburnin）・吉草酸・タンニン・クマリン（Scopoletin・Scopolin）

使用法
煎剤（1日6～12g）、チンキ剤（1日2～4ml ※アルコール度数25%を使用し、ハーブ1：アルコール3の配合で作る）

チンキ剤のアルコール度数と配合は、専門家向け処方用のレシピです。初心者は42頁の家庭用チンキ剤の作り方を参考にしてください。

クリーバーズ　　　　　　　　　Clivers

英名／Clivers/Cleavers
学名／*Galium aparine* L.
和名／ヤエムグラ
アカネ科ヤエムグラ属
Rubiaceae

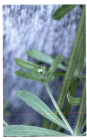
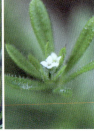

春になるとどこからともなく成長し始めるクリーバーズ。雑草そのものといった姿形ですが、メディカルハーバリストが処方で愛用する大切なハーブの一つです。私も卒業前から処方用薬草棚に常備し続けています。

ハーブティーにするとふんわりとまろやかな味を楽しめますが、薬草としての利用の場合は、フレッシュハーブで作るチンキ剤またはジュースのほうが、このハーブ特有のエネルギーが届きやすい感じがします。

▶薬草としての効果

リンパ系の浄化に使うハーブです。扁桃腺、腺熱、乳腺炎にはマリーゴールド（全草）と一緒に、慢性疲労症候群（CFS）にはエキナセアやアシュワガンダと一緒に利用するのもよいでしょう。湿疹をはじめとする皮膚症状や乾燥によるかゆみにも大活躍します。ほかにもむくみや尿路感染、尿結石、前立腺の炎症に使用できます。内服・外用ともに皮膚の潰瘍、皮膚の炎症、リンパ腺の腫れ、腫瘍に利用されます。

▶エネルギーとしての働き

クリーバーズのエネルギーは、まるで血液やリンパ液のように滑らかにしっとりと波打つように広がっていきます。血管にも表面の皮膚にも、そして深部組織にも、四方八方に伸びるように自然で涼しげなエネルギーが流れていきます。そのエネルギーは神経にも届き、不満や苛立ちといった心や神経過敏の状態をも浄化し緩和してくれるようです。

使用部分
地上部（開花直前に採集）

味／性質
ほのかな苦味・甘味・鹹味／涼・乾

薬理作用
体質改善・リンパ系浄化・利尿・収斂

含有成分
イリドイド配糖体（Monotropein・Asperuloside など）・フェノール酸・フラボノイド・クマリン・タンニン

使用法
浸剤（1日3〜10g）、チンキ剤（1日3〜7㎖ ※アルコール濃度25%を使用し、ハーブ1：アルコール2の配合で作る）

クリサンセマム　Chrysanthemum

英名／ Chrysanthemum/Ju Hua
学名／ *Chrysanthemum x morifolium* Ramat.
和名／キク
キク科キク属
Asteraceae/Compositae

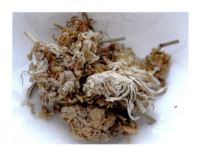

クリサンセマムは主に中医学で使われる薬草です。英国のハーバリストの間でも使われており、私も特に花粉症の季節になると、西洋ハーブと一緒に処方することがあります。

少しツンとした強い香りと、すっきりした味わいは「ああ、菊だなぁ……」としみじみ感じられます。私自身もこのハーブの清浄感が好きで、忙しいときや難しい書類を片づけなくてはいけないときに愛飲しています。

▶薬草としての効果

眼精疲労や目の充血、かすみ目をはじめとした花粉症の目の不快感に飲用したり、外用（アイパッドとして）に利用されたりします。アイブライトと一緒にブレンドするのもよいでしょう。また、頭痛にも有効です。私は長時間集中して頭が疲れたときに、ゴツコーラやローズマリー、ペパーミント®と一緒に利用します。風邪やインフルエンザの悪寒や発熱、高コレステロールなどにも、ほかのハーブと合わせて活用されます。

▶エネルギーとしての働き

頭に爽やかな風が吹き抜けるような、すっきりとした涼感が感じられます。思考の混濁など頭のずっしりした重みや、疲れの原因となるような頭の鬱帯感、モヤモヤ感をすっと開放してくれます。押さえつけられていた重みが抜けていく感覚を感じることができるでしょう。また、頭だけでなく、心身の不必要な熱をも浄化してくれる動きが感じられます。

使用部分
花

味／性質
甘味・苦味／涼

薬理作用
発汗・殺菌・解熱・解毒・鎮痛・抗炎症

含有成分
精油（Borneol・Chrysanthenone・Cam-phor など）・アルカロイド・フラボノイド・セスキテルペンラクトン・コリン・ビタミンB1 など

使用法
短時間で作った煎剤または浸剤（1日4.5～15g）、チンキ剤（1日1～3㎖ ※アルコール度数25％を使用し、ハーブ1：アルコール5の配合で作る）

使用上注意
キク科アレルギーの人は、使用に注意してください。

チンキ剤のアルコール度数と配合は、専門家向け処方用のレシピです。
初心者は42頁の家庭用チンキ剤の作り方を参考にしてください。

クローブ   Cloves

英名／Cloves
学名／*Syzygium aramaticum,
　　　syn. Eugenia aromatica*
和名／チョウジ
フトモモ科 Syzygium 属　Mytraceae

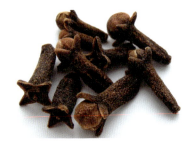

クローブ㊤の香りを嗅ぐたびに、クリスマスの時期に作るホットワインやオレンジポマンダーの、甘くそしてスパイシーな芳香を思い出します。クリスマスの時期になくてはならないスパイスの一つで、アロマポットにクローブ㊤とシナモン、そしてオレンジの精油を入れて焚けば、クリスマスの香りを楽しむことができます。

クローブ㊤は歯痛に活躍するハーブとして知られており、突然の歯痛を訴えてハーブショップに駆け込む人が多く見られます。

▶薬草としての効果

クローブ㊤をそのまま噛むと歯の痛みが和らぐほか、精油や浸出油（温浸出油）をマッサージオイルとして使うと、関節炎や背中の痛みに利用できます。消化機能が弱いときや胃の不快感、鼓腸、疝痛、吐き気にも活躍するだけでなく、痰の除去、咳の緩和、喘息や気管支炎、喉の痛み、喉頭炎にも用いられます。催淫作用もあり、性欲減退や男性の勃起障害、早漏にもアシュワガンダとともに利用されます。

▶エネルギーとしての働き

甘くて深く、そしてどこかツンとした刺激を持つ香りが、周りの空気を浄化するように漂います。そしてピリリとしたスパイシーな刺激のある味と清浄感が口内に残ります。胃腸に向かって温かいエネルギーが急降下するように流れ込み、同時に身体と心をふわっと軽やかに持ち上げるようなエネルギーが、四方八方にスパークするように広がっていきます。

使用部分
つぼみ

味／性質
辛味・苦味／温

薬理作用
駆虫・駆風・芳香健胃・去痰・鎮痙・抗菌・殺菌・抗真菌・催淫・鎮痛・局所麻酔・鎮静

含有成分
精油（Eugenol・β-Caryophyllene など）・タンニン・樹脂など

使用法
浸剤（1日1～3g）、チンキ剤（1日2～5㎖ ※アルコール度数70%を使用し、ハーブ1：アルコール5の配合で作る）

使用上注意
妊娠中の多量使用は注意してください。また、胃食道逆流症の方の使用にも注意が必要になる場合があります。

コーンシルク　　　Corn Silk

英名／Corn Silk
学名／*Zea mays L.*
和名／トウモロコシ
イネ科トウモロコシ属
Poaceae/Gramineae

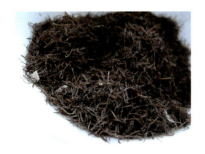

トウモロコシはわかるものの、初めてコーンシルクの柔らかい絹毛を見たときは、これがどんな植物から採取されたものなのか、まったく想像がつきませんでした。意外なハーブの正体に驚きましたが、何よりもこのハーブを飲んだとき、しっかりした味を持っているのにびっくりした覚えがあります。ふんわりとした触り心地の良さが、この効能の特徴を示すかのようです。

日本でも民間薬の「南蛮毛（ナンバンゲ）」として親しまれています。

▶薬草としての効果

泌尿器系ハーブの一つです。利尿作用があることから、むくみがあるときにダンデライオン葉と一緒に使われます。またその尿路粘膜保護作用は、利尿作用とともに膀胱炎や尿道炎の尿路感染に利用されます（単品もしくはカウチグラスやブクー®と一緒に）。痛みや粘膜の不快感が強い場合は、プランテーンやマーシュマロウ葉と一緒にブレンドしてみてください。このほかにも、結石の予防や治療にも使われます。

▶エネルギーとしての働き

ふわふわとしたハーブですが、実際に口にすると意外にもしっかりと、そしてしっとりと組織を落ち着かせてくれます。舌や喉を滑るように優しく静かに流れ込んできます。特に下半身や泌尿器系にはエネルギーが強く残るようです。細胞の組織全体へ緩やかな波紋が広がるように、また労わるように時間をかけて伝わっていきます。

使用部分
雌花の花柱（実を収穫時に採集）

味／性質
甘味・渋味／涼・乾・湿

薬理作用
利尿・尿路粘膜保護・結石阻止

含有成分
フラボノイド（6-C-Glycosylflavones）・ステロール・アルカロイド・サポニン・精油・ミネラル（Kなど）・タンニン・油脂など

使用法
浸剤（1日10〜20g）、チンキ剤（1日3〜6mℓ ※アルコール度数25％を使用し、ハーブ1：アルコール3の配合で作る）

チンキ剤のアルコール度数と配合は、専門家向け処方用のレシピです。
初心者は42頁の家庭用チンキの作り方を参考にしてください。

ゴツコーラ　Gotu Kola

英名／Gotu Kola
学名／*Centella asiatica* (L.) Urban.
和名／ツボクサ
セリ科ツボクサ属
Apiaceae/Umbelliferae

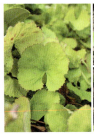
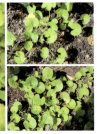

ゴツコーラは、小脳の形に似た葉が、この植物の効能を示すかのようです。また、ストレスを強く感じるときに利用するハーブの一つでもあります。アーユルヴェーダ医学で使われるハーブとしても知られており、さまざまな素晴らしい効能を持ったこのハーブは、英国のハーブの世界でもおなじみになっています。

私もこのハーブをよく使いますが、関節炎や病後および症状進行中の疲労に、その効果を身を持って体験しています。

▶薬草としての効果

湿疹、蕁麻疹、にきびなど皮膚トラブルに効果が見られます。静脈瘤、静脈潰瘍、血栓性静脈炎、蜂巣炎などのほか、傷口の治癒や傷跡の治療薬としても活躍します。さらに、ストレスが引き金となって起こる症状や心身の疲労、落ち込み、不眠、不安にも活用できます。記憶集中力向上や中枢神経系のリラックス作用もあるため、アルツハイマー病やADHD（注意欠陥／多動性障害）にも利用されます。

▶エネルギーとしての働き

身体の芯に直接働きかける力強い安定感があり、背筋がピシッと伸びて活力がわき上がります。また、リフレッシュ感とリラックス感を同時に生み出してくれます。腹の底にエネルギーが溜まり、そこから必要なところにじわじわとエネルギーが送り込まれる感じがするのですが、その一方で、とても大らかな流れも感じられます。

使用部分
地上部

味／性質
苦味・甘味／涼・乾

薬理作用
体質改善・浄化・穏かな強壮・抗炎症・アダプトゲン・鎮痙・創傷治癒

含有成分
サポニン（Asiaticoside・Brahminoside・Madecassoside など）・フラノボノイド（ケンフェール・Astragalin など）・Asiatic acid・Madecassic acid・精油 など

使用法
浸剤（1日1〜1.5g）、チンキ剤（1日3〜6㎖ ※アルコール度数25％を使用し、ハーブ1：アルコール3の配合で作る）

使用上注意
多量使用や妊婦の使用には注意が必要になる場合があります。このハーブにアレルギーがある人も注意が必要です。

コルツフット   Coltsfoot

英名／Coltsfoot
学名／*Tussilago farfara L.*
和名／フキタンポポ
キク科フキタンポポ属
Asteraceae/Compositae

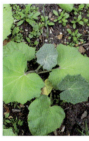 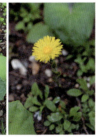

コルツフット®は、冬の寒さが残る大地に温かな光をともすように、早ければ1月から鮮やかな黄色の花をつけ始めます。17世紀のハーバリスト、ニコラス・カルペパーも、このハーブの利用法を記述に残しています。私は、呼吸器系に役立つハーブとして使用していますが、今まで数え切れないほどこのハーブのお世話になっています。

コルツフット®は花も葉も両方利用できますが、収穫の関係もあって葉のほうが多く利用されています。

▶薬草としての効果

咳を鎮めるだけでなく痰を除去してくれるので、気管支炎や喘息をはじめ百日咳、肺炎の症状に活用されます。私もタイムやヒソップ®などのハーブと一緒に利用しています。また、花は特に子ども用の咳シロップの原料として活用されます。葉は気管支炎の呼吸困難用に作られるハーブタバコの原料として、アイブライトといったハーブとともに利用されていました。

▶エネルギーとしての働き

喉元にふんわりと綿毛が舞うように、ゆっくりと必要なだけ留まってから気管支と肺へ静かに降りていきます。気管支や肺でもゆっくりと四方八方に広がります。とても軽やかで温かいのですが、余分な熱を取りながら体内の湿感の心地良いバランスを保ってくれます。胸元や喉につかえている重苦しい気持ちを、ふんわりと包んで外に吹き流してくれるようです。

使用部分
花・葉（春の終わりに採集）

味／性質
穏かな渋味・甘味・苦味／温・乾・湿

薬理作用
鎮咳・去痰・鎮痙・粘膜刺激緩和・粘膜保護・抗カタル

含有成分
粘液質（特に花に多く含まれる）・タンニン（葉に多く花は微量）・Zn・イヌリン・フラボノイド・微量のピロリジジンアルカロイドなど

使用法
浸剤または煎剤（1日3～5g）、チンキ剤（1日2～4ml ※アルコール度数25％を使用し、ハーブ1：アルコール3の配合で作る）

使用上注意
妊娠授乳中の使用は禁忌です。6歳以下の幼児への使用も避けたほうがよいでしょう。ピロリジジンアルカロイドが含まれるため長期間の使用は避けてください（できれば3～4週間以内の使用に留めてください）。

チンキ剤のアルコール度数と配合は、専門家向け処方用のレシピです。
初心者は42頁の家庭用チンキ剤の作り方を参考にしてください。

シサンドラ　　　　　　　　Schisandra

英名／Schisandra/Schizandra
学名／*Schisandra chinensis*
　　　(Turcz.)Baill.
和名／ゴミシ、チョウセンゴミシ
マツブサ科マツブサ属
Schisandraceae

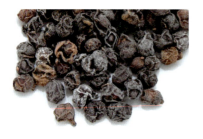

シサンドラ®は東洋医学で使われる生薬の一つです。和名のゴミシ（五味子）に示されるように、甘・酸・苦・辛・鹹の五つの味が含まれるとされています。昨今、英国でも中医学の研究が進むにつれて生薬の薬効が知られることとなり、ハーバリストが一般的に用いるようになってきました。

とても酸っぱい味に、最初は驚かれるかもしれません。しかし、飲みなれてくると不思議と美味しくなり、徐々に酸味以外の味も感じ取れるようになるでしょう。

▶薬草としての効果

西洋ハーブ処方は、東洋医学的使用とは多少異なります。際立った肝機能の保護と改善作用に注目し、慢性肝炎や肝機能のダメージに利用されるほか、疲労やだるさ、病後の体力回復、心身のストレス全般、思考力低下、動悸、不安や不眠にも活躍します。また寝汗、自汗（自然に出てくる汗）、口渇、夜尿症のほか、慢性の咳、呼吸困難や気管支炎、喘息にも、症状に合わせてほかのハーブと一緒に利用されます。

▶エネルギーとしての働き

一瞬にして目が覚めるような酸味を感じた後、喉元と胸部、身体の中心部を一気に駆け抜け、眠っていた臓器が動き出し、体液も活発に流れ始め、同時に、頭にかかっていたもやが晴れるようなすっきりとしたリフレッシュ感を与え、気分の浮き沈みがある心にバランス感と静穏感を与えてくれます。

使用部分
果実

味／性質
酸・苦・甘・辛・鹹／温・乾

薬理作用
肝機能保護・精神強壮・鎮静・抗酸化・アダプトゲン・鎮咳

含有成分
Dibenzocyclooctyne・リグナン（Schizandrin・Gomisin など）・精油・ビタミンＣ・Ｅ・クエン酸・リンゴ酸・タンニンなど

使用法
煎剤（１日1.5～6g）、チンキ剤（１日３～8mℓ ※アルコール度数25%を使用し、ハーブ１：アルコール３の配合で作る）

使用上注意
妊産婦は専門家の下で使用してください。急性の炎症、高血圧、動脈硬化症には使用を避けたほうがよいでしょう。風邪の初期症状の咳にも避けたほうがよい場合があります。まれに吐き気や消化不良といった症状が起こる方もいらっしゃいます。薬との併用の安全性はまだわかっていませんが、念のため注意してください。

シナモン　　　　　Cinnamon Bark

英名／Cinnamon Bark
学名／*Cinnamomum verum.*
　　　Cinnamomum zeylanicum Nees.
和名／セイロンニッケイ、セイロンケイヒ
クスノキ科ニッケイ属
Lauraceae

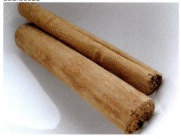

甘くスパイシーな味と香りを持つシナモンはお菓子作りに使われるほか、ここ英国では冬になるとシナモン入りのスパイスティーがお店の棚を飾り、赤ワインに果物やスパイスを入れて軽く煮込むモルドワインの材料としておなじみです。スパイスとしてだけでなく、メディカルハーブとしての利用価値も高いことで知られています。

シナモンは、ほんの少々ブレンドするだけで身体の芯が温まるような味わいとアロマティックな香りを楽しむことができます。

▶薬草としての効果

　消化促進やお腹の張りなど消化器系の不調、特に冷えからくる消化不良にぜひブレンドしたいハーブです。血液の循環を促し、手足の冷えやレイノー病やレイノー現象にも利用されます。さらに咳や気管支炎、鼻づまりといった呼吸器症状に、また優れた鎮痙作用から生理痛、特に冷えが伴うときにも有用です。シナモンの抗真菌作用はカンジダの治療にも使われます。近年では血糖値調節作用にも注目を浴びています。

▶エネルギーとしての働き

　温かくそれでいて刺激的なエネルギーは心身をふんわりと、でもしっかりと包み込み、芯からポカポカと温めてくれます。冷たい部分を心地良い温度に上げてくれるだけでなく、同時に胃腸や肺を活性化させて不必要な湿気を排出してくれます。樹皮のたくましく優しいエネルギーは、私達に前へ進む勇気を与えてくれるかのようです。

使用部分
内皮

味／性質
辛味・甘味・渋味／熱・乾

薬理作用
駆風・鎮痙・去痰・発汗・抗菌・抗真菌・消化機能促進・血糖値調節・収斂

含有成分
精油（Cinnamaldehyde・Eugenol など）・タンニン・クマリン・粘液質など

使用法
煎剤（1日0.5〜1g）、チンキ剤（1日0.2〜2㎖ ※アルコール度数45% を使用し、ハーブ1：アルコール3の配合で作る）

使用上注意
シナモンにアレルギーがある方は、皮膚や粘膜への刺激反応に注意してください。妊娠中の使用は避けたほうがよいでしょう。また、血糖値のコントロールをする処方箋との併用には注意が必要な場合もあります。

チンキ剤のアルコール度数と配合は、専門家向け処方用のレシピです。
初心者は 42 頁の家庭用チンキ剤の作り方を参考にしてください。

シベリアンジンセン　Siberian Ginseng

英名／Siberian Ginseng/Eleuthero
学名／*Acanthopanax senticosus*
　　　Eleutherococcus senticosus Maxim.
和名／エゾウコギ
ウコギ科ウコギ属　Araliaceae

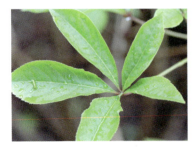

　シベリアンジンセン®は、中医学では「刺五加（シゴカ）」と呼ばれ、同じウコギ科の「御種人参（オタネニンジン）」や「高麗人参」と呼ばれる *Panax ginseng* と同じくらいポピュラーなハーブとして、英国のハーバリストの間で利用されています。

　仕事が忙しい方やストレスが高い環境で生活されている方、そしてなかなか疲れが取れない、病後の回復が遅いといった方々に人気があるハーブの一つとして、ハーブショップでも取り扱われています。

▶薬草としての効果

　一般の方はもちろん、運動選手やパイロット、山岳救助隊の方に、基礎体力や運動能力、集中力の向上、心身の疲労回復を目的として利用されているハーブです。続けて使用することにより、免疫機能の向上も期待できます。単品でも使えますが、慢性疲労症候群（CFS）や病後の回復には、アシュワガンダやオートといったハーブと一緒に使ったり、感染症の予防にはエキナセアとともに用いられたりします。

▶エネルギーとしての働き

　ハーブが口に入った瞬間、ぐっと力強く身体を抱擁されるような感覚を覚えます。お腹に力が入り、足腰がしっかりと大地を踏み締めるような安定感をもたらします。肩から手足にかけてスパイラルを描くように全身にパワフルなエネルギーがみなぎり、細胞全体が生き生きとしてきます。まるで軽い運動をした後のような爽やかさが感じられることでしょう。

使用部分
根・根茎

味／性質
辛味・穏やかな苦味・甘味／平〜温

薬理作用
アダプトゲン・賦活・強壮・抗炎症

含有成分
エレウテロシドＡ〜Ｇ・トリテルペノイドサポニン類・クロロゲン酸など

使用法
煎剤（1日2〜3g）、チンキ剤（1日2〜6㎖　※アルコール度数25〜30％を使用し、ハーブ1：アルコール3の配合で作る）

使用上注意
長期使用の際は、6週間の継続使用後に2週間程度の休止期間を設けてください。3か月以内の使用が望ましいでしょう。なお、高血圧の方は使用しないでください。人によっては、不眠や頭痛、動悸などが起きる場合があります。

ジャスミン / Jasmine

英名／Jasmine
学名／*Jasminum officinale L. var. grandiflorum (L.) Kobuski*
和名／オオバナソケイ、ソケイ
モクセイ科ソケイ属　Oleaceae

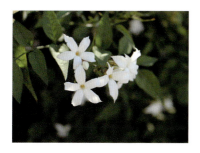

ジャスミンが咲き始めると、どこからともなく甘く高貴でエキゾティックな香りが漂い、花の存在を知らせてくれます。ジャスミンが咲いている近くを歩くだけで幸福感に包まれるようです。特に、香りは夜によりいっそう強く漂い、花は月の青白い光の中で、魅惑的な輝きを持って私達の心を魅了します。

ジャスミンの精油は人気がありますが、浸剤にしたときに湯気から立つ香りだけでも十分な効果をもたらしてくれるようです。

▶薬草としての効果

神経の高ぶりとイライラ、緊張を鎮め、神経疲労やストレスが溜まってしまったときの不眠や気分の抑鬱に効果的です。私はレモングラスやタイムと一緒に、疲労時のリフレッシュティーとしても利用します。女性の疾患にも使われ、月経周期の崩れやPMS（月経前症候群）、月経過多、更年期の諸症状、おりものの悩みに、さらにローズやシャタバリ、アシュワガンダとブレンドして催淫効果にも利用されます。

▶エネルギーとしての働き

爽やかな風が頭に、ふわりと広がる優しさが心に、それぞれ訪れます。快活なエネルギーで心身を元気づけ、温かくしっとりと心地良いエネルギーが心を開き、いじけたり弱ってしまった心に強さと勇気、自信を吹き込んでくれます。特に女性らしさを強く持つハーブでもあり、心だけでなく女性の生殖器にも調和と回復力のパワーを注ぎ込んでくれます。

使用部分
花

味／性質
辛味・苦味・穏かな甘味／涼・湿

薬理作用
鎮静・止血・鎮痙・催淫・通経

含有成分
アルカロイド（Jasminine）・精油（Lina-nol・Benzyl acetate など）・サリチル酸・樹脂

使用法
浸剤（1日2～6g）、チンキ剤（1日1～3㎖　※アルコール度数45～90%を使用し、ハーブ1：アルコール3の配合で作る）

使用上注意
妊娠中の使用は避けたほうがよいでしょう。

チンキ剤のアルコール度数と配合は、専門家向け処方用のレシピです。初心者は42頁の家庭用チンキ剤の作り方を参考にしてください。

シャタバリ　Shatavari

英名／Wild Asparagus
　　　（Shatavari はサンスクリット名）
学名／*Asparagus racemosus* Wild.
クサスギカズラ科アスパラガス属
Asparagaceae

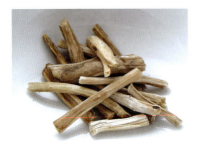

　シャタバリは、近年、英国でもポピュラーになってきたアーユルヴェーダ医学でおなじみのハーブです。私の処方薬草棚にも女性疾患に欠かせないハーブとして常備するようになって久しくなります。

　シャタバリは、西洋ハーブには見られない独特の味と質感、安心感をもたらせくれるハーブです。初めて口に含んだ瞬間、その素晴らしいエネルギーが私の心を深く揺さぶり、瞬時に何十種というブレンドを思い浮かべた経験があるほどです。

▶薬草としての効果

　月経の調節作用に優れ、月経不順、月経困難、過多月経といった症状に活躍します。また女性の生殖器官への滋養強壮作用でも知られ、子宮の強壮作用をはじめ、受精・妊娠のためのハーブとしても使われます。私も妊娠を望む患者によく処方しています。また、ほてりなど更年期の症状や母乳分泌促進、性欲減退にも有用です。そのほかにも胃腸の炎症や肺の炎症、神経緩和、不眠などに利用されます。

▶エネルギーとしての働き

　ゆったりとしっとり、そしてするりと口に入った後に感じるずっしりしたエネルギーに驚きを感じるかもしれません。確かに重いのですが、不思議に圧迫感や停滞感はありません。肺や胃腸系に伸びる軌跡を感じることができますが、特に生殖器に深く重厚な流れを感じます。生殖器の働きや不快感を優しく緩和し、バランスを整えてくれます。

使用部分
根

味／性質
甘味・苦味／涼・湿

薬理作用
月経調節・滋養強壮・母乳分泌促進・アダプトゲン・鎮痙・利尿・抗炎症・粘膜保護・免疫調節・去痰

含有成分
ステロイド配糖体・サポニン（Shatavarin・Sarasapogenin・Diosgenin など）・アルカロイド（Asparagamine など）・粘液質・フラボノイド類

使用法
煎剤（1日5〜10g）、チンキ剤（1日2〜8㎖ ※アルコール度数25%を使用し、ハーブ1：アルコール3の配合で作る）

使用上注意
サポニンを含むため、胃腸粘膜を刺激する恐れがあります。セリアック病の方は注意が必要です。また、急性による肺の鬱帯症状には使用しないでください。

ジンジャー　Ginger

英名／Ginger
学名／*Zingiber officinale* (L.) Rosc.
和名／ショウガ
ショウガ科ショウガ属
Zingiberaceae

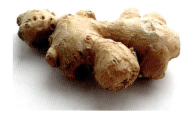

食材としても親しまれるジンジャーは、薬効をいつでも気軽に活用することができます。私も手や指の関節炎の痛みに、擦り下ろしたものか粉末ジンジャーで手浴を行い、痛みの軽減に利用しています。

ジンジャーは胃腸の働きを促す作用に非常に優れ、つわりや吐き気、消化不良、鼓腸に活躍します。ドライとフレッシュは、使用目的によって使い分けるとよいのですが、制吐作用として利用する際は、特に粉末の使用がよいといわれています。

▶薬草としての効果

ドライハーブには血管を拡張し血行を良くする働きのあるショウガオールが豊富に含まれています。血管を拡げて血液循環の促進をする作用と抗炎症作用があることから、冷え性のほか関節炎などに有用です。フレッシュハーブは、殺菌作用、解熱作用の高いジンゲロールを含むことから風邪のときの症状緩和ほか、痙攣性の生理痛や月経不順、また殖器官の活性化にも利用されます。

▶エネルギーとしての働き

ピリピリと舌や喉を焼きつける辛味が口の中に広がります。温かくからっとした甘い香風が全身をめぐり、手先にまで一瞬にして到達します。心身に滞っている冷たく湿った部分を温め、収縮した血管や周辺組織を活性化すると同時に、心にも温かな安心感と解放感を与えてくれます。

使用部分
根茎

味／性質
辛味・穏やかな甘味／熱・乾

薬理作用
消化促進・鎮痙・駆風・制吐・循環刺激・末梢血管循環促進・抗炎症・鎮痛・殺菌・去痰・抗血小板

含有成分
精油（Zingiberene・β-Sesquiphellandrene・β-Bisabolene・α-Curcumene・β-Phelandreneなど）・辛味成分（6-Gingerol・6-Shogaol）・ビタミン・ミネラル類・樹脂など

使用法
乾燥根茎または粉末状（1日1～2g）、生の根茎（1日1～3g）、ドライハーブを用いて作る浸剤または煎剤（1日0.5～3g）、チンキ剤（1日0.5～2ml ※アルコール度数90％を使用し、ハーブ1：アルコール2の配合で作る）

使用上注意
抗血液凝固剤との多量併用は注意が必要です。妊娠授乳中の多量使用（ドライハーブを1日10g以上）は、専門家のアドバイスを受けて使用してください。

チンキ剤のアルコール度数と配合は、専門家向け処方用のレシピです。
初心者は42頁の家庭用チンキ剤の作り方を参考にしてください。

スペアミント　Spearmint

英名／Spearmint
学名／*Mentha spicata L.*
和名／ミドリハッカ、オランダハッカ
シソ科ハッカ属
Lamiaceae/Labiatae

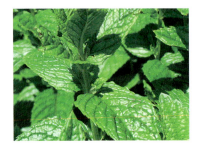

ミントには多くの種類があり、それぞれの味や香りで私達を楽しませてくれます。スペアミントはペパーミント®と同じようにフレッシュで爽快感ある香りがしますが、甘味がやや強く、味もまろやかです。ペパーミント®よりも効能が穏やかなことから、私は子どもに処方する際に利用しています。

また、スペアミントもペパーミント®と同様にリフレッシュティーとして楽しむことができます。私自身も午後のお茶にスペアミントを好んで飲んだりします。

▶薬草としての効果

英国ではチンキ剤に用いることが少ないハーブです。ハーバリスト用にチンキ剤を作る会社もスペアミントのチンキ剤はあまり作らないようで、もっぱら浸剤を利用します。

スペアミントは、ペパーミント®の使い方と同じです。大人よりは小さな子どもに使うことが多く、風邪の初期症状や鼻水・鼻づまり、咳、熱や消化不良、胃痛、お腹の張り、吐き気、頭痛に利用されます。私は花粉症の鼻の不快感や喉の不快感にも使用します。

▶エネルギーとしての働き

口にした瞬間、喜びにあふれて軽やかにステップを踏みたくなるような、朗らかで自由な爽快感あるエネルギーを感じます。清涼感の中にある甘味が、柔らかな香りの霧で包み込まれるように心身に浸み込んでいきます。ペパーミント®に比べるとより軽やかで、胃や肺に入ってきたエネルギーも、ふわりと緩やかに穏かに働きかけていきます。

使用部分	地上部
味／性質	辛味・甘味／涼・平
薬理作用	鎮痙・健胃・駆風・賦活・発汗
含有成分	精油（Carvone・Limonene・1.8-Cineol など）・ミネラル・ビタミン A・C など
使用法	浸剤（1日5〜10g）、チンキ剤（1日1〜4㎖ ※アルコール度数45%を使用し、ハーブ1：アルコール4の配合で作る）
使用上注意	妊娠中は多量使用を避けるようにしてください。

スリッパリーエルム　Slippery Elm

英名／Slippery Elm
学名／*Ulmus rubra*／*Ulmus fulva Michaux*
和名／アカニレ
ニレ科ニレ属
Ulmaceae

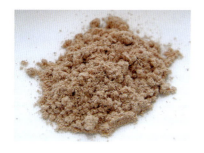

スリッパリーエルムは、胃腸が弱い私にとって頼もしい味方のハーブです。マーシュマロウ根と同様に胃腸の粘膜保護作用に優れ、粘液質がたっぷりある滑らかな口当たりで、するりと胃腸に染みわたります。

　私がハーブショップで働いていたとき、このハーブを購入する常連を多く見かけました。その大半は専門家のアドバイスで「初めてこのハーブを知った」という方でした。購入傾向から見ても、このハーブの素晴らしい効能が示されるでしょう。

▶薬草としての効果

　胃炎や胃潰瘍、十二指腸潰瘍、胃食道逆流症、胃酸過多、憩室炎、潰瘍性大腸炎、過敏性腸症候群（IBS）、下痢、便秘など幅広い症状や疾患に活躍します。このハーブを粉末で飲用する際に飲みにくいと感じる場合は、リコリス®の粉末をほんの少々混ぜるとよいでしょう。私自身も胃がキリキリと痛むときや胃酸過多の際、食前と食間に利用しています。外用では皮膚軟化作用として吹き出物やおできに利用することができます。

▶エネルギーとしての働き

　粉末からは木独特の温もりと、どっしり落ち着いた和らぎを感じ取ることができます。少し湿らすだけでしっとりした質感に変化し、朝露のような心地良い涼感と湿感を持って、荒れた粘膜や熱を帯びた部分を優しく包み込み、痛みや不快感をすっと取り除いてくれます。胃腸のほか、肺や膀胱にも柔らかな流れが広がります。

使用部分
内皮

味／性質
甘味・淡味／涼・湿

薬理作用
粘膜保護・緩下・皮膚軟化・去痰

含有成分
粘液質・食物繊維（水溶性・非水溶性）・ミネラル・タンニン

使用法
粉末（1日小さじ半分～1杯 ※少量の水またはぬるま湯で練って食す）、浸剤（小さじ1杯の粉末を1日1～2回）、カプセル（1日1.5～4g）

使用上注意
このハーブを飲用するときは、併せて水分を多めに摂取してください。処方薬を内服している場合は、2時間以上の間隔を空けて使用してください。

チンキ剤のアルコール度数と配合は、専門家向け処方用のレシピです。
初心者は42頁の家庭用チンキ剤の作り方を参考にしてください。

セージ　　　　　　　　　　　　　　　Sage

英名／Sage
学名／*Salvia officinalis L.*
和名／ヤクヨウサルビア
シソ科サルビア属
Lamiaceae/Labiatae

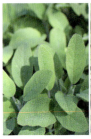 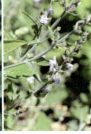

セージ®の美しい深い緑の色合いをした愛らしい楕円形の葉からは、どっしりした安心感と周りから守ってくれるような優しさが感じられます。またそれと同時に、独りでしっかりと前に進んでいくための自信をつけさせてくれたり、本来の自分の精神力をみなぎらせてくれるようなパワーをも与えてくれるようです。

涼しげでいて刺激のあるセージ®の香りは、浄化や活性、強化といったイメージを連想させます。

▶薬草としての効果

冷ました浸剤やチンキ剤を水で薄めてうがい薬や内服薬として、口内炎や歯肉の炎症、喉の痛み、喉頭炎、扁桃腺炎に使用できます。ほかにも心身疲労や病後の回復時への強壮薬として、集中力が欠如したときに、また消化不良やお腹の張り、脂っこい料理の後に、お茶として内服します。更年期のほてりや寝汗、遅れがちの月経周期にも利用されます。

▶エネルギーとしての働き

口、歯肉、喉頭に刺激と活性を与えながら、組織全体に浸透していきます。消化器系にもエネルギーが行きわたり、その後で腰回りにぐっと安定した力強いパワーを感じることができるでしょう。弱っている心身へ快活な力を与え、芯を通しながらくぐもった気持ちを解放する手伝いをしてくれるようです。快方・開放という言葉がピッタリのエネルギーです。

使用部分
葉

味／性質
辛味・苦味・渋味／温・乾

薬理作用
抗菌・収斂・発汗抑制・母乳分泌抑制・殺菌（消化器系・呼吸器系）・駆風・抗真菌・鎮痙・抗酸化・消化促進

含有成分
精油（α-Thujone・Camphor・1,8-Cineolなど）・フラボノイド・ロズマリン酸・ジテルペン（カルノソール）・トリテルペン（ウルソル酸）・タンニンなど

使用法
浸剤（1日2～8g）、チンキ剤（1日2～4㎖　※アルコール度数45%を使用し、ハーブ1：アルコール3の配合で作る）

使用上注意
妊娠授乳中は使用を控えてください。チンキの多量使用・長期利用には注意が必要です。

ゼラニウム　　　　　　Geranium

英名／ Geranium/Rose Geranium
学名／ *Pelargonium graveolens* L.
和名／ニオイテンジクアオイ
フウロソウ科 Pelargonium 属
Geraniaceae

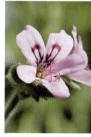
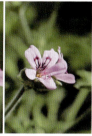

不安やつらさといった心の重みをそっと包み込み、優しく溶かしていくような和らぎ感があるハーブです。精油がたくさん含まれたチンキ剤には、ローズのような気品ある香りと爽やかなグリーン系の香りが溶け合い、水を注いだグラスに数滴落とすだけで、清らかで落ち着きのあるエネルギーが周りに広がっていきます。

ゼラニウムはどちらかというと、ハーブティーよりはチンキ剤や芳香蒸留水を使用することのほうが多いハーブです。

▶薬草としての効果

女性特有の疾患や不快感に活躍します。PMS（月経前症候群）による神経過敏、気分の浮き沈み、睡眠への影響などから、月経過多あるいは無月経や過少月経、生理痛、生理前のむくみ、そして更年期のほてり、寝汗、膣の乾きや不快感にも利用できます。単品あるいは必要に応じてローズやパルサティラ®、ラズベリーリーフとブレンドしてください。外用ではにきびなど皮脂バランスを整える肌ケアに用いられます。

▶エネルギーとしての働き

涼しいのに決して冷たい感じはなく、優しくしっとりとしたエネルギーが粘膜に潤いを与えるように緩やかに細胞に浸み込んでいきます。粘膜組織、特に子宮や膣など女性の生殖器官に潤い感と引き締め感、安定感、バランス感を与えながら広がっていきます。同時に心や神経系にも回復感、リラックス感、安心感を与えてくれます。

使用部分
地上部（開花時に採集）

味／性質
ほのかな甘味と辛味・渋味／涼・乾・湿

薬理作用
抗鬱・神経系の回復・神経バランス調整・止血・収斂・抗菌・抗真菌・抗炎症・リンパ系の刺激

含有成分
精油（Citronellol・Geraniol・Linalool など）・タンニン・樹脂

使用法
浸剤（1日2～5g）、チンキ剤（1日1～3㎖ ※アルコール度数45%を使用し、ハーブ1：アルコール2の配合で作る）

使用上注意
特に知られていませんが、妊娠授乳中の使用には注意してください。

チンキ剤のアルコール度数と配合は、専門家向け処方用のレシピです。
初心者は42頁の家庭用チンキ剤の作り方を参考にしてください。

タイム　　Thyme

英名／Thyme
学名／*Thymus vulgaris L.*
和名／タチジャコソウ
シソ科タチジャコウソウ属
Lamiaceae/Labiatae

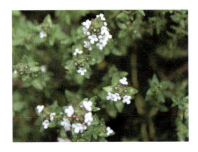

呼吸器官の弱い私が大変お世話になっているハーブで、風邪の引き始めに、ハーブティーや入浴剤に加える必須アイテムの一つとして愛用しています。

香りや味が示すように、まっすぐで真面目で頼りがいのあるイメージのハーブです。空高く舞い飛ぶような爽快でパワフルな鋭気を与え、疲労や気分の落ち込み、無気力感の緩和に、さらに過去の悲しみを乗り越えて新しい未来を見つめ、歩き出す勇気を与えてくれます。

▶薬草としての効果

呼吸器系や膀胱炎など泌尿器系の感染症に飲用したり、喉の痛みや扁桃腺炎、喉頭炎、歯肉炎、口腔カンジダ、口内炎には飲用のほかマウスウォッシュとしても使用されたりします。去痰作用や鎮痙作用があるため、咳や百日咳、喘息、気管支炎にもコルツフット[注]と一緒に利用されます。さらに消化器系の感染や寄生虫退治、消化不良、女性の生殖器にも使われます。心身への強壮作用に優れたハーブです。

▶エネルギーとしての働き

低木のハーブですが、まるで大木のように堂々と伸びやかで、大地にぐっと根を張った安定感と、らせんを描きながらスパークするかのような刺激と広域感のあるパワフルなエネルギーを発します。口に含んだ瞬間から、喉や鼻・肺などの呼吸器官に爽快な風を送るかのように流れ込み、温かくはつらつとしたエネルギーを全組織に与えてくれます。

使用部分
地上部（開花時に採集）

味／性質
辛味・苦味・渋味／温・乾

薬理作用
抗菌・抗真菌・殺菌（特に呼吸器と泌尿器系）・去痰・消炎作用・鎮痙作用（特に気管支）・抗酸化・収斂・苦味強壮／消化促進

含有成分
精油（Thymol・P-Cymene・γ-Terpinene・Linalool・Carvacrol など）・ロズマリン酸・ジテルペン・トリテルペン（ウルソル酸）・フラボノイド・タンニン・苦味質・樹脂

使用法
浸剤（1日2～8g）、チンキ剤（1日1～5㎖　※アルコール度数45%を使用し、ハーブ1：アルコール3の配合で作る）

使用上注意
特に知られていませんが、妊娠中の多量摂取は避けたほうがよいでしょう。

ダミアナ　Damiana

英名／Damiana
学名／*Turnera diffusa Willd.*
トゥルネラ科 Turnera 属
Turneraceae

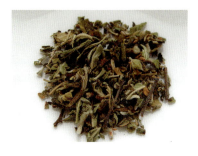

ダミアナは個人的にとても好みの味ですが、少しいぶしたような香りと味なので苦手な方も多いかもしれません。初めてこのハーブを口にしたとき、このハーブの特徴と性質において「とても誠実で謙遜や遠慮するところがない、いい意味で英国的ではない、ほかの国の香りを持った味だなあ」と強く感じた印象があります。

このハーブは、飲んだ瞬間からすっきりして疲れが和らぎ、バイタリティーがわき上がる効果を感じられるでしょう。

▶薬草としての効果

神経の疲労や衰弱、そしていろいろな考えが混濁して思考が働かない状態のときや気分の落ち込み、不安な気持ちなどにオートやアシュワガンダと一緒に用いられます。ED（勃起不全）には、シャタバリやアシュワガンダ、シベリアンジンセン®と一緒に利用されるほか、男女の性欲減退にも活用されます。その要因に合わせて適切なハーブをブレンドしてみてください。神経性の消化不良や便秘にも有用です。

▶エネルギーとしての働き

頭の中で何かがはじけるような、とてもパワフルなエネルギーが勢いよく流れ込みます。頭上から額、そして上半身を背骨に沿って下腹へ、特に生殖器の辺りまでダイナミックに進んでいきます。まるで広大な自然の中を吹き抜ける風に身体が溶け込んだかのようです。伸びやかな活力と解放感を与え、頭や心の中の混濁や重みを浄化へと導いてくれます。

使用部分
地上部＆葉

味／性質
穏かな苦味と辛味／温・乾

薬理作用
神経系の強壮・穏かな緩下・利尿・抗鬱・催淫

含有成分
精油（α-Pinene・β-Pinene・Cineol・Cymene・Thymol など）・樹脂・タンニン・苦味質・フラボノイド

使用法
浸剤（1日1～5g）、チンキ剤（1日2～5mℓ ※アルコール度数60％を使用し、ハーブ1：アルコール3の比率で作る）

使用上注意
妊娠授乳中の多量使用には注意したほうがよいでしょう。

チンキ剤のアルコール度数と配合は、専門家向け処方用のレシピです。
初心者は42頁の家庭用チンキ剤の作り方を参考にしてください。

ダンデライオン　　Dandelion

英名／ Dandelion
学名／ *Taraxacum officinale Weber.*
和名／セイヨウタンポポ
キク科タンポポ属
Asteraceae/Compositae

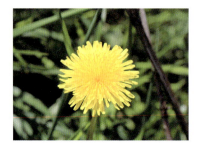

ダンデライオンは、とてもなじみ深いメディカルハーブです。ハーバリストが必ずそろえるハーブで、いろいろな疾患に大活躍します。特に浄化と解毒作用は素晴らしく、身体の毒素だけでなく心に溜まっている感情を解放して浄化させるときにも役立ちます。

人に踏まれても霜が降りてもへこたれない初春のダンデライオンのように、怒りや不満、疲労を内面に溜め込んでしまう人に、安らぎと解放感を与えてくれます。

▶薬草としての効果

カリウムが豊富な葉は、むくみや泌尿器の感染症に用いられます。また尿酸排泄作用があり、通風にはネトルと合わせて、また関節炎やリウマチにはゴツコーラなどと、高血圧にはホーソーンと一緒に使われます。根は強壮剤として毒素排出や体質改善に活躍しますが、特に強肝作用に優れ、肝臓や胆嚢の疾患をはじめ便秘や皮膚疾患、消化不良、鼓腸、疲労回復などに利用されます。

▶エネルギーとしての働き

葉は根に比べて鋭く舌を刺激し、鼻腔の奥まで一気にパワーが通ります。口内がすっきりすると同時に、呼吸器から泌尿器へ、周りの器官を浄化するように広がっていきます。根は大地のようにどっしりとした安定感を、みぞおち付近に生み出します。閉ざされていた感情が開かれ、自己を見つめて受け入れる強さと平穏をもたらします。

使用部分
【葉】（春〜初夏に採集）
【根】（栽培2年目の春に採集）

味／性質
苦味・甘味・少々の鹹味／涼・乾

薬理作用
【根】毒素排泄・解毒・胆汁分泌促進・抗リウマチ・強肝・穏かな暖下・体質改善【葉】利尿・体質改善・結石阻止

含有成分
苦味質（Taraxacin）・フィトステロール（Sisterol・Taraxasterol・Taraxerol など）・ビタミンB・Cなど・イヌリン・クマリン・カロテン・ミネラル（K など）・フェノール酸

使用法
浸剤【葉】（1日6〜15ｇ）【根】長めに浸出した浸剤または煎剤（1日5〜20ｇ）、チンキ剤【葉】1日2〜6㎖【根】1日1〜5㎖　※アルコール度数25％を使用し、ハーブ1：アルコール3の配合で作る）

使用上注意
胆道閉鎖や胆嚢炎の方は、ダンデライオン根を使用しないでください。

チェストベリー　Chaste Berry

英名／Chaste Berry/Chest Tree
学名／*Vitex agnus-castus L.*
和名／セイヨウニンジンボク
　　　イタリアニンジンボク
シソ科ハマゴウ属　Lamiaceae

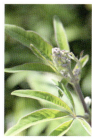
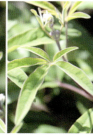

チェストベリー®は、チンキ剤での利用をお勧めするハーブです。症状改善が早く見られますが、摂取をやめると効果が弱まってしまう傾向も見られるため、2～3か月ほどは続けて飲み、その後徐々に量を減らして摂取をやめる方向で使用してもらいたいものです。目的によっては月経周期後半の2週間のみに利用する場合もあります。

このハーブは毎朝、朝食前に摂取します。一緒にブレンドするハーブによって、さらなる効果が期待できるでしょう。

▶薬草としての効果

ホルモン分泌の調整に優れ、特に黄体ホルモンのバランスの崩れによく使われます。無月経、過少月経、頻発月経などの月経不順、PMS（月経前症候群）、生理痛といった症状に、ブラックコーホッシュ®やトウキ®、ヤローなど、その方の体質や症状に合わせたハーブと合わせて一緒に利用されます。ほかにも生理前のにきびや高プロラクチン血症、更年期障害、不妊症にも活用されます。

▶エネルギーとしての働き

ペッパーのような芳香と、それよりはうんと穏やかな刺激を舌にもたらします。温かいエネルギーが頭まで一気に上昇する感覚を受けると同時に、女性の生殖器にはじんわりした重めのエネルギーとなって、波紋のように広がっていきます。このハーブからは持続性が少ないものの、深い場所まで届くとても強いエネルギーが感じられます。

使用部分
果実

味／性質
ほのかな辛味・苦味／温・乾

薬理作用
ホルモン分泌調整・催乳作用

含有成分
精油（Cineole・Limone など）・フラボノイド（Casticin・Isovitexin）・イリドイド配糖体（Aucubin・Agnuside）・アルカロイドなど

使用法
煎剤（1日1～3g）、チンキ剤（1日1～4ml ※アルコール度数45%を使用し、ハーブ1：アルコール3の配合で作る）

使用上注意
妊娠中の使用は避けてください。なお、ドーパミンに影響を与える薬剤との使用（D2リセプター阻害剤など）や経口避妊薬との併用は避けたほうがよいでしょう。まれに皮膚刺激や頭痛が起こることもあります。

チンキ剤のアルコール度数と配合は、専門家向け処方用のレシピです。初心者は42頁の家庭用チンキ剤の作り方を参考にしてください。

チックウィード / Chickweed

英名／Chickweed
学名／*Stellaria media (L.)Vill.*
和名／ハコベ
ナデシコ科ハコベ属
Caryophyllaceae

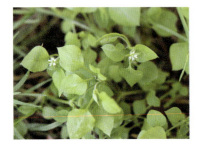

チックウィードは、日本では春の七草に使う「ハコベ」として親しみのある植物です。英国でも散歩の途中や通勤の途中、足元にふと視線を下ろすと、地面をはうように生えたチックウィードが目に入ります。

とても小さいのにもかかわらず、見る者の目を引き寄せるほど可憐な白い花を咲かせます。それは、学名 *Stellaria* の由来を表すかのように、夜空に輝く星のような花で、見ているだけでふんわりと優しく自由な気分にしてくれます。

▶薬草としての効果

内服では胃腸炎や胃酸過多、喉の痛みや喉の渇き、渇いた咳といったトラブルのほか、消化吸収を促すことから疲労や貧血に、毒素の排泄を促すことから関節炎やリウマチ、皮膚病にも利用されます。外用ではクリームや浸出油、浸出油入りのジェルを、蕁麻疹や湿疹など皮膚の炎症や発疹、吹き出物、日焼け跡、虫刺されなどに用います。浸剤や薄めたチンキ剤に浸した湿布剤は、熱を持った関節の痛みに役立ちます。

▶エネルギーとしての働き

ハーブのみずみずしい味わいと朝露のような心地良い冷たさが、口と喉を潤します。エネルギーは血液にするりと流れ込み、春の小川の清らかなせせらぎのように毒素を洗い流し、体内外の過剰な熱を下げて不快感の緩和を促してくれます。さらに、心に長い間抱え込んでいた感情をも、この清涼なエネルギーで浄化へと導いてくれます。

使用部分
地上部

味／性質
穏やかな甘味と苦味・鹹味／涼・湿

薬理作用
【内服】抗潰瘍（胃腸）・抗リウマチ・体質改善・去痰・鎮咳
【外用】創傷治癒・冷却・止痒・収斂・粘膜刺激緩和・皮膚軟化

含有成分
フラボノイド・トリテルペノイドサポニン・フィトステロール・クマリン・粘液質・ミネラル・ビタミン類など

使用法
浸剤（1日3～15g）、フレッシュハーブから作るジュース（1日3～6ml）、チンキ剤（1日3～7ml ※アルコール度数25％を使用し、ハーブ1：アルコール2の配合で作る）

使用上注意
このハーブにアレルギーがある方は、使用を避けてください。

トウキ / Dong Quai

英名／Dong Quai/Dang Gui
学名／*Angelica sinensis (Oliv)Diels*
和名／カラトウキ
セリ科シシウド属
Apiaceae/Umbelliferae

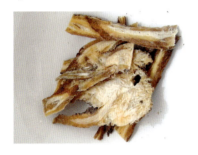

トウキ®は、英国の健康食品店や薬局でも取り扱いがあるくらい、とても人気のある中医学ハーブの一つです。ドライハーブやチンキ剤が利用されていますが、私は煎剤を好んで利用します。煎剤では根独特の温もりや重量感をたくさん感じられて心が落ち着くからです。チンキ剤を使う場合も、煎剤を含むタイプのものを選んでいます。

トウキ®は、とてもパワフルなエネルギーと効能を持っていますが、適量やブレンドを見極めるのは少々難しいかもしれません。

▶薬草としての効果

月経周期を正常化し、無月経、月経不順、生理痛、月経困難をはじめ、さまざまな月経に関する症状に活躍するハーブです。また更年期や子宮内膜症の症状緩和にも使用されます。単品で用いるより、体質や症状に合わせてほかのハーブとブレンドして使うことが多いです。また、血を補う作用に優れたハーブでもあり、血行の流れを促すことから、貧血や冷えをはじめ血虚の頭痛、めまい、動悸などにも使用されます。

▶エネルギーとしての働き

口に含んだ瞬間、凝縮したハーブのエネルギーが勢いよく流れ込んでいきます。その強さは、まるで水が一気に流れ注がれるようです。そしてこのハーブが持つ温性のエネルギーは、体内から手足のつま先までじんわりと伝わり、心身をポカポカと温めてくれます。特に女性の生殖器官へ力強いパワーを送ってくれるハーブです。

使用部分
根

味／性質
甘・辛・苦／温

薬理作用
抗炎症・抗血栓・女性の生殖器官の強壮・補血・浄血・穏かな緩下・鎮静・鎮痛

含有成分
精油（Ligustilide・n-butylidene phthalide・Phthalide など）・脂肪酸・クマリン・フィトステロール・ビタミンB1・B12・E など

使用法
煎剤（1日4.5～9g）、チンキ剤（1日2～8㎖ ※アルコール度数25%を使用し、ハーブ1：アルコール2の配合で作る）

使用上注意
妊娠初期の使用は控えてください。妊娠中期以降も注意が必要です。消化器の機能低下や、冷えによる下痢には使用しないでください。また、ワルファリンなど抗血液凝固剤との併用には注意しましょう。

チンキ剤のアルコール度数と配合は、専門家向け処方用のレシピです。初心者は42頁の家庭用チンキ剤の作り方を参考にしてください。

ナツメグ　　Nutmeg

英名／Nutmeg
学名／*Myristica fragrans Houttuyn*
和名／ニクズク
ニクズク科ニクズク属
Myristicaceae

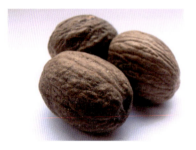

ナツメグ®は香辛料として用いられる、日常生活の中でおなじみのハーブです。種子を覆う赤い外皮と仮種皮を乾燥させたメイス（Mace）も、香辛料として使われます。

ナツメグ®は素晴らしい薬効を持っていますが、アーユルヴェーダ医学などでの使い方のほうがポピュラーで、西洋ハーブ医学ではナツメグ®の薬草としての使用頻度は少なめです。ここでは種子について取り上げますが、利用の際は必ず「少量のみ」そして「短期間の使用」を守ってください。

▶薬草としての効果

鎮静作用に優れ、神経強壮作用と刺激作用があることから、気が散って集中できないときや感情が乱れているときに使われます。就寝前に少量の粉末を温かい牛乳やアーモンドミルクと一緒に飲むと、安眠を促してむずむず脚症候群の緩和になります。消化機能を促進して消化吸収を高め、消化不良や食欲不振、痙攣性の胃痛、鼓膨、下痢を緩和するほか、女性の月経不順や痛み、不妊にはシャタバリと一緒に用います。

▶エネルギーとしての働き

ナツメグ®の粉末をなめたとたんエキゾチックな香りに包まれ、このハーブの魅惑に一瞬にして引き込まれてしまいます。それはまるで夢の中にいるような浮遊感と恍惚感が訪れたかのようです。温かなエネルギーの心地良さと穏かな刺激感は、精神と肉体、特に胃腸や神経、生殖器系の中心まで強くじんわりと染みわたっていくようです。

使用部分
種子

味／性質
辛味・苦味／温

薬理作用
鎮静・神経強壮・収斂・駆風・刺激・去痰・催淫・駆虫

含有成分
精油（Myristicin・Eugenol・α-Pinene・β-Pinene・Sabinene など）・リグナン（Myris fragransin・Fragnasols）・Palmitic acid・Lauric acid など

使用法
浸剤（1日0.5〜2g）、チンキ（1日0.5〜2mℓ ※アルコール度数45%を使用し、ハーブ1：アルコール3の配合で作る）

使用上注意
1日5g以上の摂取は控えてください（幻覚を引き起こすことがあります）。小児や妊娠授乳中の使用は避けてください。降圧剤や鎮静剤、抗鬱剤などの薬との併用も、注意が必要になる場合があります。

ネトル   Nettle

英名／Nettle/Stinging Nettle
学名／*Urtica dioica L.*
和名／セイヨウイラクサ
イラクサ科イラクサ属
Urticaceae

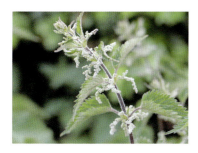

ネトルは、英国でよく見られるハーブの一つです。棘毛があり、触ると火傷のようなヒリヒリ感が起こります。ドライハーブでも、かゆみが残る場合があります。フレッシュハーブから作った良質のチンキ剤は、少し生臭い香りがあるのが特徴です。

このハーブは伝統的に患部の炎症や痛みの緩和に利用されてきました。私も試したことがありますが、確かにジンジンとした感覚が多少残るものの、その後、心なしか痛みが減ったように感じられたものです。

▶薬草としての効果

浄化のハーブとして湿疹や蕁麻疹に、花粉症や喘息などのアレルギー症状やその予防にも活躍します。貧血や多月経のほか、疲労やスタミナ不足にも利用されます。利尿作用にも優れ、尿酸の排泄促進や痛風の治療、関節炎などにも利用されます。種子にも優れた滋養強壮・アダプトゲン作用があり、ネトルの種子を腎臓疾患の治療にも用いる方もいます。根は良性の前立腺肥大や残尿感の軽減などに使われます。

▶エネルギーとしての働き

まるで栄養となって血液に入り込むように、内臓・皮膚・骨格と全身にめぐっていきます。朝に飲むと、寝起きで疲労が溜まっている身体に活力を与え、エネルギーが指先までみなぎるようです。快活さをもたらすだけでなく、怒りや苛立ちなどの感情を解放する働きも見せてくれます。

使用部分
地上部（開花時に採集）・根（秋に採集）

味／性質
ほのかな甘味と鹹味・収斂・苦味／涼・乾

薬理作用
【葉】滋養強壮・体質改善・収斂・抗炎症・抗アレルギー・血糖低下・母乳分泌促進・利尿・浄血・造血 【根】抗前立腺

含有成分
【葉】フラボノイド・クロロフィル・ビタミン・ミネラル 【棘毛】ヒスタミン・Leukotrienes など 【根】レクチン・リグナン・ステロールなど

使用法
【地上部】浸剤（1日5～10g）、チンキ剤（1日2～5ml ※アルコール度数25%を使用し、ハーブ1：アルコール3の配合で作る）【根】浸剤または煎剤（1日2～5g）、チンキ剤（1日3～6ml ※アルコール度数45%を使用し、ハーブ1：アルコール3の配合で作る）

使用上注意
花粉症の予防に利用する場合は、症状が始まる3～5か月前くらいから飲み始めてください。

チンキ剤のアルコール度数と配合は、専門家向け処方用のレシピです。
初心者は42頁の家庭用チンキ剤の作り方を参考にしてください。

ハーツイーズ　Heartsease

英名／Heartsease/Love in Idleness
学名／*Viola tricolor L.*
和名／サンシキスミレ
スミレ科スミレ属
Violaceae

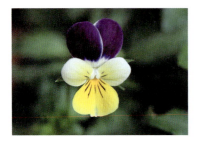

　ハーツイーズは、乳幼児を含めた皮膚疾患によく処方されるハーブです。初めてハーツイーズの花を直に見たときは「こんなに美しくかわいらしい植物が薬草に使えるなんて！」と、驚きとともに自然への感謝の気持ちでいっぱいになったものです。

　ハーツイーズの花を見ているだけでも、つらく苦しい感情から少しずつ解放され、心の負担が軽くなっていきます。ついほろりとあふれ出てしまう涙も、心の浄化を促してくれるでしょう。

▶薬草としての効果

　乳児性湿疹、脂漏性皮膚炎（乳児脂肪冠）、おむつかぶれ、アトピー性皮膚炎、とびひ（伝染性膿痂疹）、蕁麻疹、乾癬のほか、皮膚のかゆみ、乾燥性と滲出性両方の湿疹、静脈瘤性潰瘍などに利用されます。クリームを作ったり、浸剤を入浴剤に使ったりすることができます。内服ではネトルやダンデライオン、外用ではマリーゴールドなども症状に合わせて活用してください。また、咳や去痰にも利用できます。

▶エネルギーとしての働き

　花びらが舞うような春の風がふわりと心を包む優しい流れが、胸元に滑り込んでいきます。柔らかい花びらの淡く美しい色のエネルギーが、強がりや寂しさ、傷ついた心を労り慰めてくれるようです。まるで小川のせせらぎのように清らかに全身を流れ、過度の熱を下げながら鬱滞を改善し、細胞の一つひとつにまで広がっていきます。

使用部分
地上部（開花時に採集）

味／性質
甘味・鹹味・ほのかな辛味／平〜涼・湿

薬理作用
体質改善・抗炎症・穏かな利尿・穏かな緩下・去痰・穏かな発汗

含有成分
トリテルペン系サポニン・サリチル酸・アルカロイド・フラボノイド（Rutin・Luteolin-7-O-glucoside など）・タンニン・粘液質

使用法
浸剤（1日5〜15g）、チンキ剤（1日3〜5ml） ※アルコール度数25％を使用し、ハーブ1：アルコール3の比率で作る）

バードック   Burdock

英名／Burdock
学名／*Arctium lappa L.*
和名／ゴボウ
キク科ゴボウ属
Asteraceae/Compositae

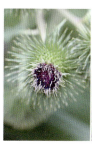
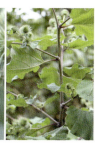

英国の丘や林を散歩すると、所々でにょきにょきと大きな特徴のあるゴボウの姿を見かけることができます。英国では主に根を使いますが、葉も種子もメディカルハーブとして利用できます。

バードックは浄化力の強いハーブとして知られていますが、体内毒素の多い方や初めてこのハーブを使用する方は、最初は少量から始めるようにしてみてください。

▶薬草としての効果

浄化作用に優れたハーブで、湿疹や蕁麻疹、乾癬、にきび、赤鼻、酒皶性痤瘡、おでき、腫れものなど乾燥と脂性肌両方の皮膚疾患に活躍します。皮膚状態に合わせてダンデライオンやイエロードック、レッドクローバー、クリーバーズといったハーブと一緒に利用されます。関節炎やリウマチ、痛風といった症状にもネトルなどと一緒に活用されるほか、消化不良、便秘、鼓腸、高血糖にも有用です。

▶エネルギーとしての働き

まるで栄養たっぷりスープのような深みのある味と少しの刺激感が、血液に入ってぐんぐんと身体の芯まで浸み込み、溜まっている毒素を排出し浄化してくれます。まるで肥沃な大地に根が張ったような、しなやかな強さと安定感を、背中と腰回りに与えてくれます。思い切り背伸びをしたくなるような、そんな広がり感をも感じさせてくれます。

使用部分
主に根（秋前に採集）・葉

味／性質
ほのかな甘味・鹹味・苦味・渋味／涼・乾

薬理作用
体質改善・浄血・解毒・抗菌・穏かな緩下・利尿

含有成分
精油・苦味配糖体（Arctiopicrin)・フェノール酸・粘液質・イヌリン・フラボノイドなど

使用法
煎剤または長めに浸した浸剤（1日4〜10g）、チンキ剤（1日3〜7㎖　※アルコール度数25%を使用し、ハーブ1：アルコール2の配合で作る）

使用上注意
キク科の植物に対してアレルギー反応がある方は注意してください。好転反応として皮膚の悪化など体調不良が起こる可能性がありますので、最初は少量から使用し始めてください。

チンキ剤のアルコール度数と配合は、専門家向け処方用のレシピです。
初心者は42頁の家庭用チンキ剤の作り方を参考にしてください。

ハイビスカス　　Roselle

英名／Roselle
学名／*Hibiscus sabdariffa L.*
別名／ロゼル
アオイ科フヨウ属
Malvaceae

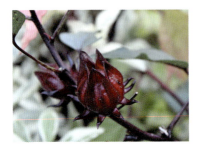

英国でもハイビスカスティーは見かけるものの、日本と比べると使用頻度は少ないように思えます。残念ながら薬草としての利用もほとんど知られておらず、ハーバリストがハイビスカスを使うことは非常にまれといえるかもしれません。実際に数百種のハーブを授業やクリニックで学びましたが、ハイビスカスについては一度も触れられることがありませんでした。

薬草としては、ブッソウゲ（*Hibiscus rosa-sinensis*）と呼ばれる種もあります。

▶薬草としての効果

酸味のあるさっぱりした味は疲労回復に、また熱を下げる作用もあることから解熱剤としてだけでなく、暑気冷ましのお茶としても活用できます。疲労回復や暑気冷まし、夏ばてによる食欲不振に、ペパーミント®やレモングラスと一緒にブレンドするとよいでしょう。また、眼精疲労にビルベリーと合わせたり、利尿作用があることから水分滞留や高血圧にも利用したりすることができます。便秘や風邪といった症状にも使用できます。

▶エネルギーとしての働き

ルビーのように赤く魅惑的な色をした液体を口に含むと、粘膜がキュッと引き締まるような酸味が舌を軽く刺激します。二口目、三口目にはその酸味が心地良く感じられ、周りの細胞を引き締めて不必要な熱を下げながら、喉元から胸部そして胃腸へと降りていきます。また、ハイビスカスの深い赤色は、情熱や活力といったパワーを心にもたらしてくれるようです。

使用部分
ガク

味／性質
酸味／涼

薬理作用
消化促進・代謝促進・緩下・利尿・冷却・解熱・眼性疲労回復

含有成分
クエン酸・アスコルビン酸・リンゴ酸・ハイビスカス酸・アントシアニン・ミネラル（Kなど）・粘液質など

使用法
浸剤（1日3〜8g）、チンキ剤（1日3〜8㎖　※アルコール度数25％を使用し、ハーブ1：アルコール5の比率で作る）

ヒソップ　　　　　　　　　　　Hyssop

英名／Hyssop
学名／*Hyssopus officinalis L.*
和名／ヤナギハッカ
シソ科ヒソップス属
Lamiaceae/Labiatae

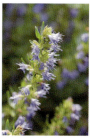
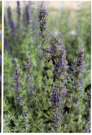

　ヒソップ®は、夏のハーブガーデンの中でとても涼しげで、周りまでその爽やかな香りが漂ってくるかのようです。葉は小さいながらも、とてもはっきりとした意志と力強さがあるように見え、花は強さと清らかさを与えてくれるようです。その姿はまるで緑の草原に宝石をちりばめたような美しさで思わず感嘆の息が漏れてしまうほど。花は乾燥させても鮮やかな色を残します。
　ヒソップ®はタイムとほぼ同様の使い方ができるハーブです。

▶薬草としての効果

　咳に効果があり、神経性のものにも用いられます。気管支炎のほか、呼吸器系の炎症にも利用されます。去痰作用にも優れており、風邪やインフルエンザに伴う鼻づまりや痰のからみに効果的です。優れた発汗作用から、初期の風邪の熱にも利用できます。消化器系のトラブル、お腹の膨張感や消化不良、痙攣性の痛みにも活躍します。神経強壮作用があり、以前は感情のコントロールや不安にも使われました。

▶エネルギーとしての働き

　高原に吹く風が、喉から気管支、鼻腔へと一気に流れるかのようです。吐く息までもヒソップ®の香りがするような爽快感を感じます。快活さを心身にもたらすと同時に、頭や身体をリラックスさせてくれます。一方でお腹に心地良い力がみなぎり、しっかりと大地を踏み締めて立ち、自分の求める方向を見つめるパワーを与えてくれます。

使用部分
地上部（開花時に採集）

味／性質
辛味・苦味／温・乾

薬理作用
去痰・駆風・発汗・抗カタル・鎮痙・鎮静・収斂

含有成分
精　油（Pinocamphone・Isopinocamphone・β-Pinene）・テルペノイド・フラボノイド・タンニン・樹脂

使用法
浸剤（1日2～6g）、チンキ剤（1日1～4㎖　※アルコール度数45%を使用し、ハーブ1：アルコール3の配合で作る）

使用上注意
妊娠中は使用を避けたほうがよいでしょう。授乳中には注意が必要です。多量使用は避けてください。なお精油は、乳幼児・妊娠授乳中・癲癇患者への使用は控えてください。

チンキ剤のアルコール度数と配合は、専門家向け処方用のレシピです。初心者は42頁の家庭用チンキ剤の作り方を参考にしてください。

ビルベリー   Bilberry

英名／Bilberry
学名／*Vaccinium myrtillus L.*
別名／ヨーロッパブルーベリー
ツツジ科スノキ属
Ericaceae

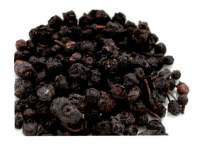

ビルベリーは古き時代から薬草として使われていますが、近年は「目に良い」ハーブとしてより多くの方に知られるようになりました。生あるいは乾燥したビルベリーをそのまま食べたり、ヨーグルトに混ぜて食べたりと、毎日の食生活の中で気軽に楽しめるハーブです。

ビルベリーは、同様な効果を持つアイブライトやクリサンセマムと一緒に用いられます。また、このハーブで作ったチンキ剤は、まるでワインのような味がします。

▶薬草としての効果

毛細血管の保護と強化作用に優れ、果実に含まれるアントシアニンにはロドプシンの再合成を活性化する働きがあり、眼精疲労に効果的です。また、毛細血管の透過性の亢進を抑制・正常化し、静脈への白血球の接着が低下するなどの研究結果も報告されています。糖尿病の合併症による網膜剥離といった症状の予防や、血液循環を改善する働きから動脈硬化の予防、末梢血管のトラブル、静脈瘤にも活躍が期待できます。

▶エネルギーとしての働き

甘酸っぱい味とほのかな渋味が口いっぱいに広がり、口内の粘膜組織をキュッと引き締めながらゆっくりと食道に降りていきます。そして身体中の血管にじんわりと入り込んでいき、周辺組織を引き締めるように広がっていきます。甘酸っぱさの後には、まるでみずみずしいもぎたての果実を口にしたときのような満足感も一緒に感じることができるでしょう。

使用部分
果実(葉も使われますが、ここでは果実についてのみの記述とさせていただきます)

味／性質
収斂・甘味・穏かな酸味／涼～寒・乾

薬理作用
毛細血管保護・抗炎症・抗酸化・収斂・抗浮腫

含有成分
アントシアニン(Delphinidin・Malvidin・Pelargonidin など)・フラボノイド・タンニン・ペクチン

使用法
煎剤(1日5～8g)、生の果実(1日20～50g)、チンキ剤(1日1～4㎖ ※アルコール度数25%を使用し、ハーブ1：アルコール2の配合で作る)

使用上注意
抗血液凝固剤との多量併用(1日100mg以上摂取する場合)は注意が必要になることもあります。

フィーバーフュー　Feverfew

英名／Feverfew
学名／*Tanacetum parthenium L.*
和名／ナツシロギク
キク科 Tanacetum 属
Asteraceae/Compositae

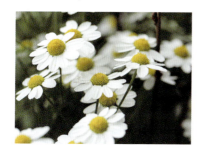

フィーバーフュー®は、通常はチンキ剤や錠剤を利用することが多いハーブです。チンキ剤を作る際は、フレッシュハーブが好んで使われます。チンキ剤から漂う香りは、まるですぐそばにフィーバーフュー®が生えているかのように新鮮です。

辛味と苦味があり、とてもパワフルな特徴のある味をしています。私自身初めてこのハーブを口にしたときは、その味に驚いたものです。ハーブティーの苦味が強すぎる場合は少量で試してみてください。

▶薬草としての効果

頭痛や偏頭痛などの痛み、そしてその予防に効果のあるハーブとして知られています。ハーブは単品で使うこともできますが、ハーバリストの処方となると「なぜ頭痛や偏頭痛が起こっているのか？」ということに重点を置いて、ほかのハーブと一緒に使う機会が多くなります。生理痛や月経不順（遅れがちの月経）、神経系の強壮、消化促進、肝臓機能の促進にも利用されます。また、関節炎、花粉症にも活躍するハーブです。

▶エネルギーとしての働き

目が覚めるほどパンチのあるエネルギーが舌に刺激をもたらしながら、ずんずんと心身に染み込んでいきます。身体の中心部、表面そして頭上、手足へとフィーバーフュー®のエネルギーは一気に拡散し、ふと気がつくと頭がクリアになるような、身体中の筋肉のこわばりが取れるような、そして不思議と心まで軽くなるような働きを見せてくれます。

使用部分
地上部（開花直前～開花時に採集）

味／性質
苦味・辛味／涼・乾

薬理作用
鎮痛・消炎・抗血栓・抗アレルギー・強壮・通経（多量使用）・駆虫・解熱

含有成分
セスキテルペンラクトン（Chrysanthemolid・Parthenolide など）・精油（Camphor など）

使用法
浸剤（1日0.1～0.5g）、チンキ剤（1日0.5～1.5ml ※アルコール度数25～45% を使用し、ハーブ1：アルコール5の配合で作る）

使用上注意
妊娠中の使用禁忌。授乳中の使用は、専門家の指示を仰いでください。抗凝固剤との併用には注意が必要です。また、このハーブにアレルギーがある方は避けてください。

チンキ剤のアルコール度数と配合は、専門家向け処方用のレシピです。初心者は42頁の家庭用チンキ剤の作り方を参考にしてください。

フェンネル　　　Fennel

英名／Fennel
学名／*Foeniculum vulgare Mill.*
和名／ウイキョウ
セリ科ウイキョウ属
Apiaceae/Umbelliferae

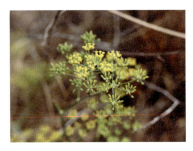

風と遊ぶようにふわふわと揺れ動く美しい葉と温かな黄色い色の花を咲かせるフェンネル。メディカルハーブとしては、ほんのり甘くスパイシーな香りと味の種子を使います。英国では料理のスパイスとして、お茶として、そしてメディカルハーブとして浸透しているハーブです。

アニシード®やキャラウェイ®と似通った効能がありますが、「飲みやすい味」という点ではフェンネルが一番人気があるようで、ティーバッグ商品としても売られています。

▶薬草としての効果

消化不良やお腹の張り、胸焼け、吐き気、腹痛、疝痛などに使われます。お腹の張りには駆風作用として優れたキャラウェイ®やアニシード®とブレンドするのも効果的で、また子どもの痰がからむ咳などにも利用されます。乳児には母親が飲用し、母乳を通じて与えます。また過敏性腸症候群（IBS）にはカモミールジャーマンやペパーミント®と使われます。母乳分泌の促進にも使われるハーブです。

▶エネルギーとしての働き

喉元にかすかな刺激をもたらした直後、胃や下腹部へダイナミックで温かなエネルギーが流れ込みます。その後、軌跡を追うかのようにして肺や胸元、そして泌尿器系の器官へとエネルギーが広がっていきます。まるで降り注ぐ光に向かって大きく手を伸ばすのように、心身に和らぎや安心感を与えてくれます。

使用部分
種子

味／性質
甘味・ほのかな辛味／温・平

薬理作用
駆風・鎮痙・乳汁分泌・エストロゲン様・穏かな去痰・殺菌

含有成分
精油（Anethol・Fenchone・Limonene・α-Phellandrene・α-Pinene など）・油脂・フラボノイド（Quercetin など）・クマリン

使用法
浸剤または煎剤（1日5〜10g ※直前に軽くつぶし、少し長めに浸出または煎出すること）、チンキ剤（1日3〜6㎖ ※アルコール度数45〜60%を使用し、ハーブ1：アルコール3の配合で作る）

使用上注意
妊娠中の使用は控えてください（特に精油＆チンキ剤）。まれにアレルギー反応を起こす方もいます。

ブクー (ブチュ)   Bucco

英名／Bucco/Buchu
学名／*Agathosma betulina* (Berg.)
　　　Pill(*Barosma betulina*)
和名／ブッコノキ
ミカン科 Agathosma 属　Rutaceae

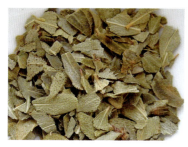

ブクー®は、一度香りを味わったら二度と忘れないほど特徴のあるハーブです。主に尿路感染に利用されますが、浸剤で利用する場合が多いようです。疲労やストレスから尿路感染しやすい方は、ストレスへの適応力を上げるハーブや免疫賦活のハーブと一緒に使うと、より良い効果が得られます。

　浸剤を作る際は、精油が逃げないように必ず蓋をして抽出します。なお、同種の長形ブッコ葉 *A.crenulata* と間違えないようにしてください。

▶薬草としての効果

　尿路殺菌作用のあるハーブの一つで、膀胱炎や尿道炎をはじめとした尿路感染に活躍します。カウチグラスなど尿路殺菌と利尿作用のあるハーブとブレンドしたり、必要であれば尿路粘膜保護作用のハーブ（マーシュマロウ葉など）や浄化作用のハーブ（クリーバーズなど）と一緒にブレンドします。また、前立腺炎にも用いられることがあります。

▶エネルギーとしての働き

　強い芳香に比例して、ダイナミックなエネルギーを感じさせてくれるハーブです。チンキ剤のほうがエネルギーは強く、浸剤ではもう少し穏かな広がり方をします。ふわっと口いっぱいに芳香が広がり、喉元を熱く通り過ぎた後、胃腸に少々の刺激感を与えながら泌尿器官に流れ込みます。そして、不要な湿気や滞りを解消するかのように働きかけます。

使用部分
葉（開花時に採集）

味／性質
辛味・穏かな苦味と渋味／温・乾

薬理作用
尿路殺菌・穏かな利尿

含有成分
精油（Diosphenol・(−) Isomenthone・(+) Menthone・Pulegone など）・フラボノイド（Rutin・Diosmin など）

使用法
浸剤（1日2〜6g ※ドライハーブで作る）、チンキ剤（1日2〜4㎖ ※アルコール度数60% を使用し、ハーブ1：アルコール4の配合で作る）

使用上注意
妊娠中の使用は控えてください。授乳中の使用も避けたほうがよいでしょう。腎臓病を患っている方も、使用を避けてください。急性の重い炎症がある方は、専門家の指示を受けてください。多量の長期使用は避けましょう。

チンキ剤のアルコール度数と配合は、専門家向け処方用のレシピです。初心者は 42 頁の家庭用チンキ剤の作り方を参考にしてください。

ブラックコーホッシュ　Black Cohosh

英名／Black Cohosh
学名／*Actaea racemesa*
　　　Cimicifuga racemesa L.
和名／アメリカショウマ
キンポウゲ科ルイヨウショウマ属
Ranunculaceae

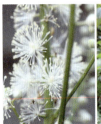
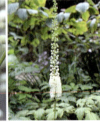

初めてその花を目にしたときのことは今でも鮮明に覚えています。ハーブガーデンの日陰にひっそりと咲いていたブラックコーホッシュ[注]の白く可憐な花は、暗い場所に光を照らすかのように優しく、そして威厳を持って微笑みかけているようです。

アメリカ先住民達の間でも昔から使われてきた優れた一つですが、私自身、月経に伴う治療に使うチンキ剤として欠かせないハーブの一つとなっています。

▶薬草としての効果

更年期障害のほてり、寝汗、動悸、頭痛、不眠、情緒不安、落ち込みといった症状から、痙攣性の生理痛、卵巣の痛み、PMS（月経前症候群）に、また PCOS（多嚢胞性卵巣症候群）にも、ほかのハーブと合わせて利用されます。ストレスをはじめイライラなど神経過敏、骨関節炎やリウマチといった痛み、耳鳴り、めまいにも活躍します。

▶エネルギーとしての働き

安定した重量感あるエネルギーを持っています。苦味と一緒に刺激感が口内に広がり、少し間を置いて甘味がふわっと舌に落ちてきます。体内に入ったハーブは一瞬にして首から下、肩から腕、手先まですっと降りていきます。身体を支えるすべての骨格、筋肉、組織全体の力が抜け、深呼吸の後のように心身がリラックスします。

使用部分
根・根茎（秋に採集）

味／性質
穏かな辛味・苦味・甘味／涼・乾

薬理作用
ホルモンバランス調整・鎮痙・子宮強壮・抗リウマチ・鎮静・出産時の子宮収縮

含有成分
トリテルペン配糖体（Acetin・Cimicifugo-side など）・イソフラボン（Formononetin）・タンニン・樹脂・サリチル酸・イソフェルラ酸

使用法
煎剤（1日1～5g ※国によって、より少ない量の使用を推奨する場合もあり）、チンキ剤（1日1～3㎖ ※アルコール度数60%を使用し、ハーブ1：アルコール3の配合で作る）

使用上注意
妊娠授乳中の使用を避けてください。また、6か月を越えるチンキ剤の長期使用も避けましょう。まれに胃腸の不快感や頭痛を訴える方も見られます。エストロゲン依存性腫瘍（乳癌や子宮内膜癌など）への使用も避けてください。

厚生労働省より「海外におけるブラックコホシュの利用に関する注意喚起について」〈http://www.e-bm.mhlw.go.jp/kinkyu/diet/060803-1.html〉として告知が出されております。

プランテーン

Plantain

英名／Plantain
学名／*Plantago majour L.*
和名／セイヨウオオバコ、オニオオバコ
オオバコ科オオバコ属
Plantaginaceae

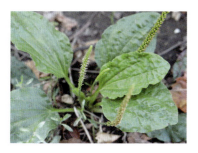

空き地や道端で見かけるプランテーン。このハーブは、踏みつけられても強くたくましく生え続けます。以前、グラストンベリーにある有名な丘に行ったときに、カーペットのようにプランテーンが群生しているのを見たことがありますが、その生命力と受容力に圧倒させられた覚えがあります。

プランテーンにはいろいろな仲間がありますが、日本でよく見られるオオバコ（*Plantago asiatica*）には同じような作用があり、使い方も類似しています。

▶薬草としての効果

非常に優れた治癒作用・粘膜強壮作用があり、膀胱炎などの尿路炎症や呼吸器系の炎症、胃炎など消化器系の炎症、そのほか過敏性腸症候群（IBS）や下痢に使用されます。抗カタル作用や抗アレルギー作用があるともいわれ、アレルギー性の鼻炎などにも利用されます。このほかにも利尿作用、血液循環への強壮、リンパ系にも働きかけます。外用では傷や腫れ物、痔などの治癒に役立つハーブです。

▶エネルギーとしての働き

身体に滞った余分な熱を取るハーブです。熱を帯びて乾燥した組織に潤いと涼感を与えながら、リンパ・血液・水分のめぐりを向上させてくれます。口当たりもさっぱりした味で、飲んだ瞬間から口の粘膜、喉、肺、胃腸などの潤いを与える器官へ一気に流れ込むエネルギーを感じます。一呼吸置くと、膀胱や下半身にも心地良い流れを感じることができるでしょう。

使用部分
葉

味／性質
鹹味・穏やかな渋味・苦味／涼・乾

薬理作用
去痰・粘膜強壮・抗カタル・利尿・伝統的な使い方としてリンパ系のトラブルやアレルギーに

含有成分
イリドイド配糖体（Aucubin）・フラボノイド（Apigenin）・粘液質・タンニン・ミネラル・ビタミン類

使用法
浸剤（1日4～10g）、チンキ剤（1日3～5㎖ ※アルコール度数25％を使用し、ハーブ1：アルコール3の配合で作る）

チンキ剤のアルコール度数と配合は、専門家向け処方用のレシピです。
初心者は42頁の家庭用チンキ剤の作り方を参考にしてください。

ペパーミント　　　　　　　　　Peppermint

英名／Peppermint
学名／*Mentha × piperita L.*
和名／セイヨウハッカ
シソ科ハッカ属
Lamiaceae/Labiatae

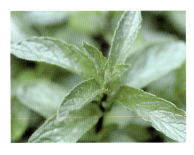

　ペパーミント®の浸剤を飲んだことはなくても、その風味を生かした食べ物を口にする機会は多いでしょう。私が住む州は、その昔ペパーミント®の産地だったそうです。

　浸剤もとても爽やかな飲み心地ですが、フレッシュハーブから作ったチンキ剤では、ミントのパワーが凝縮したかのようにキリリとした芳香が瓶いっぱいに香り、味も浸剤の数倍のパワフルな爽快さを味わえます。一部のメディカルハーバリストの中には精油をチンキ剤に混ぜて処方する場合もあります。

▶薬草としての効果

　優れた発汗作用を持つこのハーブ。冬には身体を温め夏には冷やす絶妙の働きをします。風邪の初期症状、鼻づまり、鼻水、副鼻腔の痛み、鼻炎、咳、頭痛にはヤローなどと一緒に用います。また優れた鎮痙、駆風、胆汁分泌促進があることから、消化不良や疝痛、お腹の張り、過敏性腸症候群（IBS）、胆石に利用され、吐き気やつわり、乗り物酔いにも活躍します。精油は優れた鎮痛作用を持ちます。

▶エネルギーとしての働き

　口に含んだ瞬間、涼しい風が身体の中を吹き抜けます。一息目で鼻の奥に、二息目で喉元に、三息目では深い呼吸が自然に生まれ、鼻から肺の奥までペパーミント®のエネルギーが広がっていきます。最初に心身が目覚め、そして深い呼吸をし終わった後にはモヤモヤした気持ちが晴れるような感覚を与えてくれます。

使用部分
地上部（開花直前に採集）

味／性質
辛味・穏かな甘味／温の後に涼・乾

薬理作用
鎮痙・駆風・胆汁分泌促進・制吐・健胃・賦活・刺激・末梢血管拡張・抗菌・咳止め【外用】鎮痒・殺菌・鎮痛

含有成分
精油（Menthol・Menthone・1,8-Cineol）・ロズマリン酸・タンニン・苦味成分

使用法
浸剤（1日5〜10g）、チンキ剤（1日1〜4ml ※アルコール度数45％を使用し、ハーブ1：アルコール4の配合で作る）

使用上注意
胆石や食道逆流の症状がある方は、使用に禁忌や注意が必要になる場合があります。妊娠中の多量使用は注意してください。授乳中の使用は母乳の分泌を減らす恐れがあります。乳児への利用は注意・禁忌となる場合もあります。

ホーステール

Horstail

英名／Horstail
学名／*Equisetum arvense L.*
和名／スギナ
トクサ科トクサ属
Equisetaceae

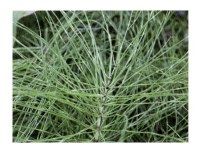

ホーステールは、はるか昔から薬草として利用されているハーブです。スギナといえば春にお目見えする胞子茎（ツクシ）を思い浮かべる方も多いでしょう。私も日本にいた頃はツクシ採りを楽しみ、春の味を楽しんでいました（残念ながら英国ではツクシを食べる習慣がありません）。

夏になると、河原や空き地では緑色のスギナを見かけることができるでしょう。その姿は太陽の光を受けて、まるで光り輝く緑のカーペットのようです。

▶薬草としての効果

穏かな利尿作用があり、膀胱炎や尿道炎をはじめとした尿路器系の感染症に活躍するほか、血尿や排尿障害、良性の前立腺肥大、前立腺炎にも利用価値の高いハーブです。尿路感染にはブクー®やカウチグラス、血尿にはヤローと一緒に使用されます。私は夜尿症にも利用しています。ほかにも月経過多や胃と肺からの出血に使用したり、弱った髪や爪のケア、皮膚症状、傷の回復に活用されたりします。

▶エネルギーとしての働き

草原に吹き抜ける爽やかな風と一緒に芳しい緑の香りが鼻を刺激しながら、軽やかに喉元を通り過ぎていきます。喉元から胃腸へと流れ込むにつれて、背骨と腰回りに力強いサポート力が感じられます。このハーブがもたらす頑丈なエネルギーがまっすぐな安定感をもたらし、同時に身体の組織を強めてくれるかのようにどっしりと広がっていきます。

使用部分
地上部

味／性質
穏かな苦味・穏かな甘味／涼・乾

薬理作用
利尿・収斂・止血・組織治癒

含有成分
ミネラル（Silica・Al・Ca・K・Mg など）・フラボノイド（Quercetin・Kaempferol など）・タンニン・フィトステロール・サポニン・アルカロイド

使用法
浸剤または煎剤（1日3～10g）、チンキ剤（1日2～6㎖ ※アルコール度数25% を使用し、ハーブ1：アルコール2の配合で作る）

使用上注意
腎臓機能不全や心臓不全による浮腫の場合、使用は避けてください。まれにアレルギー反応を起こす方もいらっしゃいます。

チンキ剤のアルコール度数と配合は、専門家向け処方用のレシピです。
初心者は 42 頁の家庭用チンキ剤の作り方を参考にしてください。

ホーソーン　Hawthorn

英名／Hawthorn
学名／*Crataegus laevigata*(Poir.)
　　　　Crataegus monogyna Jacq.
和名／セイヨウサンザシ
バラ科サンザシ属　Rosaceae

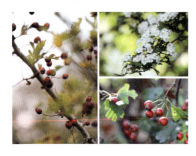

　5月になると英国各地でホーソーンの白い可憐な花の姿を見ることができます。秋になれば深みのある鮮やかな赤色の実が、歩く人々の目を楽しませてくれます。実の色はまるでこのハーブが与えてくれる薬効の特徴を示すかのようです。

　フレッシュの実からはとても美味しいチンキ剤が出来上がります。実は心臓への働きが、花や葉は末梢血管への働きが強いともいわれ、花や葉のチンキ剤と実のチンキ剤を一緒に使うことも多くあります。

▶薬草としての効果

　心臓はじめ循環器系に働きかけるハーブです。血圧を調整する働きがあるといわれ、高血圧だけでなく低血圧にも利用されます。心臓機能低下、頻脈、動悸、息切れ、さらに冠状動脈の末梢血管の血流改善、狭心症、血栓症、動脈硬化症、間欠性跛行症への予防や治療にも使われます。不整脈などが原因の不眠や不安にも効果が見られます。実は下痢や消化不良にも用いられます。

▶エネルギーとしての働き

　ハーブのエネルギーは脈打つかのように血液と融合されて、心臓やすべての器官、神経系へと進んでいきます。心と心臓へ、バイタリティーと同時に平穏な優しい気持ちを与えてくれます。怒りや失意、攻撃的な感情が邪魔をして心を閉ざしている状態のときに、再び愛情を感じられるよう、心のドアを開ける働きをもたらしてくれます。

使用部分
葉・花・実

味／性質
【葉と花】ほのかな甘みと淡味／涼・平・乾【実】穏やかな甘みと渋味・酸味／平・温・乾

薬理作用
強心・血管拡張・冠状動脈拡張・抗酸化・収斂・降圧・抗不整脈・鎮静・穏かな利尿

含有成分
オリゴメリックプロアントシアンジン・カテキン・フラボノイド配糖体（Hyperoside・Rutin・Vitexin・Quercetin など）

使用法
【葉と花】浸剤（1日0.5〜5g）、チンキ剤（1日1〜4㎖ ※アルコール度数25〜30%を使用し、ハーブ1：アルコール3の配合で作る）【実】煎剤（1日1〜5g）、チンキ剤（1日2〜5㎖ ※アルコール度数45%を使用し、ハーブ1：アルコール2の配合で作る）

使用上注意
強心配糖体（ジゴキシン）との併用には注意が必要です。降圧剤との併用には専門家の指導を仰ぐこと。

ホップ　　　　　　　　　　　Hops

英名／ Hops
学名／ *Humulus lupulus L.*
和名／セイヨウカラハナソウ
アサ科カラハナソウ属
Cannabaceae

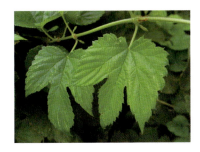

　ホップ®は、状況に対応できずに焦ってしまうとき、落ち着きをもたらしてくれる頼もしいハーブです。所在なげに漂う気をすっと降ろし、静かな気分で慌てずに自分自身を感じられるよう、心と身体のつながりやバランス感を取り戻させてくれます。
　乾燥したホップ®の軽くふわふわした感触からは想像できませんが、腰や足にしっかりと力がみなぎり、青く透明な海の底にゆっくりと解き放たれたかのような静穏と安定を生み出してくれます。

▶薬草としての効果

　落ち着かない、ざわざわするといった、不安や神経が高まったときの緊張とイライラに利用します。心の熱を冷ますように、神経がすっと鎮まるのを助けてくれます。神経の高ぶりや心のざわつきから起こる不眠にも定評があり、パッションフラワーやスカルキャップと一緒に利用できます。鎮静作用と健胃作用にも優れているため、神経性の胃痛や胃痙攣、過敏性腸症候群（IBS）といった症状にも活躍してくれます。

▶エネルギーとしての働き

　最初は舌と喉の奥に苦味が広がり、喉元を過ぎたと同時に、頭が感じていた熱やのぼせ、ふわふわと落ち着きなく漂っている気がすっと一気に鎮まって降りていきます。その後ゆっくりと体内器官、特に胃腸と肝臓などの緊張した組織や神経を緩めながら広がっていきます。

使用部分
雌毬花

味／性質
苦味・ほのかな辛味と渋味／寒・乾

薬理作用
鎮静・鎮痛・催眠・苦味健胃・利尿・エストロゲン様作用

含有成分
苦味成分・(Humulone・Lupulone など)・精油（Myrcene・Humulene など）・フラボノイド・植物エストロゲン（8-Prenylnaringenin など）・タンニンなど

使用法
浸剤（1日1～3g）、チンキ剤（1日1～3㎖　※アルコール度数60％を使用し、ハーブ1：アルコール3の配合で作る）

使用上注意
妊娠中の使用は注意が必要です。また、鬱状態のときに使用するのは避けてください。鎮静剤との併用も注意が必要になる場合があります。エストロゲン依存症腫瘍やホルモン療法を使用中の方も使用を避けてください。

チンキ剤のアルコール度数と配合は、専門家向け処方用のレシピです。
初心者は 42 頁の家庭用チンキ剤の作り方を参考にしてください。

マーシュマロウ　Marshmallow

英名／ Marshmallow
学名／ *Althaea officinalis L.*
和名／ウスベニタチアオイ
アオイ科ビロードアオイ属
Malvaceae

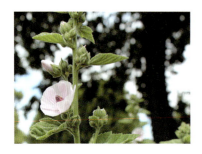

偉大なる先達はハーブの薬効を理解するために、個々の植物の性質やメッセージを読み取って利用法を発見してきました。彼らに従って、ビロードのようなマーシュマロウの葉を触り、葉と根を用いて冷浸剤の製作を体験すれば、このハーブの効能をおのずと理解できるのではないでしょうか。

このハーブは通常の浸剤で作ることもできますが、できることなら6時間ほど水に浸して作る冷浸剤を使うことをお勧めします。

▶薬草としての効果

根や葉には粘液質が多く含まれ、根は特に消化器系、葉は泌尿器系と呼吸器系に使われます。根は胃腸の粘膜保護として炎症や潰瘍、胃酸過多、胸焼け、下痢、便秘などに。葉は喉の痛み、咳、気管支炎のほか、膀胱炎など泌尿器系の炎症に活躍します。冷浸剤やチンキ剤のほか、シロップでも利用されます。外用では粉末にした根を少量の水またはカモミールジャーマンなどの浸剤で練り、皮膚の潰瘍、腫れものに活用します。

▶エネルギーとしての働き

心身の傷ついた部分を柔らかく包み保護しながら、とろりとした感触の心地良い流れが、ゆっくりと身体のすみずみへと浸透していきます。まるで早朝の緑深い森の霧のように、しっとりと身体の渇きや乾燥を潤してくれます。過剰な熱を冷ますほど涼感が強いのですが、不思議に冷たい感じはなく、むしろ温かく守られているように感じられます。

使用部分
葉（開花後に採集）・根（秋に採集）

味／性質
甘味・ほのかな淡味と鹹味／涼・湿

薬理作用
【葉】粘膜保護・穏かな利尿・去痰
【外用】皮膚軟化・創傷治癒

含有成分
粘液質・フラボノイド（Quercetin・Kaempferol など）・フェノール酸・ペクチン・タンニン・アスパラギン・クマリンなど

使用法
冷浸剤または浸剤（1日5～10g）、チンキ剤（1日1～5mℓ　※アルコール濃度25%を使用、ハーブ1：アルコール2～3の配合で作る）

使用上注意
薬剤の吸収を遅らせる恐れもあるので、薬と一緒には飲まないでください。

マリーゴールド　Marigold

英名／Marigold
学名／*Calendula officinalis L.*
和名／トウキンセンカ
キク科キンセンカ属
Asteraceae/Compositae

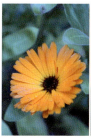 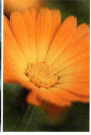

内服・外用ともに使われているハーブとしては、一番ポピュラーなハーブといえるのではないでしょうか？　アロマセラピーのマッサージに温浸出剤を利用したり、ホメオパシーのレメディーの材料としてなど、自然療法の世界で幅広く利用されています。

花の色は黄色から濃いオレンジ色とありますが、ハーブとして使用する場合には、濃いオレンジ色の花部に、管状花が少数で構成された中心部の濃い色ものが好まれて使われます。

▶薬草としての効果

消炎・創傷治癒作用に優れ、アトピー・湿疹といった皮膚のトラブルだけでなく胃腸の炎症、口内炎・歯肉炎などにも内服・外用（塗布・うがい薬など）として活躍します。また、リンパや免疫系の働きを促す作用があり、風邪やインフルエンザ、リンパ腺の腫れに利用できます。ほかにも抗真菌作用があり、月経不順をはじめ、乳腺炎などにも利用されます。

▶エネルギーとしての働き

まっすぐ伸びたみずみずしく力強い茎と美しいオレンジ色の花を見て、ほのかに甘い香りを嗅ぐだけでも、このハーブが持つ温かさと強さを感じることができるでしょう。優しく風が通るように身体の中に流れ込み、そして身体の中心から光が発散するように心身の滞りを動かし、余分な湿気や熱を取ってくれます。

使用部分
主に花部、または全草

味／性質
苦味・ほのかな甘味・鹹味・辛味／平～涼・乾

薬理作用
消炎・創傷治癒・抗菌・抗ウイルス・免疫力促進・リンパ系の活性と浄化・穏やかな発汗・鎮痙・収斂・止血・月経調節・胆汁分泌促進・体質改善

含有成分
苦味質・βカロテン・多糖類・樹脂・フラボノイド（Rutin・Isoquercetin など）・フィトステロール（β-Sitosterol）・精油・サポニン・粘液質

使用法
浸剤（1日3～12g ※ドライハーブで作る）、チンキ剤（1日1～4㎖ ※アルコール度数25%を使用し、ハーブ1：アルコール2の配合で作る。抗真菌作用を期待する場合は90度のアルコールを使用）

使用上注意
キク科の植物に対してアレルギーがある場合は使用を控えてください。妊娠初期の使用は禁忌。その他の時期の使用も専門家の指示を仰ぐこと。

チンキ剤のアルコール度数と配合は、専門家向け処方用のレシピです。初心者は42頁の家庭用チンキ剤の作り方を参考にしてください。

マレイン　　　Mullein

英名／Mullein
学名／*Verbascum thapsus L.*
和名／ビロウドモウズイカ
ゴマノハグサ科モウズイカ属
Scrophulariaceae

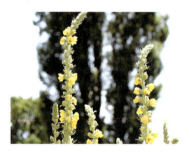

　マレインは、柔らかい毛に包まれていて、淡く優しい黄色の花をつける背高なハーブです。虫が大好きなハーブでもあるようで、花や葉の間にたくさんの虫がついているのを発見できます。花は、夏の間に一つひとつ手で摘んでいきますが、ハーブ剤作りの前に、花についている虫がほかの場所に移れるよう、少しの間だけ日陰に保管するようにしています。
　マレインはとても穏かな味なので、どなたでも楽しむことができるでしょう。

▶薬草としての効果

　乾いた咳や炎症性の咳に活躍するハーブで、気管支炎、喘息、百日咳、肺炎、風邪、インフルエンザに利用することができます。また、咳や炎症から起こる喉の痛みや鼻炎、花粉症にも、アイブライトやペパーミント®と一緒に利用できます。リンパ系への浄化作用と穏かな利尿作用もあり、リンパの腫れや関節炎にも用いられます。花から作った浸出油は、中耳炎などの耳の痛み、炎症、不快感に点耳薬や塗薬として使用されます。

▶エネルギーとしての働き

　ふんわりと優しく柔らかいエネルギーが口いっぱいに広がります。適度な湿感がとても喉ごしに良く、心身の乾燥した部分が潤ってしっとりと守られる感覚を受けます。空気の流れが改善され、胸元や呼吸までも楽になるようです。押し出すといった感覚はないのですが、ふと気がつくと、溜まっていた余分な粘液や熱などが、すっと浄化されるようです。

使用部分
葉（開花後に採集）・根（秋に採集）

味／性質
ほのかな甘みと渋み＆苦味／収斂・涼・湿の後に乾

薬理作用
【内服】去痰・鎮咳・粘膜刺激緩和・穏やかな発汗
【外用】創傷治癒・殺菌

含有成分
粘液質・サポニン・イリドイド配糖体（Aucubin）・フラボノイド

使用法
浸剤（1日10〜20g）、チンキ剤（1日3〜8㎖ ※アルコール度数25%を使用し、ハーブ1：アルコール2の配合で作る）

メドゥスイート　Meadowsweet

英名／Meadowsweet
学名／*Filipendula ulmaria (L.) Maxim.*
和名／セイヨウナツユキソウ
バラ科シモツケソウ属
Rosaceae

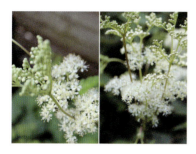

メドゥスイート®は、夏の太陽の下で涼しげに気品を持った花を咲かせます。白くふわふわとした花は、遠くから見るとまるで綿毛の中に光の妖精達が集まっている姿のようで、思わず花に触れたくなります。

花からはほんのり甘く、青く澄み通った香りが漂います。「薬草っぽい香り」という言い方が当てはまるかもしれません。夏の草原でそよ風に吹かれながら涼しげにたたずむ姿は、見ている者まで清らかで緩やかな気持ちにしてくれるようです。

▶薬草としての効果

消化不良、胃酸過多、胸焼け、下痢、そして胃炎や胃潰瘍、十二指腸潰瘍などに活躍します。単品でも、カモミールジャーマンやマーシュマロウ根とブレンドしても効果的です。また、関節炎やリウマチにも利用され、状態に合わせてブラックコーホッシュ®などと一緒にブレンドしたりします。さらに、穏かな殺菌作用や利尿作用があり、尿道炎や膀胱炎にも使用されます。

▶エネルギーとしての働き

引き締めながらも必要な部分は緩め、毒素を浄化しながらまっすぐに、しっとりとそれでいてさらっとした心地が残るように進んでいきます。胃や泌尿器系には、時間をかけてゆっくりと浸み込んでいくようです。また手足の指先までエネルギーは行きわたり、余分な熱や湿を取り除くと同時に潤滑さを与える働きを感じます。

使用部分
地上部（開花時に採集）

味／性質
甘味・苦味・鹹味・渋味／涼・湿・乾

薬理作用
抗潰瘍・消炎・泌尿器系への穏かな殺菌・収斂・抗リウマチ・制酸・利尿・鎮痛

含有成分
フラボノイド・フェノール配糖体（Spiraein・Gaultherin など）・精油（Salicylaldehyde など）・タンニン・Salicylic acid・粘液質

使用法
浸剤（1日5～10g）、チンキ剤（1日3～6㎖ ※アルコール度数25～45%を使用し、ハーブ1：アルコール2の配合で作る）

使用上注意
妊娠授乳中の使用は、専門家の指示を受けてください。G6PD 欠乏症・血液凝固異常・サリチル酸塩に対する過敏症の方は、使用に注意または禁忌となる場合があります。なお、抗血液凝固剤との併用には注意が必要です。便秘や鉄欠乏性貧血、栄養失調の方の使用にも注意が必要になる場合があります。

チンキ剤のアルコール度数と配合は、専門家向け処方用のレシピです。初心者は 42 頁の家庭用チンキ剤の作り方を参考にしてください。

ヤロー　Yarrow

英名／Yarrow
学名／*Achillea millefolium L.*
和名／セイヨウノコギリソウ
キク科ノコギリソウ属
Asteraceae/Compositae

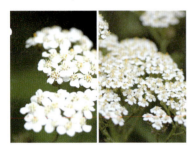

ヤローは、聖水のように清らかな白い花をつけます。このハーブのそばにいるだけで、さまざまな障害や苦難から守られるような心強さを感じ受けます。優しいというよりは誠実という言葉がぴったりで、自分自身の心に対してうそや偽りなく動き進めるよう、恥じることがないよう、強い心を持つ力を与えてくれるハーブです。

夏の英国では空き地や草原などでよく目にすることのできるハーブの一つです。

▶薬草としての効果

月経周期の正常化や子宮内膜症、子宮筋腫などの症状の緩和のほか、女性生殖器系の炎症にも効果的です。炎症にはフレッシュのチンキ剤を特にお勧めします。月経時の多出血をはじめ、鼻血など出血全般にも利用できます。また細動脈、細静脈への強壮作用もあり、静脈瘤や痔にも活用されます。このほかにも高血圧や更年期のほてり、風邪、発熱などにも活躍します。

▶エネルギーとしての働き

口の中いっぱいに広がった甘味と苦味、そして元気のよいエネルギーは、手足の指先や皮膚の表面、頭皮にまで風が吹くように広がっていきます。内から外へ発する動きに並行して内臓器官、特に骨盤の辺りや消化器系へ、よどみや必要のない力、熱といったものを取り除き、じっくりと十分な速さで解き放つように、確実に進んでいきます。

使用部分
地上部（開花時に採集）

味／性質
苦味・渋味・ほのかな甘味と辛味／涼・乾

薬理作用
発汗・解熱・抗炎症・鎮痙・止血・末梢血管拡張・抗菌・降圧・通経・健胃・創傷治癒

含有成分
精油（Azulen・Camphor・β-Pinen・Borneol・Thujon など）・セスキテルペンラクトン類（Achillin・Achillicin など）・フラボノイド（Apigenin・Luteolin・Quercetin）・ステロール・サリチル酸・Caffeic acid・クマリン類など・タンニン・苦味アルカロイド（Achillein）

使用法
浸剤（1日5～10g）、チンキ剤（1日2～5㎖　※アルコール度数25％を使用し、ハーブ1：アルコール2の配合で作る）

使用上注意
キク科の植物にアレルギーのある人は使用に注意してください。妊娠中の使用は避け、授乳中の使用は専門家の指導の下で行ってください。

ラズベリーリーフ　　Raspberry Leaf

英名／Raspberry Leaf
学名／Rubus idaeus L.
和名／ヨーロッパキイチゴ
バラ科キイチゴ属
Rosaceae

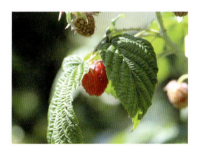

ブラックベリーほどではありませんが、ラズベリーも英国でよく見かけるハーブです。枝には触ると痛い、細かい棘が生えていますが、それはまるで傷つきやすい繊細な心や身体を守るかのようです。

乾燥した葉もほのかに甘酸っぱい香りがしますが、生の葉で作ったチンキ剤は、よりフルーティーな香りを楽しむことができます。英国ではラズベリーリーフは出産準備のお茶として、助産婦が妊婦に紹介するハーブとしても知られています。

▶薬草としての効果

出産準備のお茶として飲むタイミングは、国によって多少の違いが見られます。英国では安全を考えて出産3か月前から飲まれますが、それ以前からの使用の場合は、1日カップ1杯から3杯へと徐々に増やしていくかたちが取られます。ほかにもPMS（月経前症候群）や月経困難、月経過多、つわり予防、母乳の分泌促進、子宮強壮、下痢にも使われます。喉の痛みや口内潰瘍には、うがい薬としても利用できます。

▶エネルギーとしての働き

率直で均等、穏かでさらっとした気持ち良いエネルギーが、軽やかに体内に浸み込んでいきます。シンプルですんなりと受け入れられるハーブです。少し後から、子宮や胃腸系の緩んだ組織をじんわりと引き締めるような感覚を感じさせてくれます。特に子宮には引き締まるような力と緊張が緩まるような力が働き、調節といった動きが感じられます。

使用部分
葉（初夏に採集）

味／性質
まろやかな甘味と酸味・渋味／涼・乾

薬理作用
鎮痙・収斂・子宮刺激・子宮強壮・止瀉

含有成分
フラボノイド（Rutin・Quercetin・Kaemperfol）・タンニン・精油・ペクチン・ビタミンC・ミネラル（K・Ca・Mgなど）

使用法
浸剤（1日2～6g）、チンキ剤（1日3～6㎖ ※アルコール度数25％を使用し、ハーブ1：アルコール4の配合で作る）

使用上注意
出産準備のハーブとして知られていますが、初期の使用は避けたほうがよいでしょう。また便秘の方も、避けたほうがよい場合があります。

チンキ剤のアルコール度数と配合は、専門家向け処方用のレシピです。
初心者は42頁の家庭用チンキ剤の作り方を参考にしてください。

ラベンダー　　　　　　　　　Lavender

英名／Lavender
学名／*Lavandula officinalis*
　　　Lavandula angustifolia Mill.
和名／ラベンダー
シソ科 lavandula 属　Lamiceae/Labiatae

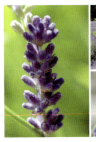
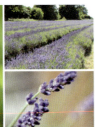

　私が住む地域には、以前は世界有数のラベンダー畑があり、多くの農家が栽培・蒸留の仕事に携わっていたそうです。今日でも小規模ですがラベンダー畑が数か所あり、毎年夏にはラベンダー色いっぱいの風景の中で収穫祭が行われています。
　芳香が素晴らしいラベンダーですが、香りを楽しむほか、効能も昔から人々の間で活用されてきました。第一次世界大戦中にはラベンダーを床に敷いて殺菌効果を高めるなどして利用されていたそうです。

▶薬草としての効果

　精油のほうが一般的ですが、浸剤やチンキ剤ももちろん楽しむことができます。あまり最初からたくさん入れるより、少なめから使い始めたほうが、自分の好みに合う量がわかりやすいかと思います。リラックス効果の高いハーブで、不安、不眠、神経過敏、緊張、神経性の動悸にローズやレモンバーム、カモミールジャーマンと一緒に飲用したり、入浴剤として利用します。また疝痛や頭痛にも利用できます。

▶エネルギーとしての働き

　優しい中にもキリリとした刺激感がある、そんなエネルギーを見せてくれます。すっと静かに頭や胸元からみぞおち、お腹へと降り、ざわざわしている部分を鎮めるような落ち着きを与えた後、今度は内から外へと温かい快活なパワーが穏やかに発散されていきます。自分を理解しうまく行動に移せるような自信と精神へのバランス感を与えてくれるようです。

使用部分
花

味／性質
穏やかな苦味・辛味／涼・温・乾

薬理作用
抗鬱・抗不安・鎮痙・駆風・神経強壮・抗菌・鎮痛・殺菌

含有成分
精油（Linalyl acetate・Linalool など）・フラボノイド・タンニン・クマリンなど

使用法
浸剤（1日2〜5g）、チンキ剤（1日1〜4㎖ ※アルコール度数45%を使用し、ハーブ1：アルコール2の配合で作る）

使用上注意
妊娠中の使用は避けてください。

リコリス　　　　　　　　　　　　Liquorice

英名／Liquorice/Licorice
学名／*Glycyrrhiza glabra* L.
和名／カンゾウ、スペインカンゾウ
マメ科カンゾウ属
Leguminosae

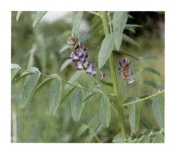

日本や中医学で使用されるリコリス®は、カンゾウ（甘草・GAN CAO）*G. uralensis*／ウラルカンゾウと呼ばれる種を利用されます。生薬または甘味料として利用されるハーブですが、学生時代に「リコリス®の味の好き嫌いを患者に聞いたほうがいい」と学んだくらい、このハーブは好みがはっきりと分かれるようです。

なお、ヨーロッパで使う*G.glabra*は、スペインカンゾウと呼ばれます。グリチルリチンが多く含まれたエキスの多量使用（週に30㎖以上）は避けてください。

▶薬草としての効果

胃炎や胃潰瘍、十二指腸潰瘍、胃食道逆流症といった消化器系の症状をはじめ、痰のからむ咳、喉の痛みを伴う咳や気管支痙攣、息切れ、気管支喘息、アレルギー性の呼吸器系の症状にも活用されます。また副腎皮への強壮サポートハーブとしても利用され、ステロイド治療を減薬されたい方やハーブ治療に変更されたい方などに、そのエストロゲン様作用から女性疾患に、それぞれ適用されます。外用では皮膚炎や単純ヘルペスに利用されます。

▶エネルギーとしての働き

独特の深い甘味とどっしりした大地のエネルギーを含んだ流れが、喉元からしっかりとそして優しく心身に流れ込んでいきます。ぎゅっと詰まったパワーがしっとりと柔らかく組織を守り、そして鋭気を養うように呼吸器系、胃腸から下腹部のほか心の奥底にまでくまなくめぐり、まるで大地とつながるような安定感を与えてくれます。

使用部分
根

味／性質
甘味・若干の苦味／平・湿

薬理作用
抗炎症・アダプトゲン・副腎への回復／強壮・去痰・鎮咳・鎮痙・胃腸の粘膜治療促進・エストロゲン様・穏やかな緩化

含有成分
トリテルペン系サポニン・（グリチルリチン）・フラボノイド・イソフラボン類・多糖類・ステロール・クマリン類・精油など

使用法
煎剤または浸剤（1日2〜10g）、チンキ剤（1日1〜4㎖ ※アルコール度数25〜45%を使用し、ハーブ1：アルコール3の配合で作る。

使用上注意
肝臓疾患・腎不全・高血圧・低K血症・浮腫・妊娠中の方は使用しないでください。長期使用・多量使用・授乳中の使用は注意が必要になる場合もあります。

チンキ剤のアルコール度数と配合は、専門家向け処方用のレシピです。
初心者は42頁の家庭用チンキ剤の作り方を参考にしてください。

リンシード（フラックスシード）   Linseed

英名／ Linseed/Flaxseed
学名／ *Linum usitatissimum* L.
和名／アマ
アマ科アマ属
Linaceae

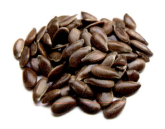

柔らかな色目の青い美しい花を咲かせるフラックス。種子をリンシード（フラックスシード）として、メディカルハーブの世界で利用されます。また、シリアルやサラダに混ぜて食べることもでき、健康食品としてもスーパーの店頭に並んでいます。

リンシードはオメガ3系脂肪酸であるα－リノレン酸が豊富に含まれており、種子から作られるオイルとともに必須脂肪酸の貴重な供給源として、健康維持から皮膚疾患、関節炎などに幅広く活用されます。

▶薬草としての効果

リンシードは便秘に効くハーブで、痙攣性と弛緩性の両方の便秘に利用できます（ただし、膨潤作用による緩下剤として働くため、使用の際は必ずコップ1～2杯の水を一緒に摂取してください）。そのほかにも胃炎をはじめとする消化器系粘膜の炎症、更年期症状、高脂血症とそれが要因となって起こるアテローム性動脈硬化症などの予防にも活用されます。

▶エネルギーとしての働き

リンシードは硬質感のあるつるつるとした手触りで、ひんやりした心地良さを与えてくれます。水に浸した種子は、涼しげな質感の中に温かなエネルギーを持ち、私達の粘膜を守りながら過剰な熱を取り除いて、不必要な湿を取り去ってくれます。種子の詰まった袋を持ったときの心地良い重量感が、そのまま私達の腸に優しく伝わってくるかのようです。

使用部分
種子

味／性質
淡味・若干の甘味と渋味／涼～温・湿

薬理作用
粘液刺激緩和・鎮静・鎮咳・去痰・緩下

含有成分
粘液質・リノール酸・α-リノレン酸・リグナン・樹脂・たんぱく質・ミネラルなど

使用法
【緩下剤】小さじ1～4杯の種子を軽くつぶし、そのまま食べてコップ1～2杯の水を飲むか、少量の水に一晩漬けて翌朝飲んでください。【その他】種子または粉末にしたものを1日小さじ1～2杯使用

使用上注意
水と一緒に摂取してください。腸閉塞の方は使用しないでください。医薬品との併用は、吸収を阻害する場合もあります。

レッドクローバー　　　Red Clover

英名／ Red Clover
学名／ *Trifolium pratense L.*
和名／ムラサキツメクサ、アカツメクサ
マメ科シャジクソウ属
Febaceae

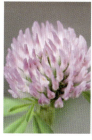
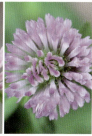

初夏になるとピンク色の美しいレッドクローバーの花を野原や牧場などあちこちで見ることができます。私達の身近に生息している、親切で優しいハーブの一つです。遠くから見るとまるで緑のカーペットに散らばったビー玉のようで、愛らしい色の花は見ているだけで心を和ませてくれます。

このハーブには、私達が生活の中で無意識に溜め込んでしまう心と身体の"毒素"を浄化し、毒素によって起こりうる疾患・不快感の緩和に役立ってくれます。

▶薬草としての効果

浄化のハーブとして昔から利用されてきました。湿疹や乾癬など慢性の皮膚疾患やにきびに、ダンデライオンやクリーバーズなどと一緒に用いられます。昔から腫瘍の治療や乳癌・卵巣癌などに飲用や外用の補助薬として使用されています。リンパ腺の腫れ、乳腺などにも活躍します。また、エストロゲン様作用があるハーブとして女性疾患に用いられます。咳や喉の痛みにも利用できます。

▶エネルギーとしての働き

初夏の土や風・水のように柔らかで清らかなエネルギーを感じます。体内に流れる血やリンパ液に自然に溶け込み、全身に広がっていくようです。身体に溜まった毒素や熱が心地良い湿感と浄化の流れによって軽減されていきます。心の奥底にしまい込んでいた悲観やつらさといった感情も、心の扉が開くように少しずつ自然に浄化されていくようです。

使用部分
花（開花時に採集）

味／性質
ほのかな甘味・渋味／平・涼・湿

薬理作用
体質改善・リンパ系の浄化・抗カタル

含有成分
フェノール配糖体（Trifolin など）・フラボノイド（Biochanin A・Formononetin・Genistein・Diadzin など）・植物ステロール・サポニン・サリチル酸・クマリン・精油・ミネラルなど

使用法
浸剤（1日2～8g）、チンキ剤（1日2～5㎖ ※アルコール度数25%を使用し、ハーブ1：アルコール3の配合で作る）

使用上注意
妊娠中の使用は注意をすること。エストロゲン依存性浮腫などの方へのイソフラボンが濃縮されたエキス剤などの使用は避けてください。

チンキ剤のアルコール度数と配合は、専門家向け処方用のレシピです。初心者は42頁の家庭用チンキ剤の作り方を参考にしてください。

レディースマントル　Lady's Mantle

英名／Lady's Mantle/Ladies Mantle
学名／*Alchemilla vulgaris L.*
和名／セイヨウハゴロモグサ
バラ科アルケミラ（ハゴロモグサ）属
Rosaceae

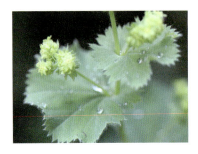

レディースマントルは、昔から英国のハーバリストが女性の疾患に用いてきた伝統あるハーブです。際立った科学的リサーチはなされていないものの、その役割と効果は偉大な先達の処方によって証明されてきました。数世紀経った現在でも、女性疾患への処方をする際に頻繁に利用されています。

私自身ハーバリストになってからというもの、レディースマントルは処方薬草棚に欠かせないハーブになっています。

▶薬草としての効果

過多出血や不正出血、特に子宮内膜症と子宮筋腫、そして更年期の出血異常によく処方されます。さらに出産後や流産後の生殖器に子宮の収縮促進を促すほか、月経周期の崩れにもチェストベリー®などホルモン作用があるハーブと一緒に処方されます。特にヤローとのブレンドは、よりいっそう効果が高まる傾向があります。ほかにも下痢や消化器系の感染に、外用ではおりものや膣の炎症に利用されます。

▶エネルギーとしての働き

水面に波紋が広がるように、エネルギーはゆっくりと滑らかに上半身から下半身へと浸透し、柔らかなベールに包まれるような温もりと静まりが感じられます。同時に頭と首、喉、胸元から生殖部、腰、背骨にかけては、まっすぐに力強く伸びていくような生命力が呼び起こされ、新しい自分へのステップを踏み出せるような気力が生まれるようです。

使用部分
地上部（開花時に採集）

味／性質
穏かな苦味・渋味／涼・乾

薬理作用
収斂・抗炎症・止血・月経調節・通経

含有成分
タンニン・フラボノイド・苦味成分・フィトステロール・サリチル酸など

使用法
浸剤（1日4〜12g）、チンキ剤（1日2〜6㎖ ※アルコール度数45%を使用し、ハーブ1：アルコール3の比率で作る）

使用上注意
妊娠中は使用を避けたほうがよいでしょう。

レモングラス　　Lemon Grass

英名／Lemon Grass
学名／*Cymbopogon citratus.*
和名／レモンガヤ、コウスイガヤ
イネ科オガルカヤ属
Poaceae/Gramineae

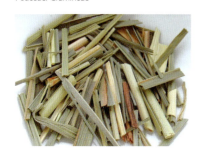

レモングラスはとても爽やかな味のハーブです。英国ではレモングラスを料理に用いたり、精油をアロマセラピーで使うのが一般的です。精油はとても人気がありますが、チンキ剤を使うことはないに等しく、使用はもっぱら浸剤となります。

　私自身は、このハーブの味が好きで、ハーブティーとして愛飲しています。特に夏の暑い午後などには、リフレッシュティーとして、スペアミントやジャスミンと一緒にブレンドして楽しんでいます。

▶薬草としての効果

　食後のお茶として口の中をすっきりさせるだけでなく、消化促進としても働き、消化不良や食欲不振、お腹の張りや腹痛に活躍します。ストレスが高い場合であればレモンバームやレモンバーベナ、オートと一緒にブレンドするとよいでしょう。爽快感を高めたいときには、ペパーミント®を合わせるのがお勧めです。なお、レモングラスの精油は、抗菌、抗真菌作用が高いほか、マッサージオイルとして筋肉痛に活躍します。

▶エネルギーとしての働き

　心地良い刺激とレモンのように爽やかな香りが舌と嗅覚を刺激します。まるでレモンと草原の香りの混じったような涼風が喉を通り過ぎて、エネルギーが心身にすっと入り込むようです。喉が潤うとともに、心身に溜まっている過剰な熱が自然に消えていきます。爽快なエネルギーは心の疲れも取り、前向きに頑張れる力を与えてくれます。

使用部分
葉

味／性質
辛味・苦味／涼・乾

薬理作用
健胃・駆風・発汗・解熱・鎮痙・利尿・通経・催乳（精油：抗菌・抗真菌）

含有成分
精油（Citral・Geraniol・Nerol・Limonene など）・アルカロイド・フラボノイド・βシトステロールなど

使用法
主に浸剤を使います（1日5～8g）

使用上注意
妊娠中は使用を避けたほうがよいでしょう。

レモンバーベナ　　Lemon Verbena

英名／Lemon Verbena
学名／*Aloysia citrodra* / *Lippia citriodora*
和名／コウスイボク
クマツヅラ科コウスイボク属
Verbenaceae

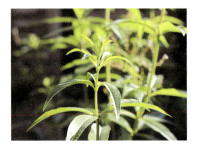

レモンに似た爽やかな香りと味を持つハーブです。英国でもこのハーブのファンは多く、私がショップ勤めをしていたときに、とても嬉しそうにこのハーブを購入される方を多く見かけました。メディカルハーブとしての価値は残念ながら低く、作用についての研究はまだ進んでいません。

主に浸剤を使いますが、このフレッシュハーブをウォッカに漬け込んで作るチンキ剤は、とても爽やかでリフレッシュ感があってお勧めです。

▶薬草としての効果

レモンバームと似た作用を持つハーブです。消化不良や胃痛、お腹の張りといった胃腸の不快感に使えます。レモンバームはもとよりレモングラス、キャットニップといった消化促進作用があるハーブと一緒にブレンドするのもよいでしょう。また鎮静作用にも優れていて、神経性の胃腸の不調から不安、神経過敏といった症状にも、スカルキャップやカモミールジャーマンと一緒に活用することができます。

▶エネルギーとしての働き

口に含んだ瞬間、とても爽やかで軽いエネルギーを感じますが、喉元を通り過ぎると、胃腸や頭へ勢いよくぐんぐんと伸び広がる動きにびっくりさせられます。頭の疲れが取れて気持ち良く感じられると同時に、胃腸の辺りで留まっている不快感や緊張が解消されて楽になります。また、それと並行して気持ちも丸く緩やかになっていくようです。

使用部分
葉
味／性質
穏かな酸味／涼・乾
薬理作用
駆風・鎮静・神経回復・鎮痙・解熱
含有成分
精油（Geranial・Neral・Limonene・β-Caryophyllene・1,8-Cineoleなど・タンニン・フラボノイド
使用法
主に浸剤を利用します（1日2〜6g）

レモンピール & レモン Lemon Peel & Lemon

英名／Lemon Peel & Lemon
学名／*Citrus limon*
和名／レモン
ミカン科ミカン属
Rutaceae

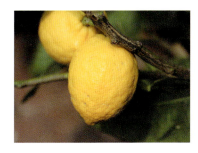

爽やかなレモンの果実と果皮は、幅広い使い方があります。英国でもデトックスや風邪予防として、レモンの果実を絞ってお湯で割って飲む習慣がある方は少なくありません。生活に役立つ食べ物としての知識があるため、処方の際にもハーブの処方箋に加えて食生活などで利用していただく提案をすることが多いです。

爽やかな香りで、人気のレモンの精油も優れた効能を持ち、多様な場で活躍します。

▶薬草としての効果

強い抗酸化力を持つエリオシトリン（フラボノイド）や毛細血管の強化作用に優れたヘスペリジンを含み、静脈瘤の予防や治療をはじめ動脈硬化防止にも利用できます。また殺菌作用もあることから、風邪やインフルエンザ、扁桃腺炎をはじめとする感染の予防としても活躍するハーブです。また毒素排泄作用にも定評があり、関節の痛みやリウマチ、痛風そして湿疹やおできといった症状にも活躍します。喉の渇き、胸焼け、歯肉の腫れや出血、心身疲労にも有効です。

▶エネルギーとしての働き

口に含んだ瞬間、レモン独特の酸っぱさと、組織がキュッと引き締まるような収斂性を感じます。全身の組織が快活に動き出す、そんなエネルギーが広がっていくようです。全身の"液"の流れを促進させると同時に、身体に溜まった毒素を体外にスムーズに流し出してくれます。さらさらと清らかな浄化のパワーを心身ともに感じ取れるでしょう。

使用部分
果皮・果実

味／性質
酸味・穏かな甘味・渋味／涼・乾

薬理作用
殺菌・抗リウマチ・抗バクテリア・抗酸化・解熱・駆風

含有成分
精油（Limonene・β-Pinene など）・クエン酸・エリオシトリン・ヘスペリジン・ビタミンA・B1・B2・B3・C など

使用法
煎剤（1日8～14g）、生の果実で作るジュース（1日半個～2個 ※少量から始めること）、チンキ剤（1日2～4㎖ ※アルコール度数45%を使用し、ハーブ1：アルコール4の配合で作る）

使用上注意
急性の痛みがあるときは、使用を避けてください。

ローズヒップ　　Rose Hip

英名／Rose Hip/Dog Rose
学名／*Rosa canina L.*
和名／イヌノイバラ
バラ科バラ属
Rosaceae

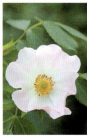 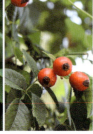

　ローズヒップは、夏にかわいらしい花をつける「ドックローズ」または「ワイルドローズ」と呼ばれるハーブの偽果です。現在はハーバリストが処方するハーブというより、家庭で民間療法的に楽しまれ利用されています。

　ビタミンCが豊富で、日本でもハーブティーとして多くの方に知られるようになりました。ハーブティーのほか、フレッシュの実を摘んで作るローズヒップシロップや、チンキ剤として利用することができます。

▶薬草としての効果

　ビタミンC補給のお茶として利用されます。喉の渇きを緩和するともいわれ、風邪の引き始めや予防、便秘に用いるほか、チンキは下痢にも利用されます。市販のティーバッグはハイビスカスと一緒にブレンドされている場合も多く見られます。酸味が苦手な場合は少々のはちみつを入れたり、爽快感が好きな方はミント系のハーブやレモンバーベナ、レモングラスと一緒にリフレッシュティーとしてブレンドしても楽しめます。

▶エネルギーとしての働き

　口に含んだ瞬間、キュッと引き締まるような酸味と収斂性を強く感じます。酸味とともに、まるでみずみずしい果物を食べたときのように身体が喜ぶエキスが流れ込むようです。軽やかなエネルギーが喉元を通り過ぎた後に、一呼吸置いてゆっくりとほのかな甘味の優しさが広がっていきます。その中でも喉や肺、胃腸系への広がりが特に強いようです。

使用部分
偽果

味／性質
ほのかな甘味・酸味・渋味／平

薬理作用
収斂・緩下・利尿・抗炎症

含有成分
ビタミンC・B・ペクチン・タンニン・フラボノイド・カロチノイド・ミネラル・アスコルビン酸・クエン酸など

使用法
浸剤（1日3〜7g ※細かく切ったものや粉末を使用し、長めに浸出すること）、煎剤（1日3〜7g）、チンキ剤（1日3〜5㎖ ※アルコール度数25%を使用し、ハーブ1：アルコール5の配合で作る）

ワームウッド　　　　　　Wormwood

英名／Wormwood
学名／*Artemisia absinthium L.*
和名／ニガヨモギ
キク科ヨモギ属
Asteraceae/Compositae

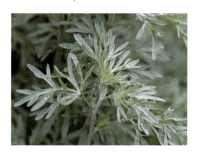

ワームウッド®は、ギリシャ時代から使われているハーブです。心身どちらの症状にも使いますが、その効能はこのハーブの苦味のようにとても強く、頻繁に使用するというよりは、どうしても必要と感じたときに少量を短期間で使う場合が多いです。

私も身体症状のほか、心に迷いがあるときや前に進む自信がないとき、気持ちがなえて怠けているとき、気分が沈んでいるときなどに、ワームウッド®のパワーをいただくことがあります。

▶薬草としての効果

苦味には健胃作用があり、肝臓をはじめ消化器系の機能を促進します。消化促進、食欲増進、鼓腸、疝痛、吐き気、肝炎、黄疸などの症状に活躍します。また病後や身体が衰弱しているときに、毒素排泄促進や免疫力促進に役立つハーブとして知られています。また風邪やインフルエンザ、カタル症状のほか、生理痛や遅れがちの月経にも利用されます。気分の落ち込みや精神疲労によるだるさといった症状にも有用なハーブです。

▶エネルギーとしての働き

口に含んだだけで目の覚めるようなキリリとした感覚が全身を刺激します。ふわふわしてまとまらない気持ちや頭にもやがかかったような停滞感、心に残るやり場のない怒りをすっと浄化し、心に落ち着きと同時にやる気や勇気をもたらしてくれます。心身の過剰な熱を鎮め、消化器官にはしっかりと動くように元気づけるエネルギーを注いでくれます。

使用部分
地上部（開花時に採集）

味／性質
苦味・穏かな辛味・渋味／涼・乾

薬理作用
苦味健胃・駆風・駆虫・子宮刺激・抗炎症・精神刺激・通経

含有成分
セスキテルペンラクトン（Absinthin・Artemetin）・精油（Thujoneなど）・フラボノイド・タンニンなど

使用法
浸剤（1日1〜5g）、チンキ剤（1日0.2〜2ml ※アルコール度数45％を使用し、ハーブ1：アルコール5の配合で作る）

使用上注意
妊娠授乳中は使用しないでください。多量使用や長期使用は避けてください。腎臓に障害がある方は注意が必要です。なお、キク科の植物に対してアレルギーがある方は注意が必要です。

チンキ剤のアルコール度数と配合は、専門家向け処方用のレシピです。初心者は42頁の家庭用チンキ剤の作り方を参考にしてください。

ワイルドレタス　Wild Lettuce

英名／ Wild Lettuce
学名／ *Lactuca virosa* L.
キク科 Lactuca 属
Asteraceae/Compositae

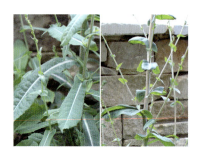

　ワイルドレタス®はあまり一般的ではありませんが、「この人の、このときに」といった特定の状況や性質に合わせて働きかけてくれる大切なハーブです。まるで寒く冷たい深海の中にゆっくり沈んで溶け込んでいくかのような性質を持っていて、私はこのハーブを飲むたびに、時間が一瞬止まり、その後まるでスローモーションで流れていくかのような感覚を感じます。
　ワイルドレタス®は、英国では主に葉が使われています。

▶薬草としての効果

　子どもや更年期の神経の高ぶり、興奮、不安や恐怖から起こる不眠、落ち着きのなさ、イライラにカモミールジャーマンやレモンバームと、神経の高ぶりが激しい場合はパッションフラワーやバレリアン、ホップ®と一緒に利用します。咳を鎮める作用にも優れ、長引く空咳や過敏性の咳、痙攣性の咳から気管支炎による咳、喘息、百日咳、神経性の咳まで幅広く活躍します。咳によって眠りが妨げられるときにも活躍するハーブです。

▶エネルギーとしての働き

　静穏がそのまま浸み込んでくるかのように、静かで冷たいエネルギーが苦味とともに広がります。喉元に流れ落ちた瞬間に思考でいっぱいだった頭の中や、ざわざわしていた心がしんと静まり返ります。過剰な熱は一瞬にして冷やされ、心地良い静寂が余韻となって心身を包み込みます。

使用部分
葉（開花直前または開花中に採集）
※乳液を使うこともあります

味／性質
苦味／寒・乾

薬理作用
鎮静・鎮咳・鎮痛・鎮痙・制淫

含有成分
テルペン類・苦味物質セスキテルペンラクトン（Lactucopocin、Lactucin など）・フラボノイド・クマリン・樹脂・微量のヒヨスチアミン（生のハーブのみ）

使用法
葉：浸剤（1日0.5〜5g）、チンキ剤（1日1〜5mℓ ※アルコール度数25%を使用し、ハーブ1：アルコール3の配合で作る）

使用上注意
キク科の植物にアレルギーのある人は使用に注意してください。妊娠中の使用は避け、授乳中は専門家の指導の下で使用してください。鬱症状がある方は使用を避けたほうがよいでしょう。また、多量使用、長期使用は避けてください。発汗が多くなったり、呼吸や心臓機能に影響、耳鳴りや頭痛などの症状が出る場合があります。

Column

身近なハーブに目を向けよう！

　英国では、家から外へ一歩足を踏み出せば、たくさんのハーブに出合うことができます。もちろん地面がコンクリートに覆われている都心では難しいかもしれませんが、それでも探せば「こんなところに？」というような場所にハーブの姿を見かけることができるでしょう。私が住むロンドン郊外は市内に比べれば緑に恵まれている場所ですが、周りは住宅に囲まれているため、決して田舎とはいえません。それでも４月中旬にもなると、道端には驚くほどのハーブが姿を現します。

　地面に座って見渡すだけで、ダンデライオン、プランテーン、チックウィード、ヤロー、クリーバーズ、ネトル、家の生垣や庭に植わっているセージ®、ローズマリー、ラベンダー、街路樹にはギンコー、リンデンなど、数え始めると私達はいかにたくさんのハーブに囲まれて過ごしているかがわかります。

　しかし、ほとんどのハーブは雑草または単なる街路樹として見すごしてしまいがち。そんなときは、春から夏にかけての時期に英国の各地で行われる"ハーブウォーク"がお勧めです。これは、ハーバリストや伝統知識に詳しい方々が「地域のハーブを知ろう」という目的を掲げて主催し、近くの空き地・公園・森林・丘などを歩くイベント。ハーブを見分ける知識だけでなく、転んで打ち身ができたときや指に切り傷がついたとき、虫に指されたときなどに、身近なハーブを使ってケアする方法をも学ぶことができる楽しいウォークです。私も患者から「家の周りに使えるハーブが生えていないかしら？」という問い合わせを受け、一緒になってハーブ探しを楽しんだことがあります。

　ハーブウォークは、本当の意味での生きたハーブの知識を学ぶことができます。みなさんも英国にいらっしゃる機会がありましたら参加してみてください。また、日本でも各地で行われている植物観察会に参加して、和のハーブウォークを楽しまれてみてはいかがでしょう？

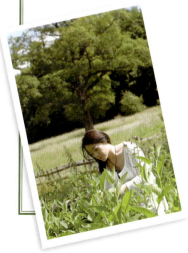

英国のハーブサプライヤー（ハーブ農家）❷

　田舎や郊外の道々や野原や丘ではたくさんのハーブを目にすることができる英国ですが、ときには一か所に集まるたくさんの種類のハーブを見たくなるときがあります。そんなとき、私はガーデンの一角にあるハーブガーデンやハーブ苗専門店などに足を運ぶこともありますが、もっと大きなスケールでハーブを目にしたいとき、私は英国のハーブサプライヤーさんや農家に足を運びます。

　英国には大小さまざまのハーブサプライヤーが存在します。一部のサプライヤーさんなどでは夏になるとサプライヤーのハーブファームのオープンデーを開かれていたりします。

　天候や収穫の関係上、毎年開かれなかったり同じ月に開催といった定期的な行事ではないところが多いので夏に入る前に問い合わせておくとよいでしょう。

　ほとんどのサプライヤーは田舎にありますので、都会の暮らしからの一服を兼ねての小旅行気分で見学に行くのは本当に楽しいひとときです。

　英国の気候では、私達が普段使うすべてのハーブを栽培・収穫することは非常に難しいので、ドライハーブにおいては特に一部のハーブを除いて主に各国からの輸入に頼っています。実際にハーブサプライヤーさんに足を踏み入れると、所有のハーブファームには所狭しとフレッシュハーブが育っています。「それなのに輸入？」と驚かれる方も多いでしょう。英国のハーブサプライヤーの農園育ちのハーブは主に「フレッシュハーブから作るチンキ」の材料として利用されています。

　日本でハーブというと、何といっても「ドライハーブ」が主となるものですが、英国ではハーブ療法の現場においては「チンキ」が主な剤形という背景があります。

　　ファームごとに育っているハーブの種類もそれぞれ違い、まるでそのファームの個性を見つけることができるようでとても興味深く、いつも拝見させていただいております。また、昨年は見かけなかったハーブが今年は元気に育っていたりと（自然発生ということも多々あります）年によって、気候条件ともに変わるハーブの面々を見るのも楽しみの一つです。

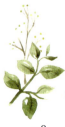

ハーブサプライヤーの多くは主にチンキ剤の製作に力を入れていますが、チンキの作り方などにそれぞれこだわりを持っていらっしゃいます。その作製におけるこだわりや、天候などの苦労話などをオーナーさんからお聞きできるのも現地での大きな楽しみとなっております。

　ハーブクリームや芳香蒸留水そしてハーブ浸出油などの製作にも非常に力を入れているところもあります。

　写真は The Organic Herb Trading Company 社（http://www.organicherbtrading.com/）で作られている冷浸出油（Macerated oil）の数々です。カレンジュラ、チックウィード、コンフリー、ハイペリカムといった主に治療用としての外用オイルからローズやラベンダーといった美容外用オイル、そして近年は主に動物用として開発されたの浸出油（飲用／外用）も精力的に製作されています。

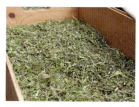
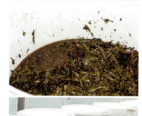
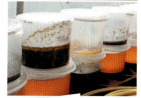

　このようにハーブサプライヤーを実際に訪ねることは、私達ハーバリストにとっては「この製品はぜひこの会社の品を」「今度はあの会社の品を試してみよう」など、ハーブを実際に身近に見れる楽しさだけでなく、製品選びへの「こだわり」と「知識」をお土産としていただくことができる大切なひとときとなります。

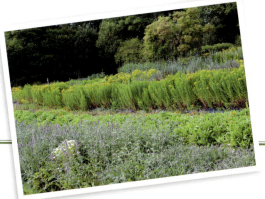

Column

ハーブでスキンケア

　パート４ではさまざまな症状に合わせてレシピを紹介していきますが、やはり女性の方ならば、症状より美容のほうにより興味を持たれることと思います。

　すでに愛用されている方も多いかと思いますが、ハーブをスキンケアに使うことができます。浸剤や煎剤をそのまま化粧水として使うシンプルなかたちから、それらを基材としてクリームやジェルを作ることもできるでしょう。ハーブへの知識が深まり、個々のハーブの特性や浸出油と芳香蒸留水の効能・質感を理解するにつれ、またハーブだけでなく植物バターやキャリアオイルといった基材の知識も広がれば、それこそ数えきれないほどさまざまなスキンケアのレシピを作り上げることができます。

　日本では手作りコスメが人気のようですね。最初は材料をそろえるのがちょっと大変かもしれませんが、そんなときは手作りハーブコスメに興味がある仲間を募って、共同で購入や製作を楽しんでみてはいかがでしょう。

　ここに、気軽に作れるスキンケアのレシピを紹介しておきます。

敏感肌・炎症肌用　汚れすっきりパック

パック剤として使いやすいように、ハーブを粉末にしてください。自分の肌質に合わせて選んだクレイ（カオリンやモンモリオナイトなど）に適量入れて使います。

A（粉末）
ホワイトクレイ ……………… 大さじ1
モンモリオナイト　大さじ半分〜2/3
カモミールジャーマン …… 小さじ1
ローズ ……………… 小さじ半分〜1

B（水分）
ローズ芳香蒸留水か
　冷ましたマリーゴールド浸剤 …… 適量
ローズ ……………… 小さじ半分〜1

マリーゴールド浸出油　小さじ半分〜1

Aの材料を清潔なボウルの中で混ぜ、Bを入れて少し置いてからペースト状になるように混ぜていきます。水分量は選ぶクレイやハーブによって異なってきますが、基本はクレイ大さじ2に、水分大さじ1〜2となります。最後にマリーゴールドの浸出油を分離しない程度に入れて出来上がり。好みで精油を1〜2滴ブレンドすることもできます。

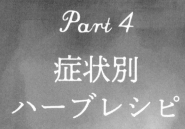

Part 4
症状別
ハーブレシピ

パート4では、心と身体のさまざまな不調に応じたハーブレシピを紹介していきます。より実践的な内容ですので、ハーブを安全に利用するためには、31頁の「禁忌事項」をもう一度ご確認ください。

　また、特に注意を要するハーブには㊟印をつけています。それ以外のハーブについても体調によっては使用に注意していただきたい場合がありますので、パート3およびパート5の該当頁を確認しながらハーブを用いてください。妊娠授乳中、乳児・幼児、疾患のある方、キク科アレルギーをお持ちの方等、癲癇の方にはここで示した注意および禁忌事項以外での注意事項なども出てくると思われます。これらの方は自己判断せず、専門家（専門医やかかりつけの医師など）に相談の上、お使いください。

　レシピは大人用（14歳以上）の標準使用量です。それ以下の子どもへ用いる場合は、38頁の「使用量・服用時期」をご覧ください。

　なお、ここで紹介しているハーブレシピは、次の方法で使用します。

浸剤タイプ　作り方➡39頁

　特に説明のない場合は、すべて温浸剤になります。飲用の目安は、1回200mlです。

煎剤タイプ　作り方➡40頁

　種子や果実は煎剤にする前に少し砕いてください。飲用の目安は、1回50mlです。
　なお、浸剤と煎剤のブレンドは、煎剤を先に作り、火からおろす直前に浸剤用のハーブを2g（小さじ1強）入れて数分浸出させて作ります。また、浸剤と煎剤を別々に作る方法もあります（それぞれのレシピに記載された方法で作ってください）。

チンキ剤　家庭用の作り方➡42頁　処方用の作り方➡42頁

　チンキ剤は、家庭用と専門家向けの処方用で作り方が異なります。自分のレベルに応じて作り方を参考にしてください。飲用の目安は、1回5mlです。

浸出油　作り方➡44頁

　外用として、クリームレシピに用います。特に説明のない場合はすべて温浸出油になります。

だるい・疲れやすい
（全身的倦怠感／易疲労感）

全身的倦怠感や易疲労感では「疲れやすい」「だるさを感じる」などのほかに、集中力に欠けたり気力が続かなかったりといった症状も現れることがあります。

さまざまな要因がありますが、精神的な疾患（鬱病）などのほか、過労やストレス、また長期の病気の後や感染症などの後に疲労感や気力の衰えなどを感じることもあるでしょう。

このほかにも、ホルモンバランスの崩れや貧血などといった身体の異常から起こることもありますが、ここでは主に精神・ストレスなどが要因とされるタイプのハーブレシピを紹介します。

頑張りすぎて心身ともに疲れ、リカバリーが必要なときに

エネルギーを向上させる、即効回復用のレシピです。アシュワガンダやオートは忙しくめぐる思考をリラックスさせ、心身ともに回復できます。シベリアンジンセン®は体力の向上、心身を元気にさせてくれるハーブです。リコリス®もエネルギーを向上させるため、ストレスの強い状況に役立ちます。

アシュワガンダの代わりにバコパ15gとロディオラ15gを利用してもよいでしょう。

Recipe

【煎剤用ブレンド】
- アシュワガンダ ……………………… 30g
- ウルフベリー ………………………… 25g
- シベリアンジンセン® ………………… 15g
- リコリス® ……………………………… 0g

【浸剤用】
- オート …………………………………… 20g

煎剤を先に作り、火からおろす直前に浸剤用のハーブを入れて数分浸出させます。25～50㎖を1日2～3回、食後にそのまま飲むか、飲みにくければお好きなハーブティーや白湯で薄めて飲用してください。短期使用をお勧めします（1週間～10日）。

ここ一番！　のときに感じる疲労および集中力アップに

　試験や仕事前など大事なときには、頭への血行を促す作用と記憶力の向上をサポートしてくれると定評のあるローズマリー、ギンコー㊟、ゴツコーラのブレンドはいかがでしょうか？　ローズマリー、ゴツコーラは心身の回復にも役立ちます。長期にわたって神経を使う状態が続いているときで、リラックスと同時に疲労回復をしたい場合には、シサンドラ㊟を追加するのもよいでしょう。

　ローズマリーの味が少し強いと感じられる方は、ローズマリー抜きのブレンドにするか、もしくは、午前中であればペパーミント㊟、午後であればレモンバーベナなど、お好きな味のハーブをブレンドするなどして工夫してみましょう。

　試験前に神経質になったり不安などを感じる場合は、レモンバームやスカルキャップなどを一緒にブレンドしてみてください。

Recipe

ローズマリー	30g
ギンコー㊟	30g
ゴツコーラ	40g

浸剤タイプのブレンドです。ギンコー㊟やゴツコーラは、かさが多い場合がありますので、ブレンドの際は混ぜやすいように事前に細かくカットしてください。1日2～3回食後に飲用。

慢性の疲労・全身のだるさに

　心身のすみずみまでエネルギーを充電して回復に向かえるよう、滋養強壮のあるハーブのブレンドです。頭に雲がかかったような気分を晴らしたいときには、セージ㊟を浸剤に加えるのもよいでしょう。

　アシュワガンダの代わりにロディオラ15gほどを利用してもよいでしょう。

Recipe

【煎剤用ブレンド】

アシュワガンダ	25g
ウルフベリー	20g
シサンドラ㊟	15g

【浸剤用ブレンド】

オート	15g
ローズマリー	0g
ネトル	15g

　煎剤と浸剤は別々に作ります。毎回25～50mlの煎剤を200mlの浸剤で薄めて飲用してください。1日2～3回食後に飲用。

病み上がりに感じる倦怠感に

体力や免疫力の回復に役立つハーブのブレンドです。免疫力といえばエキナセアですが、長期の病気の後や免疫疾患の方に使う場合は、エキナセアの根よりも種子や全草を使うことをお勧めします。

Recipe

【煎剤用ブレンド】
アシュワガンダ　15g
ウルフベリー　20g
シサンドラ㊟　10g
エキナセア　15g
【浸剤用】
ネトル　40g

煎剤と浸剤は別々に作ります。毎回25～50mlの煎剤を200mlの浸剤で薄めて飲用してください。1日2～3回食後に飲用。

Memo

　パート4では、日本で手に入りやすいハーブを中心に、さまざまなブレンドを紹介しています。それでも中には、すべてのハーブがそろわないということもあるかもしれません。そんなときは、手に入れられるハーブで組み合わせてみてください。

　ハーブのブレンドには「絶対にこうでなければいけない」という決まりはありません。実際に、もし私が英国で使うものとしてブレンドを考える場合や、個々の患者用のレシピを作るとしたら、ここで紹介したブレンドとは異なったハーブを使うと思います。

　紹介したブレンドは参考レシピとして、自分の状況や味の好みに合わせて自由にアレンジをして構いません。最初はどのハーブが自分に必要なのか？　どれが合うのか？　まったくわからないということもあるでしょう。自分が気になるハーブからで構いませんので、焦らずゆっくりと一つひとつのハーブを学び使用してみてください。利用している間に、きっと自分にしっくりとくるハーブを見つけることができるでしょう。

レシピはすべて100g（ml）のハーブブレンドを作る内容量になっています。
㊟印のハーブは特に注意が必要です。パート3およびパート5をご確認ください。

全身的 ふらふら・クラクラする（めまい感）

めまいには、自分自身や周囲がぐるぐる回っているような感じを受ける「回転性めまい」と、「ふらふらする」「ぐらぐら揺れる」ような「非回転性めまい」があります。

平衡器官・内耳が原因の場合や、脳や脳幹の病気、耳の病気、薬の影響、高血圧などさまざまな要因が挙げられます。また、心因性が要因で起こる、漠然としためまい感に悩まされている方も多いといわれています。

「ふらふらする」「頭がはっきりしない」「全身に力が入らない」といった感覚からめまい感を訴える方も少なくありません。

ここでは心因性のめまいを感じるときに役立つハーブを挙げてみました。

過労やストレスが原因のめまいに

考えが止まらない頭をクリアにし、頭とみぞおちとのエネルギーバランスを回復させるブレンドです。

イライラ感や怒りなどで頭が熱っぽく、ぼーっとなる場合は、ローズを少量ブレンドに加えてみましょう。

Recipe

ギンコー®	20g
パッションフラワー	20g
ウッドベトニー	30g
スカルキャップ	30g

浸剤タイプのブレンドです。1日2～3回使用。

長期の不安や落ち込みが原因のめまいに

Recipe

スカルキャップ	30g
ウッドベトニー	30g
カモミールジャーマン	25g
ローズ	5g
ギンコー㊟	10g

浸剤タイプのブレンドです。1日2〜3回使用。

漠然とした不安感や長期にわたる軽い落ち込みに役立つブレンドです。

やる気が起こらない、気持ちをシャキッとさせたい場合は、カモミールジャーマンの代わりにローズマリーをブレンドしてみてください。

Memo

実は、ハーバリストがハーブをブレンドするときに、おいしさを考えて作ることはあまりありません（あまりにもひどい味になる場合は調整しますが）。ただ、それは少量利用のチンキが中心の処方だからであって、チンキ剤と一緒にハーブティーも飲んでいただく場合においては、飲みやすさやハーブティーを味わう楽しさを念頭に入れて作るようにしています。

もちろん、ここで紹介したブレンドは、ハーブに慣れていない初心者の方にも飲みやすいようにと、味を考慮して考えたものです。

どうやったら飲みやすいハーブブレンドが作れるのか？　この探求は、まず自分が好きな味のハーブを見つけることから始まります。好みのハーブが見つかったら、最初のうちはそのハーブを中心に組み合わせていくとよいでしょう。そしてハーブの味に慣れてきたら、好きなハーブを味の調整役としてブレンドしていくと、飲みやすい味のブレンドが出来上がっていきます。ぜひ、いろいろ組み合わせて、自分のオリジナルブレンドを作ってみてください。

レシピはすべて100g（ml）のハーブブレンドを作る内容量になっています。
㊟印のハーブは特に注意が必要です。パート3およびパート5をご確認ください。

| 全身的 | 熱っぽい・ほてる（熱感）

熱感（顔面紅潮・ほてりなどの感覚）は、血管の拡張（例：自律神経の働きの乱れなどによる）、炎症、神経障害、ホルモンバランスの崩れなど肉体面が原因となるものから、心因性のものまでさまざまです。

心因性では特に、緊張・パニック障害などに現れる場合が多いといわれています。

極度の緊張・パニック障害による熱っぽさに

ほてりや熱感を抑えるというよりは、神経を落ち着かせるタイプのブレンドになっています。もう少し強めのものが必要だと感じた場合は、レモンバームの代わりにオレンジフラワーを使うとよいでしょう。

パニック障害では、冷感（冷え）もよく起こる症状の一つです。冷感の場合は少々のジンジャーやシナモンなども取り入れることをお勧めします。

Recipe

レモンバーム ································ 25g
カモミールジャーマン ················ 25g
バレリアン ···································· 25g
バーベイン ···································· 10g
パッションフラワー ···················· 10g
ローズ ·· 5g

浸剤タイプのブレンドです。通常は、その都度ハーブティーを入れることをお勧めしますが、通勤・通学のときに持参したい場合は、ポットなどに入れて必要時に飲まれるとよいでしょう。1日3〜4回、ひどいときは6回まで。

ホルモンバランスの崩れ（更年期障害）における熱っぽさに

Recipe

ダンデライオン	25g
シャタバリ	15g
セージ㊟	25g
バーベイン	10g
チェストベリー㊟	10g
マザーワート㊟	10g
ローズ	5g

ダンデライオン、シャタバリ、チェストベリー㊟は煎剤がベストですが、細かくカットすればすべて浸剤でも大丈夫です。その場合は7〜10分ほど浸出してください。朝食前に1回、後は食後でも食間でも構いません。1日3〜4回、ひどいときは6回まで。

ハーブティーは冷ましたものを飲んで構いませんが、作りおきは最高12時間までにしてください。

更年期障害の場合は、エストロゲン（女性ホルモン）のバランスの崩れを調整するために、このレシピ以外ではブラックコーホッシュ㊟ワイルドヤムなども活躍します。

ほてりがひどいときは、レシピとは別に単品でセージ㊟のお茶を作り、冷ましたものを追加で飲んでみてください（その場合1日は4gまで）。

Memo

更年期などホルモンバランスの崩れによって起こる、ほてりや寝汗。不快感を感じる程度から、中には神経がいらだったり、ほてりによって仕事に集中できない、眠りが妨げられるなど、生活に影響を与えるケースもあります。

英国ではホルモン補充療法（HRT）を受けるより、「ハーブを試してみたい」という方がかなり多くいらっしゃいます。そんな方には、更年期を乗り切る強い味方として、ホルモンバランスのサポートとなるチェストベリー㊟やブラックコーホッシュ㊟、トウキ㊟といったハーブをはじめ、マザーワート㊟、セージ㊟、シャタバリ、ダンデライオン根などをお勧めしています。

レシピはすべて100g（㎖）のハーブブレンドを作る内容量になっています。
㊟印のハーブは特に注意が必要です。パート3およびパート5をご確認ください。

| 全身的 | # 睡眠障害 |

　私達の生活の中では欠かせない睡眠。しかし、中には何らかの原因により「睡眠を十分に取ることができない」という「睡眠障害」に悩まされている方もたくさんいらっしゃいます。
　睡眠障害には「不眠症」「過眠症」「睡眠時随伴症」「睡眠呼吸障害」「概日リズム睡眠障害」「むずむず脚症候群」そして「精神生理性睡眠障害」などが挙げられます。
　ここでは「不眠症」と「精神生理性睡眠障害」に焦点を当ててハーブを紹介していきます。

気が張って眠れないタイプに

　忙しいタイプに多い悩みです。ベッドに入る前に瞑想や軽いストレッチなどをするのもお勧めです。
　かなり気が張って寝つけない場合は、ジャマイカドッグウッド®も役に立ちます。疲労も重なっている場合は、アシュワガンダやオートをカモミールジャーマンの代わりに加えるのもよいでしょう。

Recipe

バレリアン	20g
オレンジフラワー	10g
ウッドベトニー	20g
スカルキャップ	20g
カモミールジャーマン	20g
リンデン	10g

　浸剤タイプです。バレリアンのみ冷浸剤として作り、別々に飲用しても構いません。
　夕食の後と夜眠る30分前の2回ほど使用。もしそれでも眠れなければもう一度（計3回に）増やしてみましょう。ゆっくりとハーブティーを飲むことを心がけてください。

よく夢を見る・夢で眠りが中断するタイプに

ハーブのほかに、フラワーエッセンス（185頁参照）のアスペンやロックローズを取り入れるのも効果的です。寝つきも悪い場合は、パッションフラワーやバレリアン、ホップ㊟を10gほど加えてください。

Recipe

スカルキャップ	30g
カリフォルニアポピー	20g
ウッドベトニー	20g
レモンバーム	30g

浸剤タイプのハーブブレンドです。夕食後〜夜眠る前にかけて2回ほど使用。午後から飲んでも構いません。1日最高5回まで。

不安や悩みがあって眠れないタイプに

Recipe

レモンバーム	35g
パッションフラワー	20g
バレリアン	15g
カモミールジャーマン	15g
リンデン	0g
ローズ	5g

こちらも浸剤タイプとなります。夕方〜夜眠る前にかけてか、または午後から2〜3回使用してみてください。1日最高5回まで。

緊張や不安をほぐす手伝いをしてくれるブレンドです。もし、あることが気になって眠れないといった状態であれば、カモミールジャーマンの代わりにスカルキャップやカリフォルニアポピーを使用してみてください。同じくフラワーエッセンスのホワイトチェストナットも役立ちます。

レシピはすべて100g（ml）のハーブブレンドを作る内容量になっています。
㊟印のハーブは特に注意が必要です。パート3およびパート5をご確認ください。

全身的 性欲障害

　ここでは軽い「性欲障害」としての「性欲の減退」について取り上げたいと思います。

「性欲の減退」では、疲労・ストレスなど一時的なものから、一部の薬剤・アルコールの過剰摂取、抑鬱・不安といった心因性のものなど、さまざまな原因が挙げられます。また「ED（勃起障害・勃起不全）」や「性交の痛み」なども性欲障害の一部として挙げられます。EDについては207頁をご覧ください。

　とてもデリケートな分野ですので、なかなか改善が見られない場合は、専門医やカウンセラーなどに相談されることをお勧めします。

ストレスや疲労による性欲減退に

　身体のエネルギー回復剤、そして性欲をアップさせるブレンドです。

　疲労回復としても効果がありますが、長期使用というよりは1〜2週間ほどの短期利用をお勧めします。

Recipe

シサンドラ③	20㎖
アシュワガンダ	20㎖
シベリアンジンセン③	10㎖
ダミアナ	25㎖
ゴツコーラ	20㎖
ローズ	5㎖

　チンキのブレンドです。1回5㎖を少量の水で薄めて飲用します。午後〜夜眠る前の1日2〜3回。

性交の際、緊張でスムーズにいかない場合に

Recipe

アシュワガンダ	30㎖
スカルキャップ	30㎖
オート	15㎖
ダミアナ	20㎖
ローズ	5㎖

チンキのブレンドです。1回5㎖を少量の水で薄めて飲用します。1日2～3回、午後～夜にかけて飲用。

緊張が取れても、性欲が高まらないときには、クローブ⑱やナツメグ⑱などを少量（レシピに混ぜるとしたら3～5㎖）加えてみてください。

更年期などで、膣の中の分泌が不足してしまうときは、スカルキャップの代わりにシャタバリを加えてください。

Memo

性欲障害の悩みは、冗談を飛ばしながら友人に相談はできるけど、本当はもっと心の底の悩みをだれかに相談してみたい、自分に合ったアドバイスを受けてみたいと心に秘めている方が多いと思います。専門家を訪ねるのはなかなか勇気がいることでしょう。

私の患者の中にも、性欲についての悩みを抱えている方が多くいらっしゃいます。それも、初診からその悩みを語るより、数回目の診断の際に「実は……」と悩みを打ち明けられるパターンが多く見られます。

悩みを抱えている人に対してハーバリストとしての私ができることは、悩みを聞いたうえで必要なハーブを処方、精油をブレンドしたマッサージオイルを作ることです。またその方にとってプラスになるであろうと判断すれば、信頼のおけるカウンセラーやセラピーの専門家を紹介するようにしています。

レシピはすべて100g（㎖）のハーブブレンドを作る内容になっています。
⑱印のハーブは特に注意が必要です。パート3およびパート5をご確認ください。

神経筋骨格系

頭痛（偏頭痛）・頭が重い

　頭痛には、原因不明で起こるタイプの「機能性頭痛（緊張性頭痛・偏頭痛など）」と、何らかの病気（頭のケガ・脳腫瘍や脳血管障害など）が原因の「症候性頭痛」に大きく分けることができます。

　「機能性頭痛」は、不安・ストレスからくる筋肉や神経の緊張から、睡眠不足・人混み・疲労・姿勢が起因するケース、あるいはホルモンの変化や天気・季節が影響するケース、さらに特定の食べ物が誘発して起こるケースなど、さまざまな要因が考えられます。

　ここでは、ストレス・感情のアップダウン・ホルモンの影響などによって起こる頭痛・偏頭痛に焦点を当てました。

怒りやイライラから起こる頭痛に

Recipe

アグリモニー	10g
パッションフラワー	25g
カモミールジャーマン	30g
フィーバーフュー®	5g
ウッドベトニー	20g
バーベイン	10g

　浸剤タイプのブレンドです。1日2～3回使用。

　怒りやイライラといった感情を「すっ」と鎮めてくれるハーブを使ったレシピです。

　バーベインの苦みがポイントでもありますが、もし苦手な方は量を少し減らしてみてください。なお、フィーバーフュー®のフレッシュチンキが手に入る方は、ドライハーブの代わりに1回10～15滴を1日2～3回ご利用ください。

考えすぎて起こる頭痛に

　頭の中が、仕事やそのほかの悩みなどで煮詰まっているときや、勉強中の頭痛にも使える、頭の中をクリアにしてくれるブレンドです。「頭が重いなあ…」と感じるようなときにも役に立つでしょう。

　頭が重い、少しクラクラするといったときには、パッションフラワーの代わりにペパーミント㊟を加えてみてもよいでしょう。また、ほんの少々ワームウッド㊟をブレンドするのも効果的です。フィーバーフュー㊟のフレッシュチンキが手に入る方は、頭痛予防対策として1回10〜15滴を1日2〜3回利用してもよいでしょう。

Recipe

ローズマリー	20g
ウッドベトニー	10g
スカルキャップ	30g
レモンバーム	20g
パッションフラワー	20g

　浸剤タイプのブレンドです。1日2〜3回使用。

疲労と神経過敏からくる偏頭痛に

　疲れている心身の滋養強壮と精神のリラックス、そして鎮痛作用のあるハーブのブレンドとなっています。忙しい時期は予防対策に1日1〜2回ほど継続利用するのもよいでしょう。味を調節したい方は、レモンバーベナやカモミールジャーマン、レモンバームなどを加えてみてください。なお、フィーバーフュー㊟のフレッシュチンキが手に入る方は、ドライハーブの代わりに1回10〜15滴を1日2〜3回ご利用ください。

Recipe

アシュワガンダ	20g
オート	30g
バーベイン	0g
スカルキャップ	35g
フィーバーフュー㊟	5g

　アシュワガンダは煎剤がベストですが、細かくカットすればすべて浸剤でもよいでしょう。その場合は7〜10分ほど浸出させてください。アシュワガンダがない場合は5gのリコリス㊟を代用してもよいでしょう。1日2〜3回使用、最高1日5回まで。

レシピはすべて100g（ml）のハーブブレンドを作る内容量になっています。
㊟印のハーブは特に注意が必要です。パート3およびパート5をご確認ください。

ストレスや緊張・不安による偏頭痛に

Recipe

バレリアン	10g
アグリモニー	10g
ウッドベトニー	20g
スカルキャップ	30g
バーベイン	10g
カモミールジャーマン	20g

浸剤タイプのブレンドです。1日2〜3回使用、最高1日5回まで。

身体の緊張を緩めることによって偏頭痛の予防および痛みに働きかけてくれます。「痛みがくるかも…」との予兆があったら、すぐに飲み始めてください。

このほかにも、カリフォルニアポピーやフィーバーフュー（注）を取り入れてもよいでしょう。なお、フィーバーフュー（注）のフレッシュチンキが手に入る方は、予兆があったときや事前の予防対策として、ドライハーブの代わりに1回10〜15滴を1日2〜3回ご利用ください。

生理前に起こる偏頭痛に

パルサティラ（注）は、女性疾患の痛みによく使うハーブですが、生理前の偏頭痛にも効果的です。痛みのほか、涙もろくなってしまう、気分が滅入ってしまうなどといった感情面にも役立ちます。

パルサティラ（注）が手に入らなければ、代わりにローズ5gとゼラニウム5gを用いてください。また、ローズとゼラニウム精油を使って芳香浴をしたり、マッサージオイルを作って使うのもよいでしょう（緊張を和らげる効果があります）。なお、フィーバーフュー（注）のフレッシュチンキが手に入る方は、ドライハーブの代わりに1回10〜15滴を1日2〜3回ご利用ください。

Recipe

パルサティラ（注）	10g
カモミールジャーマン	40g
レモンバーム	35g
バーベイン	10g
フィーバーフュー（注）	5g

浸剤タイプのブレンドです。予防対策として生理の始まる数日前から飲み始めてもよいでしょう。1日2〜3回使用、最高1日5回まで。

肩凝り・背中や腰の痛み

神経筋骨格系

肩や背中、腰の痛みは、日本人に大変多く見られる症状の一つです。

肩凝りでは、首や肩回りの筋肉に、緊張や不快感、違和感、鈍痛が見られます。この緊張感やこわばりは、筋肉の血行が悪くなることで、酸素や栄養が不足して酸欠状態になり、乳酸などの老廃物が蓄積されることによって起こるといわれています。ひどくなると頭痛や腕のしびれといった症状が伴うこともあります。

腰痛の場合は「背骨に問題がある」といった原因が挙げられるほか、肩凝りと同様に悪い姿勢や運動不足(または激しい運動のしすぎ)、血行不良といった要因、さらに心因性のものから内臓の疾患・炎症など、病気が引き起こす痛みや不快感も影響します。腰の痛みや背中の痛みは軽視せず、症状が緩和しない場合は必ず専門家のアドバイスを受けてください。

緊張性の凝りに

緊張を緩和し、血行を促進するハーブをブレンドし、痛みの緩和に和らぐレシピとなっています。

しかし、凝りの場合はやはり何といっても適度な運動を取り入れたり、マッサージを定期的に受けたりすることが非常に効果的でしょう。

また、精油を使ったマッサージオイルを患部に擦り込むのも非常にお勧めです。

Recipe

クランプバーク	20g
スカルキャップ	20g
ジンジャー	3g
セントジョーンズワート㊟	20g
バレリアン	17g
カモミールジャーマン	20g

クランプバークは煎剤がベストですが、細かくカットすればすべて浸剤でもよいでしょう。その場合は7〜10分ほど浸出させてください。1日2〜3回使用、最高1日5回まで。ジンジャーの代わりにプリックリーアッシュバークの利用もお勧めです。

レシピはすべて100g(ml)のハーブブレンドを作る内容量になっています。
㊟印のハーブは特に注意が必要です。パート3およびパート5をご確認ください。

マッサージオイルのレシピ

緊張性の凝りに

スイートアーモンドオイルなど
ベースオイル ·················· 50 ml
【精油】
スイートマージョラム ··············· 5滴
カモミールローマン ················· 5滴
ジュニパー ····························· 5滴
ラベンダー(またはラバンディン)・5滴

運動不足が伴う凝りに

スイートアーモンドオイルなど
ベースオイル ·················· 50 ml
【精油】
ユーカリ・グロブルス ··············· 5滴
ローズマリー・カンファー ········· 5滴
ラベンダー(またはラバンディン) 5滴
ジュニパー ····························· 5滴
ブラックペッパー ······················ 1滴

　ベースオイルには、アルニカ浸出オイルやセントジョーンズワート®浸出オイルを 10 〜 20％の割合で混ぜると、もっと効果的です。
　なお、肌の弱い方は、使用前にパッチテストを行ってください。妊娠授乳中は避けるべき精油も入っていますのでご注意ください。

Memo

　私自身も、肩凝りや腰痛に悩まされることがあります。そんなときは、温かいお風呂に浸かりながら肩や腰をマッサージしたり、ストレッチをするなど家庭でのケアを日課としています。しかし、基本的に「凝り」を感じにくいタイプのようで、腕などがしびれてきて初めて「これはまずい！」と気がつくことも何回かあり、その経験から今は定期的にマッサージや鍼などを受けるようにしています。セラピストだからこそ、心身の定期的なメンテナンスは欠かせないもの。「こんな場所も疲れて痛むんだ！」と新たな発見もあって楽しくもあります。
　また、旅に出るときや、「今日は筋肉に負担がかかる仕事があるなあ」というときには、気軽に持ち運べる「筋肉痛用軟膏」を作って持ち歩きます（基本の軟膏の作り方は 46 頁）。軟膏を作るときにはさまざまな浸出油を利用できますが、その中でもアーユルヴェーダ医学で使われるオイル（アシュワガンダ、サフラン、バレリアン、カラマス、リコリス[注]、シャタバリ、フェンネルなど 10 種以上のハーブの根から作られたもの）は私のお気に入りの一つです。これにアルニカなどほかの浸出油を混ぜたり、精油を混ぜたりした軟膏は、今では旅の必需品となっています。

のぼせ・冷感（冷え）

心・循環器系

過度のストレスや緊張、自律神経失調症などにもよく見られる症状です。

「ほてり・のぼせ」は英語で"ホットフラッシュ"といわれる、更年期障害の代表的な「血管運動神経症状」として挙げられます。下半身が冷えるのに上半身がほてる、東洋医学でいう「冷えのぼせ」といった症状の場合もありますので、体質を踏まえて個々に合った改善策が大切です。

また、女性の半数が悩んでいるともいわれる冷え性。体温調節は、皮膚にある感覚神経と、体温調節に必須な司令塔でもある視床下部（自律神経中枢やホルモン調節の大事な器官）、血液の流れという三つの体温調節機構で行われています。このバランスが崩れることで、冷えが起こります。その原因としては、喫煙や食生活・姿勢・運動不足によるものから、ストレスなど心因性の影響で自律神経がうまく働かなくなって起こるケース、さらに「ほてり・のぼせ」とともに何らかの病気が原因の場合もあります。

緊張からの、のぼせ

怒りやイライラといった感情を「すっ」と鎮めてくれるハーブを使ったレシピです。

バーベインの苦みがポイントでもありますが、もし苦手な方は量を少し減らしてみてください。なお、フィーバーフュー⑱のフレッシュチンキが手に入る方は、ドライハーブの代わりに1回10〜15滴を1日2〜3回ご利用ください。

Recipe

レモンバーム	30g
ホップ⑱	5g
スカルキャップ	30g
パッションフラワー	25g
バーベイン	10g

浸剤タイプのブレンドです。1日2〜3回使用、最高1日4回まで。

レシピはすべて100g（ml）のハーブブレンドを作る内容量になっています。
⑱印のハーブは特に注意が必要です。パート3およびパート5をご確認ください。

緊張からの冷感、特に手足の冷えが強い方に

　緊張をほぐしながら、身体を中から温めて血流を促すレシピです。ジンジャーは粉末のほうが混ぜやすいでしょう。また、ジンジャーの代わりにシナモンやプリックリーアッシュバークを使用しても可。

　更年期障害として、冷感とともにほてりやのぼせがある場合は、ホルモンバランスを調整するブラックコーホッシュ®やワイルドヤム、シャタバリなどを利用できます。このほかにもセージ®の浸剤を冷ましたものを飲むのも効果的です。

Recipe

カモミールジャーマン …………… 40g
オレンジピール ………………… 15g
リンデン ………………………… 35g
ジンジャー ……………………… 5g
アンジェリカ …………………… 5g

浸剤タイプのブレンドです。1日2～3回使用、最高4回まで。

Memo

　パート2で紹介しましたが、ハーブはお風呂に入れて楽しむことができます。手先や足先が冷えてなかなか眠れないというときに、ハーバルバスは大活躍してくれます。血液循環の向上にはローズマリー、ヤローのほか、ジンジャーやシナモンなども少量の利用で身体を温めてくれます。この本では紹介していませんが、カイエンペッパー（赤唐辛子）やマスタードなどのスパイスも、手浴や足浴などの部分浴として活用できます。

　私自身も手足が冷えてつらいときや関節炎が痛むときに、擦り下ろした生のジンジャーか粉末のものを使っての部分浴によくお世話になります。冷えに限らず、冬の乾燥した空気によって肌がカサカサするときには、ヤローやマリーゴールド、リンデン、オートなどを布に包んで直接お風呂に入れたり、もしくは浸剤を作るなどして活用してみてください。

動悸・胸痛

　動悸もさまざまな原因で起こります。健康な人でも、激しい運動や刺激の強い食べ物や飲み物の摂取、疲労などによって起こることがありますし、また自律神経のバランスの崩れや更年期の症状から、ストレスや不安感・パニック障害といった精神的なことが原因で起こる症状としても知られています。また心臓の疾患や貧血、甲状腺機能亢進症、低血糖、薬物などによっても起こる場合があります。

　胸痛も動悸とともに「心臓の病気？」と不安になる症状ですが、こちらもストレスや不安・緊張でよく見られる症状の一つとして挙げられます。また胸痛では、心臓のほかにも胃・胆嚢・肺などをはじめとする内臓疾患も、可能性として考えられます。

責任感の重圧や緊張による動悸に

　温かいハーブティーをできるだけゆっくりと飲んでみましょう。思考が止まらないタイプの方は、スカルキャップやウッドベトニーを10gほど加えてブレンドしてみてください。

　また、芳香浴としてラベンダーやクラリセージ、フランキンセンス、ネロリなどの精油を嗅いだり、マッサージオイルとして使ったりするのもよいでしょう。

Recipe

カモミールジャーマン	30g
オート	25g
マザーワート㊟	25g
バレリアン	10g
ホーソーン	10g

　浸剤タイプのブレンドです。1日2～3回使用、最高4回まで。

ストレス性の胸が締めつけられる感覚に

「ホッ」と息ができる、胸を軽くするブレンドです。低血圧の方や心臓に障害のある方は、オレンジフラワーの代わりにカモミールジャーマンをブレンドしてみてください。

ストレス性の高血圧の方にも使えるレシピですが、その際はパルサティラ®の代わりにヤローを加えるともっと効果的です。

チンキ剤のレシピとして、オレンジフラワーやパルサティラ®の代わりにジジフスを使うのもよいでしょう。

Recipe

ホーソーン	10g
マザーワート®	25g
パルサティラ®	10g
リンデン	30g
パッションフラワー	15g
オレンジフラワー	10g

浸剤タイプのブレンドです。1日2〜3回使用、最高4回まで。

Memo

「ハーブは単品ではあまり使われないの？」という質問を受けることがあります。もちろんシングルハーブとして単品で活用しても構いません。

パート4では相乗効果（シナジー）を期待したり、より多くの方に合うようにといった理由もあり、ブレンドのレシピを紹介しています。それでも「私にはこのハーブが合うみたい」という、自分にしっくりくるハーブがわかっているならば、シングルハーブでも十分な効果を得ることができるでしょう。事実、ハーバリストの中にはシングルハーブのみで処方する人がいますし、患者の中でもブレンドよりシングルハーブを希望される方がいらっしゃいます。

私自身も、ドライハーブの浸剤を飲むときはブレンドすることが多いのですが、フレッシュハーブを飲むときには個々の味やエネルギーを楽しむために、単品で味わうようにしています。

呼吸器系 息が切れる・息苦しい・喉が詰まる・喉の異物感

　不安・過度の緊張やストレスなどが原因の、呼吸器系疾患としての代表的な症状です。呼吸切迫、息苦しさなどではパニック障害が関与した過換気症候群なども挙げられます。また、肺や心臓の疾患、鉄欠乏性貧血、高血圧、甲状腺機能亢進症でも息切れなどが見られますので「何かおかしい？」と思ったら必ず専門家の指示を仰いでください。

　「喉の異物感」も非常に不快な症状ですが、自律神経失調症やストレス・鬱などでも見られる症状の一つで、東洋医学では梅核気、西洋医学では心因性嚥下障害（ヒステリー球）と呼ばれています。もちろんこちらも咽喉頭炎や扁桃炎、食道や甲状腺の病気が原因の場合もあります。

緊張して冷えを感じ、息切れがする場合に

　身体の緊張を解くことにより、呼吸を楽にしてくれるブレンドとなります。

　寒気が強ければ、少量のジンジャーやシナモンを加えるのもよいでしょう。その場合、ハーブティーに少量のはちみつを混ぜて飲むのもお勧めです。

Recipe

カモミールジャーマン	40g
オレンジフラワー	10g
リンデン	30g
マザーワート㊟	20g

　浸剤タイプのブレンドです。1日2～3回使用、最高4回まで。

レシピはすべて100g（ml）のハーブブレンドを作る内容量になっています。
㊟印のハーブは特に注意が必要です。パート3およびパート5をご確認ください。

焦りやパニック、気ぜわしさから起こる息切れに

もし、パニック状態になっていたり、頭の中が忙しく考えがまとまらない状態がひどい場合は、スカルキャップやアシュワガンダを加えてみてください。落ち着きがなく、いてもたってもいられない感覚が強ければ、少量のバーベインを加えましょう。

Recipe

カモミールジャーマン	20g
オート	20g
アグリモニー	10g
パッションフラワー	30g
バレリアン	20g

浸剤タイプのブレンドです。アシュワガンダのチンキがあれば、小さじ4分の1杯の量を浸剤に加えて飲んでください。1日2～3回使用、最高4回まで。

苛立ちや不満などストレスによる息苦しさに

Recipe

セージ[注]	10g
レモンバーム	30g
マザーワート[注]	15g
アグリモニー	15g
スカルキャップ	20g
ボリジ[注]	10g

浸剤タイプのブレンドです。1日2～3回使用、最高4回まで。

いつも言葉を飲み込んでしまうタイプの人に、気持ちを楽にしてくれるだけでなく頭の中もクリアにし、ポジティブに前へ進む力を与えてくれます。

また、このレシピは喉が詰まったような感じがするときにも使えます。その場合は、ペパーミント[注]を少し加えるとよいでしょう。

全身が緊張することによる息苦しさに

身体全体の力を抜いてくれるレシピです。タイムは特に呼吸器系の痙攣や圧迫感に効果的なハーブです。

気持ちのコントロールができないほどの感情の乱れがある場合は、ワイルドレタス®やバレリアンのチンキをほんの少し加えてみてください。または、フラワーエッセンスのチェリープラムやレスキューレメディーも助けとなるでしょう。

Recipe

セントジョーンズワート®	20g
タイム	10g
スカルキャップ	30g
パッションフラワー	30g
ウッドベトニー	0g

浸剤タイプのブレンドです。1日2〜3回使用、最高4回まで。

Memo

【フラワーエッセンスについて ①】

本書でもときどき出てくるフラワーエッセンス（フラワーレメディー／花の治療薬）は、ハーブレメディーやエッセンシャルオイルとよく間違えられがちです。植物から作られるといった点では似ていますが、フラワーエッセンスは植物の波動を水に移したものであり、植物の含有成分を抽出したハーブレメディーや精油とは、まったく異なったものになります。

フラワーレメディーは今から80年ほど前に医師・細菌学者でもあったエドワード・バッチ博士（Dr. Edward Bach）によって発見された療法／エッセンスです。バッチ博士は植物に備わる癒しのエネルギーが、さまざまな心身症状に役立つことを発見し、それら植物のパワーを水に転写させることによって作られるエッセンス（Flower Essences）を生み出しました。

バッチ博士が生み出したこの療法は各諸国に伝わり、今ではバッチ博士の生み出した38種類のフラワーエッセンスだけに留まらず、各国の植物を利用して作られたオリジナルのフラワーエッセンスが世界各地で使われています。

| 呼吸器系 | 咳

咳が出ると風邪？　と思いがちですが、気管支炎・副鼻腔炎・気管支喘息・胸膜炎・ほこり・アレルギー性・乾燥した空気・薬の影響といったものから、心因性のものまでその要因は多様に挙げられます。

「心因性の咳」は、人によって就寝前に起こったり、人前に出ると出始めたりなど、誘発のパターンはさまざまです。心因性の場合、鎮咳効果のあるハーブよりも、リラックスや精神安定効果のハーブをメインに使うとより良い効果が得られるでしょう。ここでは喉の痛みや、咳による不快感なども考慮したレシピを紹介しています。

不安や緊張、居心地の悪さから起こる咳に

喉への圧迫感を和らげ、神経を鎮めながら咳を和らげてくれるブレンドです。アニシード㊟の味が苦手な方は代わりにコルツフット葉㊟を使ってもよいでしょう。ワイルドレタス㊟なども効果的です（ただし少量）。

Recipe

スカルキャップ …………………… 25g
カモミールジャーマン …………… 25g
マレイン …………………………… 20g
リコリス㊟ ………………………… 5g
マーシュマロウ葉 ………………… 10g
バーベイン ………………………… 5g
アニシード㊟ ……………………… 10g

浸剤タイプのブレンドです。1日2〜3回使用、最高4回まで。

心身の緊張が強く、痙攣タイプの咳が出る場合に

Recipe

タイム	20g
マレイン	20g
コルツフット葉㊟	15g
バレリアン	20g
スカルキャップ	5g
ヒソップ㊟	10g

浸剤タイプのブレンドです。1日2〜3回使用、最高4回まで。

抗痙攣作用や鎮咳作用のあるハーブと、緊張をほぐすハーブのブレンドになります。ヒソップ㊟がなければ、タイムを増やしてみてください。

Memo

【フラワーエッセンスについて ②】

フラワーエッセンスの大きな利点は、副作用がなく、乳児やペットにも安全に使用できるという点でしょう。ほかのセラピーとともに安全に併用できるのも特徴の一つです。

また、特に感情面・深層心理へ働きかけてくれるとの高い定評があります。傷ついた心を無理やりこじ開けるとか、無理に元気づけるような感じではなく、優しくそれでいて確実に自分がそのときどきで受け止めること・変えることができる部分からじんわりと効いていくレメディーなのです。

実際に私自身もバッチをはじめ、オーストラリアのブッシュフラワーエッセンスなどをよく利用しますし、また患者に紹介しています。

ハーブならメディカルハーバリスト、アロマセラピーならアロマセラピストが存在するように、フラワーエッセンスにもそれ専門のプラクティショナーが存在しています。フラワーエッセンスは気軽に自分で選んで利用することもできますが、うまくエッセンスを選べないときや自分一人では解決できそうもない状態のときは、専門のプラクティショナーによるカウンセリングを受けることをお勧めします。

レシピはすべて100g（ml）のハーブブレンドを作る内容量になっています。
㊟印のハーブは特に注意が必要です。パート3およびパート5をご確認ください。

食欲不振・気持ちが悪い・吐き気がする

消化器系

「心配で食べ物が喉を通らない」といった消化器系の症状は、ストレスや心身症、鬱など精神面の不調によって起こることが多いトラブルとしてよく知られています。ただし心因性のほかにも、胃腸の疾患によって起こる症状も多くありますので、ストレスや疲労だと過信しないことです。症状があまりにひどかったり長引いたりする場合は、必ず専門家の指示を仰いでください。

吐き気・嘔吐も、消化器官やほかの内臓疾患から脳・神経の病気、つわりといった要因から、食べすぎ・飲みすぎ、そして心因性のものもあります。鎮静作用のハーブや消化促進作用のあるハーブを選ぶときには、自分が飲みやすいと感じる、舌や胃が喜ぶハーブを選ぶとさらに効果的でしょう。

ストレスで胃が収縮したような感覚になる場合に

Recipe

アンジェリカ	5g
アグリモニー	10g
カモミールジャーマン	35g
レモンバーム	15g
フェンネル	25g
オレンジフラワー	10g

浸剤タイプのブレンドです。1日2〜3回食前に使用、最高4回まで。

食欲を促進させてくれるアンジェリカと、胃の収縮感を和らげてくれるハーブ数種、そしてストレス緩和作用のあるハーブ数種のブレンドです。

身体に力が入らずエネルギー低下を感じるときに

Recipe

ペパーミント㊟ ………………… 20g
タイム ……………………………… 10g
ローズマリー ……………………… 20g
オート ……………………………… 20g
フェンネル ………………………… 20g
セージ㊟ …………………………… 10g

浸剤タイプのブレンドです。1日2〜3回食前に使用、最高4回まで。

体内と精神の活性を図りながら、消化器系の働きを促進させてくれるレシピです。

もし、身体全体または手足に冷えを感じる場合は、ジンジャー、シナモン、カルダモンなどを少量加えるとよいでしょう。

不安や緊張による吐き気に

不安や緊張を和らげ、消化を助けるブレンドです。

不安感が強いときはホップ㊟や、セントジョーンズワート㊟、バレリアンをブレンドしてください。好みでメドゥスイート㊟やキャットニップ、レモングラスを少量加えてもよいでしょう。

Recipe

ペパーミント㊟ ………………… 20g
タイム ……………………………… 10g
ローズマリー ……………………… 20g
オート ……………………………… 20g
フェンネル ………………………… 20g
セージ㊟ …………………………… 10g

浸剤タイプのブレンドです。1日2〜3回食前に使用、最高4回まで。

レシピはすべて100g(ml)のハーブブレンドを作る内容量になっています。
㊟印のハーブは特に注意が必要です。パート3およびパート5をご確認ください。

神経性の消化不良で吐き気や嘔吐を伴う場合に

　消化促進と高ぶった神経を緩和させ、吐き気や嘔吐による不快感を和らげてくれるブレンドです。

　緊張や不安、怒りが強い場合はバレリアンを少々追加してください。また、へその辺りに力が入らない、冷えや空虚を感じる場合は、カルダモンを少々追加してみましょう。

Recipe

カモミールジャーマン ・・・・・・・・・・・・・・・・・・・ 25g
レモンバーム ・・・・・・・・・・・・・・・・・・・・・・・・・・・・・・・ 25g
スカルキャップ ・・・・・・・・・・・・・・・・・・・・・・・・・・・ 15g
メドゥスイート® ・・・・・・・・・・・・・・・・・・・・・・・・・・ 20g
フェンネル ・・・・・・・・・・・・・・・・・・・・・・・・・・・・・・・・・ 15g

　浸剤タイプのブレンドです。1日2～3回食前に使用、最高4回まで。

Memo

　私自身あまり胃腸が丈夫といったタイプではないので、毎日の食生活には気を使っています。以前はまったく気にせずに、好きな物をバンバン食べる生活を送っていました。ところがあるとき、関節炎がひどく痛くなったりするパターンと食生活の関連に気づいたのです。そこで、自分なりに研究をして、ゆっくりとしたペースで身体に合う食事に切り替えました。

　食事に気をつけるといっても、口にするものを厳しく制限するわけではありません。「身体に合わない」とわかった物はできる限り避ける、調子の悪いときは特に気をつける……といった程度なのですが、それでも以前と比べずいぶんと楽になりました。

　私の場合、食物アレルギーは少ないものの、消化不良を起こしやすい食べ物が結構あることがわかりました。調子がいいときは、身体に合わない食べ物を多少食べても「ちょっとお腹が張るかな？　消化不良かな？」という感じですが、調子が悪いときに食べると吐いてしまったり、胃痛に苦しむことになるのです。そのため、食事をするたびに、どの食べ物がどのような影響を及ぼしているのか、まさに身を持って？　学び続けています。

胃もたれ・胸焼け

　胃もたれや胸焼けは「機能性胃腸症」と呼ばれる、ストレスや不安など心因性の要因により、胃やその他消化器官の運動機能の低下によって起こる症状です。食欲不振・腹痛・下痢・便秘なども含め、よく起こりえる症状として挙げられますが、もともと胃腸の働きが弱い方はここで紹介するハーブのほかにも「消化器官に負担をかけない」食生活の改善も心がけていただけたらと思います。

　胃炎・食道裂孔ヘルニアなどの胃腸疾患も原因として挙げられますが、胸焼けは刺激物や脂っこい食品の食べすぎや飲みすぎといった背景が非常に多いようです。またアレルギーとまではいかないものの、身体に合わない食べ物が要因といったこともありますので、心当たりのある方はぜひ注意してみてください。

心理的不快感やむかつきで胃や胸が熱くなる場合に

　消化を促す苦味のハーブ、神経の高ぶりを鎮めるハーブ、むかつきや不快感を鎮めてくれる働きのハーブなどがブレンドされたレシピです。

　胃の粘膜が荒れている場合、マーシュマロウ根は冷浸剤のほうが効果的でしょう。

Recipe

ホップ㊟	10g
セントジョーンズワート㊟	15g
バーベイン	10g
メドゥスイート㊟	25g
マーシュマロウ根	20g
カモミールジャーマン	20g

浸剤タイプのブレンドです。1日2～3回食前に使用、最高4回まで。

　またスリッパリーエルムも胃酸過多にはとても役に立ちます。錠剤または粉末を小さじ1杯、水に溶かして食前に飲んでください。

　ホップ㊟やバーベインの代わりにアーティチョーク㊟やミルクシッスルを利用するのもよいでしょう。

気が重いなどネガティブな感情があるときに

　気分向上だけでなく、身体エネルギーの活性化をしてくれるハーブと、消化促進のハーブブレンドとなります。オートの代わりにタイムを加えてもよいでしょう。ペパーミント🄴が苦手な方、またはカモミールジャーマンの味が苦手な方は、代わりにレモンバーベナをブレンドしてみてください。

　よく眠れない場合は、カリフォルニアポピーをオートの代わりに使ってもよいでしょう。

Recipe

アンジェリカ	5g
セージ🄴	10g
ペパーミント🄴	20g
セントジョーンズワート🄴	20g
フェンネル	15g
オート	15g
カモミールジャーマン	15g

　浸剤タイプのブレンドです。1日2〜3回食前に使用、最高4回まで。

むなしさから胃やへその辺りが空虚に感じるときに

Recipe

カモミールジャーマン	40g
キャットニップ	20g
オレンジピール	15g
カルダモン	10g
ダンデライオン根	15g

　浸剤タイプのブレンドです。ダンデライオン根は煎剤がベストですが、細かくカットすればすべて浸剤でもよいでしょう。その場合は7〜10分ほど浸出させてください。1日2〜3回食前に使用、最高4回まで。

　お腹に力が入るようなエネルギーの温かさや包み込む優しさを感じてもらえたらと思います。

　すべてのハーブが消化促進に役立ちますが、胃酸が多い方や胃の粘膜が荒れている方は、オレンジピールを減らし、マーシュマロウ根を追加してください。

腹痛・お腹が張る

　心の状態は非常に敏感に胃腸に伝わりますが、腹痛は心因性の疾患として日常でも多くの方が悩まれている症状ではないでしょうか？

　痛みは身体からの危険信号といわれますが、心因性の腹痛は心からの危険信号といえるでしょう。そのほかにも腹痛は、胃炎・潰瘍・急性胆嚢炎・急性膵炎・胃潰瘍の穿孔・過敏性腸症候群（IBS）といった消化器官の病気から心筋炎・肺炎・尿路結石といった疾患によって起こります。

　お腹が張るのは、発酵しやすい食品の食べすぎや消化不良、胃腸機能の低下、便秘によって腸管内にガスが溜まることによって起こる症状の一つです。こちらも感情のコントロールや激しい興奮・不安・ストレスなど、心因性が原因として起こることも多々あります。空気を飲み込む癖がある人（呑気症）にもよく見られる症状です。

緊張や不安からくる胃痛・痙攣性の痛みがある場合に

　特にお腹に良いとされる、抗痙攣作用のハーブをそろえました。お腹の力が抜けるような、リラックス感をもたらしてくれるレシピとなっています。

Recipe

クランプバーク	10g
バレリアン	10g
キャットニップ	20g
カモミールジャーマン	30g
フェンネル	20g
キャラウェイ®	10g

　クランプバークは煎剤がベストですが、細かくカットすればすべて浸剤でも大丈夫です。その場合は7〜10分ほど浸出させてください。1日2〜3回使用、最高4回まで。

レシピはすべて100g（㎖）のハーブブレンドを作る内容量になっています。
®印のハーブは特に注意が必要です。パート3およびパート5をご確認ください。

不満・怒りなど神経過敏による胃の荒れや痛みに

お腹に溜まった、ネガティブな感情と怒りの感情を鎮め、荒れた胃を保護してくれるブレンドです。イライラ感が強い場合、ホップ⑮を少量加えてもよいでしょう。スリッパリーエルムのカプセル、または粉末であれば小さじ1杯を水に溶かして食前に利用するのもよいでしょう。

Recipe

カモミールジャーマン	25g
バレリアン	10g
レモンバーム	25g
スカルキャップ	20g
セントジョーンズワート⑭	10g
マーシュマロウ根	10g

浸剤タイプのブレンドです。1日2～3回使用、最高4回まで。

食欲がなく、パワー不足で冷えを感じるときに

Recipe

フェンネル	60g
キャラウェイ⑬	30g
ジンジャー	5～10g

できれば煎剤で作ってもらいたいブレンドですが、浸剤でも大丈夫です。1日2～3回食後に使用、最高4回まで。

消化を促進しながら膨満感を和らげ、温かいエネルギーを与えるブレンドとなっています。

病後などのパワー不足の際などにはフェヌグリーク⑪を10～15gほど追加してみてください。

脂っぽい食事のときに膨満感がひどくなる場合は、セージ⑪を少量加えてみてください。ジンジャーの代わりにアンジェリカを使用してもよいでしょう。

精神的ストレスを抱えて落ち着かないタイプに

頭や心のストレス・イライラ感を鎮めるハーブ、消化促進のハーブ、膨満感を和らげるハーブのブレンドとなっています。膨満感が特に強いときはフェンネルを少量足してみてください。スペアミントの代わりにペパーミント㊟を用いてもよいでしょう。

Recipe

レモンバーム	35g
カモミールジャーマン	30g
スペアミント	10g
セントジョーンズワート㊟	8g
ラベンダー	2g
ダンデライオン根	15g

浸剤タイプのブレンドです。ダンデライオン根は煎剤がベストですが、細かくカットすればすべて浸剤でもよいでしょう。その場合は7〜10分ほど浸出させてください。1日2〜3回使用、最高4回まで。

Memo

　生鮮食品をはじめ、野菜、果物、パン、ケーキ、嗜好飲料など、今は手軽にオーガニック食品が手に入るようになりました。英国でも、ハイストリートを歩けばオーガニックカフェやスーパーをちらほら見かけることができます。また普通のスーパーでも、オーガニック商品の品ぞろえが毎年増えてきています。オーガニック商品だけでなく、グルテンアレルギーや乳製品アレルギーなど、さまざまなアレルギーを持つ人専用の食品コーナーが充実してくれているのも強い味方です。

　ハーブは心身の健康をサポートしてくれる力強い味方ですが、やはり食生活がしっかりしていないと、ハーブだけではなかなか改善しない場合が多く見られます。胃腸の調子をはじめ、心身の不調と食生活は密接に関係しているのです。

　そのため、私はハーブを処方するだけでなく、必ず患者に1日の食生活を尋ねるようにしています。そして個々に合った食生活を見つけられるようにアドバイスをしたり、専門家を紹介したりしています。

レシピはすべて100g（ml）のハーブブレンドを作る内容量になっています。
㊟印のハーブは特に注意が必要です。パート3およびパート5をご確認ください。

消化器系 便秘

「1週間に1回しか排便がない」「毎日あった便通が3日に1回となった」……など、便秘にも個人差があります。要因としては、食事や生活環境の影響が非常に大きく、また心因性の便秘も大変多く見られます。

心因性のストレスや疲労などによって起こる便秘によく見られるのが、痙攣性便秘です。便秘には食生活・特に植物繊維の不足が大きな影響を与えますが、この痙攣性便秘タイプの中には不溶性の植物繊維の過剰摂取が逆に悪影響を与えてしまう恐れもあるので気をつけましょう。

このほかにも便意を抑えてしまう習慣がつくことによって、直腸や結腸の神経反応が鈍くなって起こる直腸性便秘や、病気が原因で起こる便秘もあります。

いつも身体が緊張しているタイプに

Recipe

【浸剤用】
カモミールジャーマン 20g

【煎剤用ブレンド】
フェンネル 30g
クランプバーク 10g
ダンデライオン根 40g

煎剤を先に作り、火からおろす直前に浸剤用のハーブを入れて数分浸出させます。1日1回就寝前に使用、最高2回まで。

消化促進のハーブと筋肉の緊張を和らげるハーブ、そして穏やかな緩下作用のあるハーブのブレンドとなっています。便秘がひどい方はバードックやイエロードックを少量加えてみてください。

やる気や気力が落ち、力がみなぎらないタイプに

穏やかな緩下作用のあるハーブと、エネルギーを与えてくれるハーブのブレンドとなっています。消化促進効果もあります。

なお、リンシードも便秘に役立つハーブです。小さじ1～2杯のリンシードを大きなグラス1杯の水に7～8時間ほど浸して飲用するとよいでしょう。ただし、飲用の際にはできるだけ水をたくさん飲むこと。

Recipe

ダンデライオン根	40g
フェンネル	20g
バードック根	10g
リコリス㊟	10g
ジンジャー	10g
ダミアナ	10g

できれば煎剤で作ってもらいたいブレンドです。1日1回就寝前に使用、最高2回まで。

Memo

便秘……お腹が張るあの不快感は何とも嫌なもの。お腹の不快だけでなく、便秘が慢性化すると肌にも吹き出物が！　なんてこともあるでしょう。

便秘用ハーブとしては主に緩下作用のものを使います。本書では紹介していないものですが、オオバコ科のシリアム（*Plantago psyllium*）の種子・種皮（ハスク）のように、不溶性植物繊維が多く含まれるハーブは、植物繊維が不足気味な食生活をしている方々に大活躍するハーブの一つです。

なお、ハーブの中には非常に強い下剤として働く種類もありますので注意しましょう。本書では紹介していませんが、アロエ・センナ・大黄・カスカラなどのアントラキノン誘導体が含まれたハーブは、短期間の使用には効果的ですが、長期使用や多量使用によっては、逆に蠕動運動などに悪影響を与えてしまうこともあります。そのため「センナを毎日飲まないと便通が起きない」などの悪循環にならないよう、正しい使用法を守る注意が必要です。

また食生活の改善などのほか、運動や冷えの改善なども、便秘解消になります。

消化器系　下痢

　下痢には、感染性と非感染性がありますが、よく見られるのが非感染性の下痢である「飲みすぎや食べすぎ」によるもの。また特定の食べ物が体質に合わなくて起こる、消化不良性の下痢もあります（例：牛乳で起こる下痢＝乳糖不耐症）。このほかにもストレスなど心因性の下痢も多く見られますが、その中で代表されるものが「過敏性腸症候群（IBS）」です。主な症状としては、便秘と下痢、腹痛、膨満感などが挙げられますが、その症状には個人差があります。

　過敏性腸症候群の症状は、冷たい飲み物や一定の食べ物、生活習慣の変化に非常に敏感に反応して起こります。そのためこの症状がある方は、精神面と胃腸へ働きかけるハーブを摂取するほか、食べ物など悪化しやすい原因を見直すといったケアも一緒に取り入れていくとよいでしょう。

神経過敏・不安・緊張時の下痢に

　高ぶった神経を鎮め、不安感を和らげるリラックス作用の高いハーブと、収斂作用のあるハーブのブレンドになっています。同時に消化促進にも役立ちます。シナモンやナツメグ⑬の味が苦手な場合は、カモミールジャーマンを余分に加えてみてください。

Recipe

アグリモニー ……………………… 20g
ラズベリーリーフ ………………… 20g
キャットニップ …………………… 20g
レモンバーム ……………………… 20g
カモミールジャーマン …………… 15g
シナモン …………………………… 3g
ナツメグ⑬ ………………………… 2g

　浸剤タイプのブレンドです。1日2〜3回使用、最高4回まで。

精神的ストレスで全身がこわばるときの下痢に

　緊張とイライラ感を鎮めながら、お腹の力を抜いてくれるレシピとなっています。

　胃酸が多いときや、胃が荒れている方にも効果的ですが、胃の粘膜が弱っている方は、別にマーシュマロウ根やスリッパリーエルムを使用するのもよいでしょう。

Recipe

プランテーン	20g
アグリモニー	20g
カモミールジャーマン	20g
フェンネル	10g
ホップ㊟	10g
メドウスイート㊟	20g

　浸剤タイプのブレンドです。1日2〜3回使用、最高4回まで。

Memo

　パート2では詳しく取り上げませんでしたが、ハーブを内服として使用する方法にシロップがあります。ハーブシロップはハーブの味が苦手な人や子どもにぴったりな内服剤として活躍してくれるので、ここにその作り方を紹介しましょう。

【基本的な作り方】

❶ ハーブ（果実や種子を使う場合はかるくつぶしておく）40gと水900mlを鍋に入れて、15分〜数時間ほど置きます。

❷ 火にかけて沸騰したらとろ火にし、20〜25分ほど煮込みます。

❸ いったん火からおろし、ハーブを濾します。濾して出来上がった煎剤をまた新たな鍋に入れ、とろ火で5〜10分ほど煮詰めていきます。

❹ 出来上がった煎剤の2倍の量の砂糖またははちみつを入れて溶かし、シロップ状になったら火からおろします。

❺ 余熱が取れたら清潔な空き瓶に入れて蓋をし、ラベルを貼って出来上がり。冷暗所で保管すれば、半年〜1年ほど保存が可能です。

　なお、マーシュマロウ根を使う場合は、水に一晩浸けた冷浸剤を使い、冷浸剤の量に対して1.5〜2.25倍の砂糖またははちみつを加えてください。

レシピはすべて100g（ml）のハーブブレンドを作る内容量になっています。
㊟印のハーブは特に注意が必要です。パート3およびパート5をご確認ください。

泌尿器系 頻尿・排尿困難

尿の出が悪い・出にくいのは、男性では前立腺肥大でよく起こる症状ですが、このほかにも尿道狭窄や、尿管結石、尿道炎、神経系の障害（糖尿病や脊髄の病気など）による排尿困難、そしてストレスなど心因性の影響で起こる排尿困難があります。

緊張が高まるとトイレに行く回数が増えませんか？　頻尿も不安やストレスによってよく起こりえる症状です。「神経性頻尿」は、リラックスしているときや睡眠中は平気なのに、大事な仕事のときや移動中、試験中など、恐怖心や不安、緊張が高まって起こります。もちろんこのほかにも、水分を多く取りすぎたときや、排尿困難と同様に膀胱炎、尿道炎、尿管結石、前立腺肥大などといった病気で起こる頻尿もあります。女性では子宮筋腫や妊娠でも起こりえます。

心配や不安で尿意をもよおすタイプに

不安や緊張を取り、尿意を和らげるブレンドです。冷えを感じる方は、ジンジャーのチンキを5mℓ（または5g）混ぜてみてください。

また、眠気が襲うようでしたら、バレリアンの代わりにオートやバーベインなどを使ってもよいでしょう。

Recipe

ホーステール ……………………………… 10mℓ (g)
バレリアン ………………………………… 10mℓ (g)
パッションフラワー ……………………… 20mℓ (g)
スカルキャップ …………………………… 30mℓ (g)
アグリモニー ……………………………… 30mℓ (g)

チンキのブレンドになります。1回5mℓを少量の水に混ぜて1日3～4回使用。

ハーブティーで作る場合は、グラムで量ってください。ホーステールは煎剤がベストですが、細かくカットすればすべて浸剤でもよいでしょう。その場合は7～10分ほど浸出させてください。カモミールジャーマンを混ぜると飲みやすくなるでしょう。

ストレスや神経疲労が原因で尿が出にくいときに

心身の疲労・緊張を解き、筋肉にあるこわばりも穏やかにします。神経や肉体的な疲労がかなりひどく感じるときは、ウッドベトニーの代わりにアシュワガンダを取り入れてもよいでしょう。カウチグラスの代わりにネトルでも構いません。

むくみがひどい場合は、ダンデライオン葉を追加してください。

Recipe

オート	20g
スカルキャップ	20g
クランプバーク	20g
カウチグラス	15g
ウッドベトニー	10g
コーンシルク	15g

浸剤タイプのブレンドです。1日2～3回使用、最高4回まで。

ストレスや神経疲労から起こる膀胱炎に

Recipe

オート	15g
レモンバーム	20g
レモンバーベナ	15g
エキナセア	15g
ブクー㊟	10g
コーンシルク	15g
マーシュマロウ葉	10g

浸剤タイプのブレンドです。1日3～5回使用、連続使用は2週間まで。
もし1週間経っても症状が緩和しなければ、必ず専門家の指示を仰いでください。

リラックス作用・滋養作用のあるハーブと免疫促進作用、尿路殺菌作用のブレンドとなります。

飲みやすくするために、レモンバームやレモンバーベナといった口当たりのよいハーブをブレンドしていますが、この代わりにカモミールジャーマンやリラックス作用のあるほかのハーブをブレンドしても、もちろんOKです。

ブクー㊟が飲みにくいという方は、代わりにカウチグラスやゴールデンロッドを入れても構いません。

レシピはすべて100g（ml）のハーブブレンドを作る内容量になっています。
㊟印のハーブは特に注意が必要です。パート3およびパート5をご確認ください。

皮膚系　かゆみ・乾燥・その他の皮膚症状

　皮膚も、精神的影響が非常に出やすい部分です。精神的・肉体的疲労でストレスが高まると、皮膚の張りがなくなったり、くすみがひどくなったり、女性では化粧のノリが悪くなるといった経験も少なくないと思います。中には、皮膚自体にまったく異常がないのにかゆみを感じる「心因性の皮膚のかゆみ」を訴える方も多く見られます。また、にきび、吹き出物、蕁麻疹、脱毛症などもストレスが大きく関与している場合があります。

　このように心の状態を映し出す皮膚ですが、このほかにもともと患っている皮膚疾患（アトピー性皮膚炎など）が心因性の要因によって発症したり、症状が悪化したりする場合もあります。皮膚症状は一過性のものから慢性のものまでさまざまですが、悪化要因を見つけ、精神面だけでなく生活面や食生活の見直しをすることも大事なポイントとなります。

怒りやイライラが起こす皮膚のかゆみ・乾燥に

　怒りやイライラといった感情で作られた熱と感情そのものを鎮めてくれるバーベイン、カモミールジャーマン、ローズといったハーブのほか、同時に体液の流れを促し毒素排出作用もあるクリーバーズとバードック根の入ったブレンドです。イライラがひどい場合はバレリアンを少量追加してみてください。

Recipe

ダンデライオン根	30㎖ (g)
バードック根	7㎖ (g)
カモミールジャーマン	23㎖ (g)
クリーバーズ	15㎖ (g)
ローズ	10㎖ (g)
バーベイン	15㎖ (g)

　チンキのブレンドです。1回5㎖を少量の水で薄めて飲用します。
　ハーブティーの場合はグラムで量ってください。ダンデライオン根とバードック根は煎剤がベストですが、細かくカットすればすべて浸剤でもよいでしょう。その場合は7～10分ほど浸出させてください。1日3回、食後に。

かゆみ止め外用クリームのレシピ

マリーゴールドクリーム 30g
チックウィード浸出油 .... 3〜6㎖
ラベンダー芳香蒸留水 .... 3㎖

【精油】
カモミールジャーマン 1滴
ラベンダー 3滴
ヘリクリサム 1滴

市販のマリーゴールドクリーム、またはマリーゴールドの浸出油や浸剤を利用して作ったクリームに、残りの材料を加えてよく混ぜ合わせます。かゆみがある場所に1日2〜3回塗ってください。

抗炎症作用・治癒創傷作用の優れたマリーゴールド、かゆみを抑える作用のあるチックウィード、同じく抗炎症・治癒作用に優れた精油やラベンダーの芳香蒸留水を加えて作るハーブクリームです。子どもにも安全に使っていただけますが、肌の敏感な方は必ずパッチテストを行って使用してください。

怒りやイライラが起こす皮膚の炎症と粘湿症状に

精神のゆとりを促し、心身を落ち着かせてくれるハーブと、皮膚の炎症や治癒に効果のあるマリーゴールドやハーツイーズ、特にじゅくじゅくした部分によいとされるイエロードックが含まれたブレンドです。

イエロードックがない場合は、サルサパリラやゴツコーラ、ダンデライオン根、バードック根などで代用してみましょう。

Recipe

イエロードック .... 15㎖(g)
スカルキャップ .... 20㎖(g)
バレリアン .... 10㎖(g)
パッションフラワー .... 15㎖(g)
ハーツイーズ .... 20㎖(g)
マリーゴールド .... 20㎖(g)

チンキのブレンドです。1回5㎖を少量の水で薄めて飲用します。
ハーブティーの場合はグラムで量ってください。イエロードックは煎剤がベストですが、細かくカットすればすべて浸剤でもよいでしょう。その場合は7〜10分ほど浸出させてください。1日3回、食後に。

レシピはすべて100g（㎖）のハーブブレンドを作る内容量になっています。
㊟印のハーブは特に注意が必要です。パート3およびパート5をご確認ください。

抗炎症用外用ジェルのレシピ

アロエベラジェル 30mℓ
マリーゴールド浸出油..................... 5mℓ
ラベンダー芳香蒸留水............ 5〜10mℓ

【精油】
ラベンダー 5滴
カモミールジャーマン 1滴

市販のアロエベラジェルに、残りの材料を加えてよく混ぜます。炎症を起こしている部分に、1日2〜3回使用してください。

治癒作用に非常に優れたアロエベラおよび抗炎症作用のあるハーブと精油類から作る、しっとりジェルです。

ストレスが関与する慢性の皮膚症状、特に顔や頭皮に赤みがある場合に

ストレスにアシュワガンダとスカルキャップ、皮膚、特に顔・耳・頭皮部分に効果があるとされるオレゴングレープルート㊟、そのほか毒素排出作用の高いレッドクローバーとダンデライオン根をブレンドしたレシピです。

アシュワガンダの代わりにバコパを使ってもよいでしょう。

外用では、皮膚の状態にもよりますが、皮脂のバランスを助けるゼラニウムの芳香蒸留水や、炎症を鎮めるカモミール（ジャーマンまたはローマン）やラベンダーの芳香蒸留水を用いるとよいでしょう。

また、これらの芳香蒸留水をアロエベラジェルと混ぜて患部に塗るのもお勧めです。

Recipe

ダンデライオン根........................ 20mℓ
オレゴングレープルート㊟............. 10mℓ
アシュワガンダ............................. 20mℓ
レッドクローバー 20mℓ
スカルキャップ............................. 30mℓ

チンキのブレンドです。1回5mℓを少量の水で薄めて飲用します。1日3回、食後に。

神経質やナイーブさが皮膚の状態に影響を与えるタイプに

優しく精神をサポートして穏やかな気持ちを保つパワーをもたらし、消化器系をも助けるレモンバーム、カモミールジャーマン、アグリモニー、バレリアン、そして毒素排出作用が高いダンデライオン根、また、神経過敏な精神へのサポート作用のあるクリーバーズのブレンドです。

Recipe

ダンデライオン根	20㎖ (g)
レモンバーム	20㎖ (g)
カモミールジャーマン	10㎖ (g)
アグリモニー	15㎖ (g)
バレリアン	10㎖ (g)
クリーバーズ	25㎖ (g)

チンキのブレンドです。1回5㎖を少量の水で薄めて飲用します。
　ハーブティーの場合はグラムで量ってください。ダンデライオン根は煎剤がベストですが、細かくカットすればすべて浸剤でもよいでしょう。その場合は7〜10分ほど浸出させてください。1日3回、食後に。

内向的な性格で皮膚の色がさえず、にきびや吹き出物が出るタイプに

Recipe

ダンデライオン根	23㎖ (g)
バードック根	7㎖ (g)
ボリジ㊟	10㎖ (g)
ローズ	10㎖ (g)
ネトル	15㎖ (g)
レッドクローバー	15㎖ (g)
マリーゴールド	20㎖ (g)

チンキのブレンドです。1回5㎖を少量の水で薄めて飲用します。
　ハーブティーの場合はグラムで量ってください。ダンデライオン根とバードック根は煎剤がベストですが、細かくカットすればすべて浸剤でもよいでしょう。その場合は7〜10分ほど浸出させてください。1日3回、食後に。

体内のエネルギーの活性化をして毒素排出作用があるネトル、リンパ系の浄化や強壮作用のあるマリーゴールドやレッドクローバー、自信のパワーをもたらしてくれるボリジ㊟やローズ、そして体質改善作用や毒素排出作用があり、特ににきびや吹き出物に効果のあるハーブのブレンドとなっています。にきびが化膿してしまうくらいの場合には、ポークルート㊟5㎖を追加するのもよいでしょう。

レシピはすべて100g（㎖）のハーブブレンドを作る内容量になっています。
㊟印のハーブは特に注意が必要です。パート3およびパート5をご確認ください。

にきびと吹き出物用ジェルのレシピ

アロエベラジェル ……………………… 30g
ラベンダー芳香蒸留水 ………… 5〜7㎖
ゼラニウム芳香蒸留水 ………… 2〜4㎖

【精油】
ラベンダー ……………………………… 3滴
ティートリー …………………………… 2滴
パルマローザ …………………………… 1滴

市販のアロエベラジェルに残りの材料を加えてよく混ぜます。にきびのある部分に1日2〜3回使用してください。

チンキを作る余裕があれば、マリーゴールドやエキナセアのチンキを2〜3㎖混ぜてもよいでしょう。

炎症がある場合は、カモミールジャーマンの精油を1滴追加してみてください。

Memo

　皮膚症状は、医師からの処方箋で一進一退を繰り返す方が多いように、ハーブ処方でも人によって効き方に差が出る場合が多く見られます。全身真っ赤になるほどの乾癬に悩まされていた方が、チンキを飲み始めて1〜3か月でツルツルの肌になったという例はありますが、同じような症状でもその方の生活様式や体質・食生活などの影響で治りが遅い場合もやはり出てきます。

　そんなときはハーブの処方にもよりいっそう工夫を重ねます。何が悪化の要因なのかを一緒に考え、そのときどきの症状に合わせて内服のハーブ以外にも外用のクリームやジェル、ハーブ粉末から作るペースト塗布、ハーブ浸剤＆煎剤をお風呂に用いる……などを処方したりします。ハーブ浸剤のほか、芳香蒸留水や精油・浸出油、そのほかにもフラワーエッセンスを加えるなどして、治癒力を促す助けとして利用しています。

ED（勃起障害・勃起不全）・性欲減退

【生殖器系】

　ED（勃起障害・勃起不全）の原因の 80% は、不安（過去の経験）、トラウマ、怒り、落ち込み、鬱状態など心因性のものといわれています。また精神状態だけではなく、疲労や飲酒、喫煙、また器質性 ED と呼ばれる糖尿病、高血圧症など、ペニスの血管に何らかの影響が起こり、十分な血液が流入しないことから起こる ED もあります。

　性欲減退も疲労、ストレス、不安、落ち込みなど心因性の原因による一時的なものが多いですが、中には薬の影響や内分泌系の疾患、糖尿病、腎不全などの疾患が原因での性欲減退もあります。

　心理的なものが原因の場合、ハーブのほかにもカウンセリングが助けとなります。自分だけで悩みを抱えずに、信頼できる専門家の指導と助けを求めてみるのもいかがでしょうか。

心身疲労・気力低下・性欲減退から起こる ED に

　心身の疲労を回復させるだけでなく、性欲の向上やパフォーマンスの向上にも助けとなるブレンドとなっています。

　アシュワガンダの代わりにサルサパリラやロディオラを使うこともできます。

　女性の性欲低下にも利用できるブレンドです。

Recipe

ダミアナ	20㎖
シャタバリ	20㎖
アシュワガンダ	30㎖
クローブ❸	10㎖
シサンドラ❹	20㎖

チンキのブレンドです。1回5～7㎖を少量の水で薄めて飲用します。1日2～3回を目安に使用。

レシピはすべて 100g（㎖）のハーブブレンドを作る内容量になっています。
❸印のハーブは特に注意が必要です。パート3およびパート5をご確認ください。

不安や緊張から起こるEDと性欲減退に

自信を持たせ、エネルギーを身体の奥から感じるような力強さを与えるハーブと、リラックスのハーブ、そして性欲を高めるハーブのブレンドとなっています。

アシュワガンダの代わりにサルサパリラやソウパルメットを使うこともできます。

女性の性欲減退でしたら、ローズを10mlブレンドに加えてみてください。

Recipe

アシュワガンダ ……………………… 20ml
ダミアナ ……………………………… 20ml
シベリアンジンセン㊟ ……………… 20ml
スカルキャップ ……………………… 30ml
ボリジ㊟ ……………………………… 10ml

チンキのブレンドです。1回5〜7mlを少量の水で薄めて飲用します。1日2〜3回を目安に使用。

Memo

ストレス社会といわれる昨今、私が勤務するクリニックでも、長時間の勤務や責任の重圧といったストレスから「心身ともに疲れすぎて性欲がわかない」という声がよく聞かれます。ストレスの強い環境を改善できれば一番よいのでしょうが、短期間で自分にとって好ましい状況へと持っていくのはなかなか難しいもの。また、中にはお酒の摂取が増えたり、栄養バランスの悪い食事が続いてしまうために、疲労回復をかえって遅らせてしまう要因にもなるようです。そうなると性欲減退だけでなく、皮膚が荒れたり、胃腸の調子が悪くなったりといった悪循環に陥ってしまう場合もあるでしょう。

このような場合は、患者の生活パターンと性格、症状などを考慮したアドバイスをしながらハーブを選んでいきますが、ストレス性の性欲減退には性欲向上をサポートするハーブとともに、ストレスによる負担から心身を守り、ストレスへの適応力を向上するハーブ＝アダプトゲン作用を持つハーブをよく用いています。

生殖器系 PMS（月経前症候群）

女性の多くが PMS（月経前症候群）に悩まされていると思います。この症状は、月経の7～2週間前から起こり、月経の始まりとともに消失します。症状は人それぞれですが、胸やお腹の張り、頭痛、肌荒れといったような症状から落ち込み、イライラ、不眠、鬱など身体・精神的といったさまざまな症状が挙げられます。中には PMS がひどく、日常の生活に支障を来すこともあります。その原因は、はっきりとは解明されていませんが、ホルモンバランスの崩れやその人の体質などが影響するのではないかと考えられています。

また、PMS が悪化する原因として、日々の食生活などを含めた生活習慣、そしてストレスなど心因性の症状が多く関与するとされています。

PMS で気分が落ち込むときに

ホルモンバランスを整えてくれるチェストベリー[注]やブラックコーホッシュ[注]のほか、特に落ち込んだときの精神面のサポートとなってくれるハーブをブレンドしました。

胸が苦しくなるほどの悲しみや絶望感で涙もろくなる場合は、パルサティラ[注]10mlを追加でブレンドしてみてください。ローズやオートが用意できない場合は、スカルキャップやレモンバームで代用しても構いません。ブラックコーホッシュ[注]の代わりにペオニーやワイルドヤムを使うこともできます。

Recipe

ブラックコーホッシュ[注]	20ml
チェストベリー[注]	10ml
セントジョーンズワート[注]	30ml
ローズ	10ml
オート	30ml

チンキのブレンドです。1回5mlを少量の水で薄めて飲用します。朝食前1回、昼夕食後2回。

レシピはすべて100g（ml）のハーブブレンドを作る内容量になっています。
[注]印のハーブは特に注意が必要です。パート3およびパート5をご確認ください。

PMSで感情や気分の変化が激しいときに

ホルモンバランス、特にプロゲステロンのバランスを促すチェストベリー®に、精神のバランスを取る助けとなるハーブ、女性のデリケートな精神状態を優しくサポートしてくれるハーブ類をブレンドしました。

怒りやイライラがかなり強い場合は、バレリアンをレモンバームの代わりにブレンドしてみてください。なお、ゼラニウムやバーベインが手に入らないときはパッションフラワーやスカルキャップが、アグリモニーがない場合はカモミールジャーマンが、それぞれ代用になります。

Recipe

ダンデライオン根 ……………………… 20㎖
チェストベリー® ……………………… 10㎖
アグリモニー …………………………… 20㎖
バーベイン ……………………………… 10㎖
ゼラニウム ……………………………… 20㎖
レモンバーム …………………………… 20㎖

チンキのブレンドです。1回5㎖を少量の水で薄めて飲用します。朝食前1回、昼夕食後2回。

Memo

　女性疾患の症状に効くハーブには、学生の頃から非常に興味を持っていました。メディカルハーバリストになってからも、女性疾患に悩まされている患者に多く出会い、そのたびにハーブのパワーを一緒に体験するといった貴重な経験をさせていただいています。

　私の患者の割合で一番多いのが、多嚢胞性卵巣症候群（PCOS）に悩まれている方々です。ハーブ治療で何を望まれるのかは個人差がありますが、やはりその中で圧倒的なのが「月経が周期的に来ること（1年に2～3回あるかないかという方も多いです）」。また、「できれば数年のうちに妊娠を」と望まれる方も少なくありません。多嚢胞性卵巣症候群では、ホルモンバランス異常のほか、排卵が起こりにくい・起こらないことがありますので、不妊症の原因にもなります。

　ハーブを処方する際には、その方が「どんな治療を望まれているか」ということに重点を置き、ホルモンバランスを整えるハーブや抗ストレス作用・子宮への滋養強壮作用のあるハーブのほか、さまざまなハーブを調合するようにします。

月経不順

月経不順には、月経周期が24日以内で、1か月に数回も生理がある「頻発月経」と、月経周期が39日以上で、年に数回しか生理がない「稀発月経」があります。これらは、脳下垂体や卵巣の機能異常といった病気が原因のほか、精神・肉体面のストレスや心因性、さらに過激なダイエット、環境の変化、生活習慣、体質といったことが原因として挙げられます。

旅行やショックなどで一時的に月経不順が起こることはよくありますが、長引いたり異常を感じられるようでしたら、放っておかずに必ず専門家の診断を仰いでください。

感情の乱れによる月経不順に

非常に繊細になっている精神をサポートしながら、体質に合わせてブレンドしてあります。シャタバリ、ヤロー、レディースマントルなどは月経不順に非常に役立つハーブとして大活躍します。

もしホルモンバランスの乱れが強く出ている場合は、その状態に合わせてホルモンバランスを整えるブラックコーホッシュ⑬やチェストベリー⑬などをブレンドするとよいでしょう。

Recipe

●月経周期が長く経血量が少ない、感情が落ち着かない

マザーワート⑬ ……………… 10㎖ (g)
ヤロー ……………………… 15㎖ (g)
レディースマントル ………… 15㎖ (g)
シャタバリ …………………… 20㎖ (g)
スカルキャップ ……………… 20㎖ (g)
バーベイン …………………… 10㎖ (g)
トウキ⑬ ……………………… 10㎖ (g)

●月経周期が短く身体がほてる、イライラ感に襲われる

ダンデライオン根 …………… 20㎖ (g)
ローズ ………………………… 10㎖ (g)
シャタバリ …………………… 20㎖ (g)
バーベイン …………………… 10㎖ (g)
カモミールジャーマン ……… 20㎖ (g)
ヤロー ………………………… 10㎖ (g)
レディースマントル ………… 10㎖ (g)

チンキのブレンドです。1回5㎖を少量の水で薄めて飲用します。

ハーブティーの場合はグラムで量ってください。ダンデライオン根は煎剤がベストですが、細かくカットすればすべて浸剤でもよいでしょう。その場合は7～10分ほど浸出させてください。1日3回、食後に。

心身の緊張やストレスによる月経不順に

スカルキャップやアシュワガンダなど緊張を和らげるハーブ、アシュワガンダやオートのように滋養強壮作用があるハーブともに、各体質に合わせてバランスを補うハーブをブレンドしてあります。

アシュワガンダの代わりにペオニー（月経調整）やロディオラ（ストレス過多）、あるいはバコパ（ストレスや不安など）を利用するのもよいでしょう。

Recipe
●月経周期が長く、経血量が少ない

アシュワガンダ	20㎖
スカルキャップ	20㎖
オート	30㎖
ウルフベリー	10㎖
ヤロー	10㎖
マザーワート®	10㎖

　体力のない方や貧血気味の方は、オートの代わりにトウキ®を10㎖ブレンドしてみてください。
　チンキのブレンドです。1回5㎖を少量の水で薄めて飲用します。1日3回、食後に。

Recipe
●月経周期が短く、体力が落ちている

ダンデライオン根	15㎖
アシュワガンダ	20㎖
オート	20㎖
ウルフベリー	20㎖
ヤロー	15㎖
レディースマントル	10㎖

　チンキのブレンドです。1回5㎖を少量の水で薄めて飲用します。1日3回、食後に。

Recipe
●月経周期が長く、経血量が多い

アシュワガンダ	15㎖
スカルキャップ	20㎖
ゼラニウム	10㎖
ラズベリーリーフ	15㎖
ヤロー	20㎖
レディースマントル	20㎖

　ゼラニウムがなければラズベリーリーフまたはレディースマントルを増やしてください。冷えが強い場合は5㎖ほどのジンジャーを追加するか、少量のジンジャーを入れたハーブティーを飲むことをお勧めします。
　チンキのブレンドです。1回5㎖を少量の水で薄めて飲用します。1日3回、食後に。

生理痛・月経困難

　生理痛があると、毎月の月経が非常に憂鬱に感じられるのではないでしょうか？　生理痛には、腰痛、背痛、悪心、嘔吐、下腹部痛といった痛みや不快感がありますが、中には学校や仕事に行けなくなるくらい不調になる方もいらっしゃいます。原因はさまざまですが、子宮内膜症や子宮筋腫といった、子宮に何らかの症状があって起こる場合を「器質性月経困難症」と呼びます。そのほか、もともとの体質や血流の悪さ、生活習慣、ダイエット、冷え性、そしてストレスを含む精神面の状況が影響して起こる場合もあります。

　ハーブやアロマセラピーは、これらの生理痛を緩和させるのにとても役立ちますが、体質や生活習慣が悪化する要因であれば、まずはそれらの見直しから始めてみましょう。

緊張や不安などストレスで全身がこわばるときに

　心身の力を楽にして身体の緊張を解き、痛みを和らげるブレンドとなっています。冷えがある場合は、シナモンやジンジャーを少量ブレンドしてください。血行が悪く月経不順なども見られる場合には、トウキ㊟なども助けとなります。

　また、味を調えるためにカモミールジャーマンをブレンドしてもよいでしょう。

　痛みがかなりひどい場合は、ジャマイカドッグウッド㊟を10gほど追加するのもよいでしょう。

Recipe

スカルキャップ	30g
マザーワート㊟	20g
クランプバーク	30g
バレリアン	20g

　浸剤タイプのブレンドです。1日3回使用、最高5回まで。

感情的な乱れと生理痛が伴うときに

精神のバランスを取るハーブと痛みを和らげるハーブを中心にしたブレンドとなっています。

不安や緊張も強いということでしたら、バーベインやカリフォルニアポピー、レモンバーム、パッションフラワー、ゼラニウムなどをブレンドしてもよいでしょう。

Recipe

クランプバーク .... 20㎖ (g)
ローズ .... 10㎖ (g)
パルサティラ[注] .... 10㎖ (g)
カモミールジャーマン .... 20㎖ (g)
セントジョーンズワート[注] ..... 20㎖ (g)
バレリアン .... 20㎖ (g)

チンキのブレンドです。1回5㎖を少量の水で薄めて飲用します。
ハーブティーの場合はグラムで量ってください。クランプバークは煎剤がベストですが、細かくカットすればすべて浸剤でもよいでしょう。その場合は7～10分ほど浸出させてください。1日3回食後に使用、最高5回まで。

Memo

私も初潮のときからひどい月経困難症に悩まされてきました。毎月毎月その痛さは増すばかり、10代の初めだというのに数回も産婦人科の先生に診てもらった経験があります。ただ、診断してもらっても「子宮が多少腫れているものの、特に問題ない」という、同じ結果ばかり。病気という病気ではないにせよ、毎回の痛みは減ることもなく、痛みのほかにも多出血、吐き気などの症状もあり、最終的には市販の鎮痛剤すら効かなくなってしまいました。結局、学校や仕事を休まざるを得なくなり、生活にも支障を来して困った覚えがあります。

それなので、英国で初めてハーブ処方をしてもらったときも、正直あまり期待はしていませんでした。ところが、ハーブを飲み始めて2か月目には、市販の鎮痛剤を飲まなくても大丈夫なほどに改善されたのです。これには心底驚きました。そのままもう1か月続けて飲んだところ、その後半年はハーブを飲まなくても日常生活に支障が出なくなっていました。それ以来、1年のうち数か月だけ月経困難症用のハーブを利用するようにしています。

私の場合は痛みと出血がひどいので、ヤロー、レディースマントル、パルサティラ[注]、クランプバーク、フィーバーフュー[注]、ジンジャーをブレンドしています。

眼精疲労

目がしくしく痛む、かすむ、目が重い、目が赤くなる……など日常生活の中でよく起こるのが眼精疲労です。これらの症状が進むと、頭痛や肩凝り、集中力の欠如、イライラするといったさまざまな症状を引き起こします。

眼精疲労には、パソコンやゲーム、読書などで目を酷使して起こるものから、白内障や緑内障といった目の疾患によって起こるもの、睡眠不足や心身疲労、ストレスが原因で起こるものなど、その原因はさまざまです。

ハーブは内服・外用とともにこれらの眼精疲労に役立ちますが、眼精疲労を緩和させるに当たっては、読み書きやモニター画面を見る姿勢など、悪化させる環境や原因を見直すことも大切な改善策となります。

過剰酷使で目も神経も疲れているときに

目の疲れを和らげるのに定評のあるクリサンセマムにアントシアニンがたっぷり含まれたビルベリー、そして神経疲労回復をサポートするアシュワガンダやオートのブレンドとなっています。

もしすっきりした爽快感が欲しいときは、ペパーミント®やローズマリーをブレンドしてもよいでしょう。

Recipe

ビルベリー	30mℓ
アシュワガンダ	15mℓ
クリサンセマム	20mℓ
オート	20mℓ
アイブライト	15mℓ

チンキのブレンドです。1回5mℓを少量の水で薄めて飲用します。なお、ビルベリーはそのまま食べることもできます。1日3〜4回使用。

レシピはすべて100g（mℓ）のハーブブレンドを作る内容量になっています。
註印のハーブは特に注意が必要です。パート3およびパート5をご確認ください。

頭痛や眼精疲労に悩まされる方の気分転換に

眼精疲労にクリサンセマムとビルベリー、神経疲労にスカルキャップやウッドベトニー、気分を軽くし気分転換の助けとなるカリフォルニアポピーやレモンバームをブレンドしてみました。

もし気分の落ち込みや低迷がある場合はローズ、ローズマリー、セントジョーンズワート®などをブレンドしてください。

Recipe

ビルベリー	20ml
クリサンセマム	20ml
スカルキャップ	20ml
ウッドベトニー	20ml
カリフォルニアポピー	10ml
レモンバーム	10ml

チンキのブレンドです。1回5mlを少量の水で薄めて飲用します。なお、ビルベリーはそのまま食べることもできます。1日3～4回使用。

眼精疲労の外用レシピ

芳香蒸留水
(ローズ、カモミール、ウィッチヘーゼルなど) ……… 適量
ガーゼ (またはタオル) ……… 1枚

芳香蒸留水をそのまま、あるいは2～3倍の水で薄めた液に、ガーゼやタオルを浸します。それを適度に絞り、目に当ててしばらく置いてください。

私が好きなブレンドはローズ5、ウィッチヘーゼル1の配合でブレンドした芳香蒸留水です。

なお、ローズやカモミールジャーマンのハーブティーを作って冷やしたものでも代用できます。その場合は水で薄めずに、そのままお使いください。

その他の肉体症状 耳鳴り

　頻度や症状、引き起こす原因は人それぞれですが、人口の10〜15%が何らかの耳鳴りを体験したことがあるといわれています。

　耳鳴りには外耳疾患（外耳炎、耳垢や昆虫など外耳道の異物・閉塞）や、中耳疾患（急性および慢性中耳炎、耳硬化症、耳管狭窄症、中耳の腫瘍など）から起こる場合のほか、鼓膜損傷、帯状疱疹、メニエール病や多量のアスピリン投与、心臓や血管の病気（高血圧など）や代謝疾患で起こるものまでさまざまです。また鬱・神経症といった心因性の原因で起こる耳鳴りも多く見られます。

焦燥感や情緒不安で耳鳴りがするとき

　主にリラックス作用のハーブをブレンドしたレシピとなっています。もし、焦りや不安が強い場合は、バレリアンやセントジョーンズワート㊗を加えてください。ストレスから血圧が上がるなどの影響がある場合は、ホーソーン実やリンデンをブレンドに加えましょう。

Recipe

ブラックコーホッシュ㊗ …………… 20㎖
スカルキャップ ……………………… 30㎖
レモンバーム ………………………… 20㎖
パッションフラワー ………………… 20㎖
バーベイン …………………………… 10㎖

　チンキのブレンドです。1回5㎖を少量の水で薄めて飲用します。1日3〜4回使用。

レシピはすべて100g（㎖）のハーブブレンドを作る内容量になっています。
㊗印のハーブは特に注意が必要です。パート3およびパート5をご確認ください。

心理的重圧を感じると起こる耳鳴りに

頭や心にうずまいている重圧を和らげるブレンドです。滋養強壮作用のハーブ（オートとアシュワガンダ）もブレンドされていますので、疲れにもアプローチしてくれます。

なお、ハーブティーの場合は、ペパーミント®やカモミールジャーマン、レモンバームなどを加えると飲みやすくなるでしょう。

Recipe

アシュワガンダ	15㎖ (g)
スカルキャップ	30㎖ (g)
ウッドベトニー	20㎖ (g)
オート	20㎖ (g)
ギンコー®	15㎖ (g)

チンキのブレンドです。1回5㎖を少量の水で薄めて飲用します。

ハーブティーの場合はグラムで量ってください。アシュワガンダは煎剤がベストですが、細かくカットすればすべて浸剤でもよいでしょう。その場合は7〜10分ほど浸出させてください。1日3〜4回使用。

Memo

現在では、日本にもハーブを学べるスクールや講座がたくさんあるようです。仲間と一緒に基礎からじっくりと学んでみたい方にはぴったりかもしれませんね。私がハーブに興味を持ったとき、すぐに薬草として利用する分野に関心が向いたのですが、その当時は日本で西洋ハーブ医学を深く学ぶ機関がありませんでした。そこで、ヨーロッパやアメリカなどの専門教育システムを比べて、自分に合いそうだと感じた英国で学ぶ選択をしたのです。

みなさんの中にも「英国でハーブ医学を学びたい」という方がいらっしゃるかもしれません。私が学んだ頃は私立の専門学校のみでしたが、現在ではハーブ医学も大学のコースの一つとして運営されています。また、本コースに入る前に語学力を磨くコースも設置されているので、留学生にとっては格段に学びやすい環境になっているようです。日本人学生も毎年増えていると聞きますので、興味のある方は英国メディカルハーバリスト協会（N.I.M.H）のサイト（http://www.nimh.org.uk）をご覧ください（英語サイトです）。

精神症状　不安・緊張

　不安や緊張は、心身にもさまざまな影響を及ぼします。「不安障害」と呼ばれる病気があるように、不安が日常生活に支障を来す場合もあります。「不安障害」とひと口にいっても、「パニック障害（PD）」「強迫性障害（OCD）」「全般性不安障害（GAD）」「社会不安障害（SAD）」「心的外傷後ストレス障害（PTSD）」など、さまざまなタイプに分かれています。

　不安や緊張によって現れる症状には「めまい」「手足の冷え」「熱感」「頭痛」「寝つきが悪い」「イライラする」「ふるえ」など個人差があります。ここではさまざまなハーブを紹介していますが、症状が重い方や長期にわたる場合は、専門家による治療を受けることを推奨いたします。なお、薬物療法と併用できないハーブもありますので、ご注意ください。

自信のなさで感じる緊張や不安に

　自分自身を認め、自信が持てる力を与えてくれるハーブが集まったブレンドです。お好みでカモミールジャーマンやローズヒップなどを加えてもよいでしょう。

　また、心にわだかまりがあったり、なかなか自分を受け入れることができない場合は、自分のお気に入りのハーブを加えてみてください。

　寒気がする場合は、ジンジャーを少量加えてみてはいかがでしょう。

　マザーワート㊟やバーベインの代わりにオートも役に立ってくれます。

Recipe

ボリジ㊟	10g
バーベイン	10g
レモンバーベナ	25g
レモンバーム	30g
マザーワート㊟	20g
ローズ	5g

　浸剤タイプのブレンドです。1日3～4回使用。

レシピはすべて100g（ml）のハーブブレンドを作る内容量になっています。
㊟印のハーブは特に注意が必要です。パート3およびパート5をご確認ください。

とても繊細で傷つきやすい状態に

繊細な心を守り、そして強めてくれるハーブブレンドです。単品というよりはハーモニーの力に重点を置いています。

ボリジ㊤の代わりにジジフスも役に立ちます。

お好みでカモミールジャーマンやスペアミントなどを加えてもよいでしょう。爽やかな空気や香りを求める心境のときには、レモンピールやレモングラス、甘い香りを求めるときはカモミールジャーマンやはちみつ、強くありたい！　と望む自分がいるときには、タイムを少々とジャスミンを加えるなどして調節してみてください。

Recipe

セントジョーンズワート㊤ 10g
パッションフラワー 20g
スカルキャップ 20g
レモンバーム 30g
セージ㊤ 10g
ボリジ㊤ 10g

浸剤タイプのブレンドとなっています。1日3～4回使用。

マッサージ＆バスオイルのレシピ　①

キャリアオイル
またはベースバスオイル .... 30㎖

【ブレンドA精油（ローズ系）】
ローズオットー 2滴
ゼラニウム 3滴
フランキンセンス 3滴

【ブレンドB精油（ラベンダー系）】
ラベンダー 4滴
ベルガモット 2滴
カモミールローマン 1滴

マッサージ用の場合はキャリアオイル（スイートアーモンドオイルやホホバオイルなど）、バスオイルを作りたい場合はキャリアオイルまたはベースバスオイルを利用します。30㎖のオイルが入るガラス瓶（遮光瓶）を用意し、そこに精油を加えてください。

マッサージとして楽しみたい場合は、適量を手のひらにとり、温めながら肌に優しくなじませていきます。バスオイルの場合は、適量（お風呂の大きさにもよりますが10～15㎖）を、お湯に入る前に入れて香りを楽しみながら入浴してください。

※ベルガモットの精油がフラノ型クマリンフリー（FCF）でない場合は、光感作作用があるため、使用後数時間は直射日光を避けてください。

理由のない緊張や不安（パニック障害）に悩まされる方に

Recipe

バレリアン	10g
オレンジフラワー	10g
リンデン	40g
バーベイン	10g
カモミールジャーマン	30g

浸剤タイプのブレンドとなっています。持ち運び用としてチンキを利用するのもよいでしょう。1日3～4回使用、最高5回まで。

自分に無理強いをせず、身体や心を楽にさせるハーブのブレンドです。味の関係上カモミールジャーマンを使っていますが、自分のことを表に出さない内向的なタイプであれば、レモンバームのほうが合っているかもしれません。パニックになっても落ち込まずに頑張りたいという方には、これにオートをブレンドするのもよいでしょう。

なお、動悸がある場合はマザーワート[注]、心臓が締めつけられるように感じるときはホーソーンを追加してください。

Memo

アロマセラピーとは、ハーブの中に含まれる成分である精油（エッセンシャルオイル）を利用したセラピーです。私もメディカルハーバリスト、アロマセラピストとして、精油を毎日のように利用しています。

使い方は状況に応じて一番よいかたちで治療・施術に取り入れますが、精油が持つ薬理作用を利用する（皮膚病や感染症などに効果のある精油を利用してレメディーを作る）使い方と、精油が持つ香りとエネルギーの効能を利用する使い方があります。それぞれの必要性・症状に合わせて、精油の希釈濃度は0.05～50％の範囲内でバリエーションを変えています（一般の方は1～2％の範囲で使用してください）。

また、ハーブの処方とアロマセラピーマッサージの組み合わせも多く取り入れております。このコンビネーションは精神面だけでなく、心身のリラックスを促すことによって治癒力を向上させるといった効果が期待できます。

| 精神症状 | 焦燥感

　精神的な症状の中でも「不安と焦燥感」はよく見られるものです。焦燥感と不安感はたいてい一緒に現れることが多く、これによって「動悸」「めまい」「下痢」「寝つかれない」「不眠」「落ち着かない」などといったさまざまな症状が起こります。
　ここでは、ハーブとともにアロマセラピーを紹介しておりますが、このほかにもフラワーエッセンス、クラニオセイクラル（頭蓋仙骨療法）、ヒプノセラピー（催眠療法）などさまざまなナチュラルレメディー（自然の治療薬）＆セラピーが症状緩和へのお手伝いとして利用できるでしょう。

ささいなことで不満やイライラを感じるときに

　自分自身のペースを戻し、心に余裕を持たせるお手伝いをするブレンドです。ローズやゼラニウムの香りが、焦る気持ちを鎮めてくれます。同時にアロマセラピーの使用もお勧めです。

Recipe

オート	20㎖ (g)
ローズ	10㎖ (g)
ゼラニウム	15㎖ (g)
ボリジ®	10㎖ (g)
バーベイン	10㎖ (g)
レモンバーム	35㎖ (g)

　チンキのブレンドです。1回5㎖を少量の水で薄めて飲用します。
　ハーブティーの場合はグラムで量って浸剤にしてください。その場合は、レモンバーベナやカモミールジャーマン、ローズヒップなどを混ぜると飲みやすくなるでしょう。1日3～4回使用。

アロマセラピーのブレンドレシピ

キャリアオイル ……………………… 50㎖

【精油】
カモミールローマン ………………… 7滴
ラベンダー …………………………… 5滴
ゼラニウム …………………………… 5滴
フランキンセンス …………………… 3滴

50㎖サイズの遮光瓶に材料を加えてよく混ぜます。マッサージオイルとしてボディーに使用したり、バスオイルとしてお風呂に適量を入れて、香りとその効能を楽しんでください。

高ぶった神経を休め、心に平静とバランスをもたらしてくれる精油のブレンドです。フローラルな香りの中に青々としたハーブのグリーンノートの爽やかさ、優しく甘い、そして重厚な香りが組み合わさっています。

頭の中が焦りと不安で混乱に陥っているときに

Recipe

ラベンダー …………………………… 3g
レモンバーム ………………………… 30g
スカルキャップ ……………………… 30g
ローズマリー ………………………… 10g
ウッドベトニー ……………………… 27g

浸剤のブレンドとなっています。香りもぜひ楽しんでください。1日3～4回使用、最高5回まで。

頭のモヤモヤ感を和らげてくれるローズマリーやウッドベトニー、そしてラベンダーのフローラルな香りの中に入っているツンとした強い主張の香りを楽しみながら、さらに心のバランスを取ってくれるハーブのブレンドです。

すっと頭に風を通してくれるような、清涼感とリラックス感を味わっていただければと思います。

不安や焦りで何かしないと落ち着かないときに

　気分を落ち着かせ、自分のいる位置をいま一度ゆっくり確かめられるようなハーブの顔ぶれです。

　焦りや不安から癇癪を起こしてしまうタイプには、キャットニップをブレンドに加えることをお勧めします。

Recipe

カモミールジャーマン･････････････････ 20g
レモンバーム･･･････････････････････････ 20g
バレリアン････････････････････････････ 10g
スカルキャップ ･･･････････････････････ 20g
パッションフラワー･････････････････････ 20g
バーベイン ･･････････････････････････ 10g

　浸剤のブレンドとなっています。もし苦味が気になる場合は、はちみつを少し入れてもよいでしょう。1日3～4回使用、最高5回まで。

Memo

　ここでは飲用のハーブブレンドを紹介していますが、気持ちを安らげるためには飲用する以外にもお勧めの方法があります。

　機会があればぜひ行っていただきたいのが「植物としてのハーブを手にする」という行為です。実際に見て触り、香りや感触を感じていただくだけで、またハーブが近くにあるだけでも、疲れた神経は驚くほど和らいでいきます。私自身も忙しい仕事の間にハーブを眺め、香りと対話するような感覚で楽しむことがあります。また、ハーブを使ったクリームや軟膏、シロップなどを作っているだけで、自然と神経が安らぐのを毎回感じることができます。

　ハーブの姿形にはいろいろなメッセージ[a]が含まれています。偉大な先達はハーブの形や感触・色・香りから、その効果を理解していました。ですので、実際にハーブを目にする機会があれば、じっくりと観察しながらエネルギーを感じ、また「何か気になる」「試してみたい」と感じるハーブに出合えたときには、それらのハーブが持つヒーリングパワーをいただくように、心の中でハーブと対話してみるとよいでしょう。

精神症状　落ち込み・無力感

「気分が落ち込む」「気分が晴れない」などは、だれにでも起こりえる症状ですが、すぐに気分が回復する程度のものから長期にわたって気分がふさぎ、それによって「自信の喪失」「睡眠障害」「食欲不振」「悲観的になる」「性欲がなくなる」「疲労感を感じる」「やる気がなくなる」といった、さまざまな症状が心身に影響を及ぼすこともあります。

　ここでは軽い落ち込み（抑鬱）状態に助けとなるハーブを紹介しています。一過性のものであればさほど心配はありませんが、日常生活に支障を来すような場合は自分だけで抱えずに、心療内科・精神科などの専門家に相談してください。

心に空洞ができたような喪失感に

Recipe

ダンデライオン根	20g
アンジェリカ	10g
カルダモン	10g
カモミールジャーマン	40g
オート	20g

ダンデライオン根は煎剤がベストですが細かくカットすればすべて浸剤でもよいでしょう。その場合は7〜10分ほど浸出させてください。1日3〜4回使用、最高5回まで。

凍ってしまった心をゆっくりと温めるような、背中をトンと押してくれるような力を起こす助けとなるハーブブレンドです。カルダモンが苦手な場合は、シナモンでもよいでしょう。

　気力を喪失しているときには、ロディオラを追加してみてください。

マッサージ&バスオイルのレシピ　②

キャリアオイルまたは
ベースバスオイル ……………… 30㎖

【精油】
カモミールローマン ………… 2滴
ネロリ …………………………… 2滴
プチグレン ……………………… 2滴
オレンジ ………………………… 3滴

マッサージ用の場合はキャリアオイル（スイートアーモンドオイルやホホバオイルなど）、バスオイルを作りたい場合はキャリアオイルまたはベースバスオイルを利用します。30㎖のオイルが入るガラス瓶（保存したい場合は遮光瓶）を用意し、そこに精油を加えてください。

マッサージとして楽しみたい場合は、適量を手のひらに取り、温めながら肌に優しくなじませていきます。バスオイルの場合は、適量（お風呂の大きさにもよりますが 10～15㎖）を、お湯に入る前に入れて香りを楽しみながら入浴してください。

深く甘くそして優しいフローラルな香りに、爽やかな柑橘系の香り、そして葉や枝の落ち着く香りのブレンドです。気持ちを和らげ、疲れた神経を落ち着かせ、そして明るい気分にさせてくれる効果があります。

※光感作作用があるため、使用後数時間は直射日光を避けてください。

マイナス思考で気分が沈んでしまうときに

心を軽くし、物事を楽に考えられるようになるハーブ、元気なパワーを与えてくれるハーブ、そして自信をよみがえらせてくれるハーブなどが入ったブレンドです。

前に進めない気分のときは、ダミアナを少量加えてみてください。

Recipe

カリフォルニアポピー ………… 20㎖ (g)
セントジョーンズワート[4] …… 20㎖ (g)
スカルキャップ ………………… 30㎖ (g)
オート …………………………… 20㎖ (g)
ローズ …………………………… 10㎖ (g)

チンキのブレンドです。1回5㎖を少量の水で薄めて飲用します。

ハーブティーの場合はグラムで量って浸剤にしてください。1日3～4回使用。

マッサージ＆バスオイルのレシピ ③

キャリアオイルまたは
ベースバスオイル ……………… 30㎖

【ブレンドA精油（柑橘系）】
ゼラニウム ……………………… 5滴
オレンジ ………………………… 5滴
プチグレン ……………………… 2滴

【ブレンドB精油（スパイス系）】
カルダモン ……………………… 1滴
オレンジ ………………………… 4滴
グレープフルーツ ……………… 2滴

マッサージ用の場合はキャリアオイル（スイートアーモンドオイルやホホバオイルなど）、バスオイルを作りたい場合はキャリアオイルまたはベースバスオイルを利用します。30㎖のオイルが入るガラス瓶（保存したい場合は遮光瓶）を用意し、そこに精油を加えてください。

マッサージとして楽しみたい場合は、適量を手のひらに取り、温めながら肌に優しくなじませていきます。バスオイルの場合は、適量（お風呂の大きさにもよりますが10〜15㎖）を、お湯に入る前に入れて香りを楽しみながら入浴してください。

どちらのブレンドも疲れた心をリフレッシュさせるだけでなく、精神のバランスを促し、安心した気分にさせてくれる精油のブレンドとなっています。

楽しみや喜びが感じられないほどの落ち込みに

気分を上げるだけでなく、お腹からしっかりと感情を感じ取ることができるようなパワーをサポートするブレンドです。

ハーブティーの場合は、レモンバーベナやレモングラスなどを加えると飲みやすくなるでしょう。

Recipe

オート ……………………… 20㎖（g）
セントジョーンズワート㊟ …… 30㎖（g）
セージ㊟ …………………… 10㎖（g）
カリフォルニアポピー ……… 20㎖（g）
レモンバーム ……………… 20㎖（g）

チンキのブレンドです。1回5㎖を少量の水で薄めて飲用します。
ハーブティーの場合はグラムで量って浸剤にしてください。1日3〜4回使用。

レシピはすべて100g（㎖）のハーブブレンドを作る内容量になっています。
㊟印のハーブは特に注意が必要です。パート3およびパート5をご確認ください。

| 精神症状 | 意欲低下

　意欲低下の背景には、鬱や自律神経失調症、更年期障害などによる精神・身体的要因と、薬物・環境などが与えるストレスが挙げられます。こちらも症状はさまざまですが、精神だけでなく身体にも影響を及ぼすような重い症状となった場合には注意が必要です。
　ここでは日常生活の中で起こりがちな意欲の低下に助けとなるハーブを紹介します。

気分がのらず、すべてが面倒に感じるときに

　すっきりとした清涼感のあるハーブのブレンドです。やる気とエネルギーの向上も期待できます。
　何となく身体が重くバイタリティーに欠けていると感じる場合は、ネトルやタイムを加えてもよいでしょう。ワームウッド㊟がない場合はペパーミント㊟を増やしてみてください。
　また、ライムなどフレッシュな柑橘系の精油を芳香浴として焚くのもよいでしょう。
　ワームウッド㊟の代わりにシサンドラ㊟5〜10gを使うのもお勧めです。

Recipe

ローズマリー ················· 30g
ペパーミント㊟ ··············· 35g
オート ······················· 20g
レモングラス ················· 10g
ワームウッド㊟ ················ 5g

　浸剤のブレンドとなっています。1日3〜4回使用、最高5回まで。

リフレッシュ感を与える芳香浴のレシピ

【精油】
グレープフルーツ
オレンジ
レモン

芳香浴はさまざまな方法で楽しめますが、一番お手軽なのが、小さなボウルやマグカップにお湯を注いで、そこに精油を2～3滴入れて香りを楽しむ方法です。またはハンカチやティッシュに数滴精油を垂らしたり、キャンドルや電気で温めるアロマポットを利用したりするのもよいでしょう。

アロマポットの場合、受け皿に水と精油を数滴入れてキャンドルなどで温め、香りを楽しみます。

気分を明るくして疲れた頭や気持ちをリフレッシュさせてくれる効果のある柑橘系を選んでみました。このほかにマンダリンやライムなどお好みの柑橘系のブレンドや単品の香りを楽しんでいただければと思います。

自信がなく、やる気がわかないときに

勇気と自信、そしてリラックス感も与えてくれるブレンドです。自分の良いところを改めて見つけるために、ちょっとひと息ついて飲んでもらいたいハーブティーです。ペパーミント㊟の代わりにスペアミントを使ってもよいでしょう。

ボリジ㊟の代わりにオートやバコバ、ロディオラなどを使うのも役に立つでしょう。

Recipe

ローズ	5g
ペパーミント㊟	40g
レモンバーム	35g
セージ㊟	10g
ボリジ㊟	10g

浸剤のブレンドとなっています。1日3～4回使用、最高5回まで。

単調な毎日で、疲労とともに意欲が低下するときに

気分を高めるのに役立つハーブブレンドです。ちょっとした気分転換に、疲れた頭をすっきりさせながら、美味しいハーブティーを楽しんでください。

清涼感がお好きな方はペパーミント[注]、酸味が欲しい方はハイビスカスだけでなくローズヒップもブレンドに加えてもよいでしょう。また、味の調節としてネトルを入れても美味しいです。

Recipe

レモンバーム ………………………… 25g
レモングラス ………………………… 20g
レモンバーベナ ……………………… 25g
ジャスミン …………………………… 10g
ローズマリー ………………………… 10g
ハイビスカス ………………………… 10g

浸剤のブレンドとなっています。1日3～4回使用、最高5回まで

気分を高める芳香浴のレシピ

【精油】
リツェアクベバ（メイチャン） ……… 1滴
ベルガモット ……………………………… 1滴
グレープフルーツ ………………………… 1滴
シダーウッド ……………………………… 1滴

ボウルやマグカップにお湯を注いで精油を入れてもいいですが、長く楽しみたい場合はアロマポットなどを利用してください。アロマポットの場合、受け皿に水と精油を数滴入れてキャンドルなどで温め、香りを楽しみます。

緊張と不安を和らげリラックスさせながらも、気分を高めてくれるブレンドです。

精神症状 集中困難・記憶力低下

だれでも睡眠不足や疲れが溜まると集中力や記憶力が低下するものです。しかし、鬱症状や不安障害などの精神症状や、更年期障害、慢性疲労症候群（CFS）、膠原病といった身体の病気、また薬物やアルコール依存症でこのような状態に長く陥ることもあります。その原因に合わせた改善策・治療法を見つけ、その中でハーブやアロマセラピーなどのナチュラルレメディー（自然の治療薬）を利用されてはいかがでしょうか？

病気や処方箋によっては使えないレメディーもありますので、専門家の指示の下で安全に使用してください。なお、163頁の「だるい・疲れやすい（全身的倦怠感／易疲労感）」も参考にしてください。

精神的な疲労による集中困難や記憶力低下に

精神的な疲労や頭の疲れを癒し、集中力や記憶力をアップしてくれるハーブブレンドです。このほかにゴツコーラやシサンドラ㊟、バコパを一緒にブレンドしてもよいでしょう。

Recipe

オート	20㎖
アシュワガンダ	20㎖
ローズマリー	20㎖
ギンコー㊟	20㎖
スカルキャップ	20㎖

チンキのブレンドです。1回5㎖を少量の水で薄めて飲用します。1日3〜4回使用。

集中力アップの芳香浴のレシピ

【精油】
バジル……………………………… 1滴
レモングラス……………………… 2滴
ペパーミント㊟………………… 1滴
ローズマリー……………………… 1滴
グレープフルーツ……………… 2滴

癲癇をお持ちの方や乳児または幼児のいる部屋での使用はお控えください。

アロマポットを利用しましょう。受け皿に水と精油を数滴入れてキャンドルなどで温め、香りを楽しみます。アロマポットがない場合は、耐熱ガラスなどのボウルにお湯を注ぎ、そこに精油を垂らします。

広めの部屋用の分量となっていますので、狭い部屋で用いる場合は量を調節してみてください。気分を落ち着かせながら脳をすっきりとクリアにし、集中力を高めてくれるブレンドとなっています。

情緒不安から陥る集中力や記憶力の低下に

精神を落ち着かせ、頭の中を整理整頓できるような余裕を持たせてくれるブレンドです。

セントジョーンズワート㊟の代わりにシサンドラ㊟を使うこともできます。

清涼感が欲しい場合はペパーミント㊟やスペアミントを、緊張が強い場合はバーベインを少量加えるのもよいでしょう。

Recipe

ローズマリー……………………………… 20g
スカルキャップ…………………………… 20g
ゴツコーラ………………………………… 10g
レモンバーム……………………………… 20g
バコパ……………………………………… 10g
セントジョーンズワート㊟…………… 20g

浸剤のブレンドとなっています。1日3〜4回使用、最高5回まで。

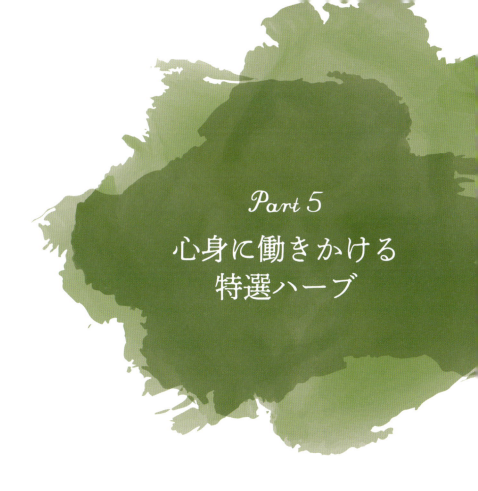

Part 5
心身に働きかける特選ハーブ

① メディカルハーブの作用は、単一成分で発現する医薬品とは異なり、多様な成分の相乗効果によって発現します。ここでは、作用発現に影響を与えていると思われる主な成分に限って記載しています。
② 本文中注マークのハーブは特に取扱い注意のものです。
③ 妊娠授乳中、乳児・幼児、疾患のある方、キク科アレルギーをお持ちの方等、癲癇の方にはここで示した注意および禁忌事項以外での注意事項なども出てくると思われます。これらの方は自己判断せず、専門家（専門医やかかりつけの医師など）に相談の上、お使いください。

アーティチョーク（グローブアーティチョーク）

英名／Artichoke
学名／*Cynara scolymus*
和名／チョウセンアザミ、朝鮮薊
キク科チョウセンアザミ属
Asteraceae

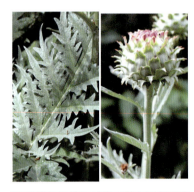

使用部分
葉

味／性質
苦・若干の鹹・甘／涼・湿

薬理作用
苦味強壮・消化促進・利胆・強肝・肝臓保護修復・利尿・コレステロール低下

含有成分
セスキテルペンラクトン類（シナロピクリン）・クマリン・シナリン・クロロゲン酸・フラボノイド（ルテオリン）・ステロール

使用法
浸剤（1日1～2g）チンキ（1日1～4mℓ）
※アルコール度数25%を使用し、ハーブ1：アルコール2の配合で作る）

使用上注意
【禁忌】キク科＆このハーブへのアレルギーがある方への使用、胆石・胆道閉塞を患っている方。
【注意】肝細胞性の疾患（肝硬変など）・胆嚢炎・腸痙攣・腸閉塞・肝臓癌・高間接ビリルビン血症（高非抱合ビリルビン血症）を患っている方。

　地中海沿岸および北アフリカ原産のハーブで、高さ1.5～2mにも成長するハーブです。夏になると紫色の花を咲かせ、その独特の色合いの葉と形、そして大きさで英国のガーデンを彩ってくれます。また食用となる若いつぼみの収穫の時期にはヨーロッパ各地でこのつぼみがスーパーや野菜市場の棚にどんと積まれ、なかなか圧巻な風景を楽しむことができます。このように食卓でもおなじみのハーブですが、薬草として花が咲く前の葉を利用することでも知られており、浸剤やチンキ剤のほか、カプセル剤などと幅広くヘルスフードショップなどで目にすることができます。

▶薬草としての効果

　苦味強壮に優れたハーブとして消化不良、食欲不振、消化の働きが弱っているとき、便秘、膨満感などに使われるほか、ミルクシッスルとともに「肝機能促進」「肝臓保護/修復」として利用されるハーブとしても知られています。肝硬変など肝細胞性の疾患のサポートや病後の回復、胆嚢機能障害、胆嚢炎などにも利用されたりしますが、専門家への相談なしの利用や病気、進行状況によっては利用は禁忌となりますので注意してください。そのほかに高コレステロール血症（高脂血症）のサポートハーブとして注目が高いハーブの一つです。

Artichoke

Part 5 心身に働きかける特選ハーブ

▶エネルギーとしての働き

「苦く」そして特徴のある鹹気があり、そして口内に広がる感触が「柔らかい」というのが口に含んだ最初の印象でした。そしてこのハーブが持つの形態のようにのびのびと自由に、また緩やかな優しい雨が地面に染み込むようにゆったりとした動きで全身に広がっていきます。喉元から上への動きはそれほどなく、どちらかというと、下へ下へすそが広がるような感覚が強く感じられます。

▶アーティチョークを使ったレシピ

肝機能促進、肝臓の働きが弱っているときに

Recipe

ミルクシッスル	30㎖
アーティチョーク®	20㎖
シサンドラ®	20㎖
ダンデライオン根	30㎖

チンキ剤のブレンドです。チンキが苦手な方は煎剤と浸剤タイプでの使用も可能です。その場合、アーティチョーク®以外は煎剤となります。浸剤150～200㎖に煎剤50㎖を一緒に混ぜて利用してみてください。チンキの場合は、1回3～5㎖を食後に。1日2～3回使用。

「肝機能促進」「肝臓保護・修復」作用に優れたハーブのブレンドです。解毒作用も高いハーブでもあり、同時に消化促進作用のハーブとしても利用できます。

　肝臓の働きが怠っているとき、肝臓病の病後回復へといった使い方のほか、食生活などの不摂生が続き消化の働きが弱っているとき、またその影響で吹き出物などが肌に現れているときにも利用できます。消化不良の場合にはカモミールやフェンネル、ジンジャーといった飲みやすいハーブを一緒に取り入れたり、高コレステロール血症（高脂血症）がある方はフェヌグリーク®などを一緒にブレンドされるのもよいでしょう。

食事の後の胃の不快感、吐き気、消化不良に

Recipe

メドウスイート®	30g
フェンネル	30g
ペパーミント®	25g
セージ®	10g
アーティチョーク®	5g

浸剤タイプのブレンドです。1日2～3回使用。

すっきりと爽快感が高い味わいの消化促進ハーブブレンドとなっております。ミント系の味が苦手な方は代わりにカモミールを利用してみてください。

　スパイス系がお好きで膨張感などにもお困りの方は、キャラウェイ®、ジンジャー、シナモンなどといったハーブを少量追加されることをお勧めします。

　便秘に悩まされている方は、ダンデライオン根やバードック根をそれぞれ10gほど細かくカットしたものをブレンドに追加してみてください。

　不安など精神的な消化不良に悩まされている方は、上記のカモミールのほかに、レモンバームやホップ®なども一緒にお使いいただけます。

チンキ剤のアルコール度数と配合は、専門家向け処方用のレシピです。
初心者は42頁の家庭用チンキ剤の作り方を参考にしてください。

アストラガルス

英名／Astragalus
学名／*Astragalus membranaceus*
和名／キバナオウギ
生薬名／黄耆
マメ科ゲンゲ属
Fabaceae

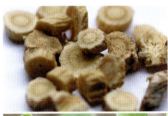

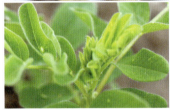

使用部分
根

味／性質
甘／微温

薬理作用
利尿・アダプトゲン・免疫賦活・強壮・血圧降下・強心

含有成分
トリテルペノイドサポニン（アストラガロシド）・フラボノイド・多糖類など

使用法
煎剤（1日5〜15g）チンキ（1日3〜7ml ※アルコール度数25%を使用し、ハーブ1：アルコール3の配合で作る）

使用上注意
妊娠中や授乳中および自己免疫疾患の方の利用は注意が必要な場合も考えられます。急性の感染症の使用（伝統医学）、シクロホスファミドとの併用。

中医では"Huang Qi（黄耆）"の名で漢方の生薬（オウギ／黄耆）として 私達日本人にとっても大変なじみが高いハーブです。

私は英名のアストラガルスと学んでいたので最初はこのハーブが「黄耆」と同じとは気がつかず、初めてハーブを目にし、味と香りを体験したときは、身体が覚えている懐かしい感覚に驚くと同時に嬉しさを感じました。甘みがあって飲みやすいということもあるのか、英国でも手軽に利用ができるチンキ剤としてのアストラガルスは、ハーブを飲み慣れない方の中にもリピーターが出るくらい人気が高い中医ハーブの一つとなっております。

▶薬草としての効果

英国では免疫力の低下の際にエキナセアなどと一緒に大変よく利用されます。風邪などの感染の予防や慢性の感染症（特にバクテリアやウイルス性）のケアなどにも有効なハーブです。エキナセアのほかアンドログラフィス®やゴールデンシール®なども一緒に使えるでしょう。疲労が伴う疾患のサポートにも役に立ってくれるハーブで、単品およびオートトップやアシュワガンダ、シベリアンジンセン®などと一緒に利用できます。更年期障害の寝汗、動悸、高血圧などにも使うこともあります。また、化学療法の休みの間などにサポートとして利用することもあります（専門家の指示の下に限る）。

Astragalus

Part 5 心身に働きかける特選ハーブ

▶エネルギーとしての働き

　デザートや食後酒を楽しむような甘く優しい味わいの中に、とても芯がしっかりした力強いパワーを感じさせてくれます。喉元、食道そしてお腹へとまっすぐに突き進むようにエネルギーが流れてきます。みぞおちでいったんふわっと温かい風が浮き上がるような動きを見せた後、穏やかで頼もしいエネルギーがお腹の中心部、下腹部、骨盤そして足や腕や手、指先にと、通り道すべてに力がみなぎるかのようにじんわりと伝わっていきます。

▶アストラガルスを使ったレシピ

疲労や免疫力の低下が見られるときに

Recipe

アンドログラフィス®	10 ml
エキナセア	30 ml
アストラガルス	30 ml
アシュワガンダ	30 ml

チンキ剤タイプのブレンドです。1日2～3回使用。

　免疫促進、抗菌、そして咳や痰、鼻の不快感などを和らげるハーブのブレンドとなります。苦免疫促進および疲労回復効果高いハーブのブレンドとなります。アンドログラフィス®の代わりにゴールデンシール®を、アシュワガンダの代わりにオートトップを利用しても構いません。シンプルにアストラガルスとエキナセアのみのブレンド（煎剤またはチンキ利用）でも十分効果は期待できるでしょう。

　疲労が高い場合にはシベリアンジンセン®を、ストレスが高い場合にはこのほかにスカルキャップやロディオラなども追加してみてください。

疲労やストレスを伴う更年期障害の寝汗・動悸などに

Recipe

アストラガルス	20 ml
ワイルドヤム	20 ml
マザーワート®	20 ml
オートトップ	5 ml
レモンバーム	15 ml
バーベイン	10 ml

チンキ剤タイプのブレンドです。1日2～3回使用。

　ストレス緩和としてオートトップとレモンバームやバーベインを挙げておりますが、こちらはスカルキャップでもカモミールでもパッションフラワーでもセントジョーンズワート®でもご自身のお好きな鎮静系のハーブを使っていただいて構いません。疲労用ハーブもオートではなくアシュワガンダでもシサンドラ®やシベリアンジンセン®でも構いません。寝汗がひどい場合は、シャタバリやジジフスを15～20mlほど追加してみてください。またワイルドヤムの代わりにブラックコーホッシュ®を使っていただいても構いません。

チンキ剤のアルコール度数と配合は、専門家向け処方用のレシピです。初心者は42頁の家庭用チンキ剤の作り方を参考にしてください。

アルビジア

英名／Albizia (Pit Shirisha)
学名／*Albizia lebbeck*
和名／アルビジア
マメ科 Albizia 属
Fabaceae（Leguminosae）

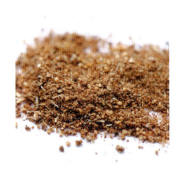

使用部分
茎皮・幹樹皮、葉や花など

味／性質
苦／収斂・おだやかな温・乾

薬理作用
去痰・抗アレルギー・抗炎症・体質改善・利尿

含有成分
サポニン・タンニン・強心配糖体・フラボノイド・シトステロール

使用法
煎剤（1日1～8g）チンキ（1日3～15ml ※アルコール度数25％を使用し、ハーブ1：アルコール3の配合で作る）

使用上注意
便秘時の多量使用は避けてください。「乾」の症状、アーユルヴェーダでいうヴァータの過剰が見られるときも。

アーユルヴェーダ医学で使われているハーブの一つです。ヘルスショップなどでも見かけることが多くなってきたアシュワガンダやニームなどといったほかのアーユルヴェーダのハーブと比べ、アルビジアはそこまでポピュラーなハーブとして浸透はしていないのですが、英国ハーバリストの間では徐々に使う人が多くなっているハーブです。特に処方箋の禁忌事項などがないことから、私自身もこの数年アルビジアをアレルギー症状の患者さん（幼児から高齢者までと幅広く）へのハーブ処方に、ほかの抗炎症作用や体質改善作用を持つ西洋ハーブと併用して使う頻度が高くなっています。

▶薬草としての効果

何といってもこのハーブの特徴はアレルギー症状全般に幅広く使えることでしょう。呼吸器系では喘息にはタイムやコルツフット[注]などと一緒に、鼻炎や花粉症といった症状にはエルダーフラワーやアイブライトなどと一緒に、そして皮膚疾患ではアトピー性皮膚炎から蕁麻疹そのほかの皮膚炎などに、レッドクローバーやネトル、マリーゴールドなどとブレンドします。その症状の程度によって組み合わせブレンドを変えながら利用してみてください。

私自身はまだ高コレステロール血症の方には利用したことはありませんが、コレステロール高値にも使用されることがあるハーブでもあります。

Albizia

Part 5 心身に働きかける特選ハーブ

▶エネルギーとしての働き

茎皮・幹樹皮という特有のしっかりとした強い味や動きをつい想像しながら口にすると、口に含んだ瞬間の、軽やかな動きに少しびっくりさせられます。弱炭酸水を飲んだときのように、心地良い舌への刺激感とともに全身にしゅわっと、このハーブの力が流れ伝わっていきます。「全身」にくまなく行きわたる、または「放射線状」に喉元から広がっていくというエネルギーを感じさせてくれるハーブです。

▶アルビジアを使ったレシピ

アトピー性皮膚炎や蕁麻疹に

Recipe

アルビジア（パウダーまたは細かいカット状のもの）	10g
ネトル	20g
バードック根（細かいカット状のもの）	5g
ダンデライオン根（細かいカット状のもの）	15g
クリーバーズ	25g
ハーツイーズ	25g

浸剤タイプのブレンドです。1日2〜3回使用（根類＆アルビジアのみ煎剤で作るのをお勧めします）。

皮膚炎、湿疹、蕁麻疹など皮膚のかゆみを含む炎症一般に使えるレシピです。

炎症がひどい場合は、ハーツイーズの代わりにマリーゴールドやターメリック®そしてリコリス®を5gほど追加してみてください。疲れやストレスが溜まると症状がひどくなる方は、アシュワガンダやオートトップ、ゴツコーラ、エキナセア根などを一緒にお使いください。

イライラや不安などが高くなると症状が悪化するタイプでしたら、スカルキャップ、カモミール、レモンバームといった鎮静作用のあるハーブを利用されるとよりいっそう効果が高まるでしょう。

花粉症やアレルギー性鼻炎などに

Recipe

アルビジア	25㎖
アイブライト	25㎖
エルダーフラワー	20㎖
リブワート	20㎖
ゴールデンシール®	10㎖

チンキタイプのブレンドです。1日2〜3回使用。

鼻水や鼻づまりなどに使えますので、風邪の症状にも活躍するブレンドとなります。

抗アレルギーとしてアルビジアをブレンドしておりますが、バイカルスカルキャップ®を代用してもよいでしょう。花粉症が始まる3か月〜半年前からネトルを毎日利用してください。また花粉症の時期になりましたらエキナセア根を一緒に摂取されるとより効果的でしょう。ゴールデンシール®がない場合は、リブワートやエルダーフラワーを多めに入れてみてください。また炎症からくる鼻の粘膜の痛みなどがある場合はリコリス®を5㎖追加してみてください。咳が出る場合にはマレインやコルツフット®を、喉の不快感が気になる場合はペパーミント®やセージ®を一緒に取られることをお勧めします。

チンキ剤のアルコール度数と配合は、専門家向け処方用のレシピです。
初心者は42頁の家庭用チンキ剤の作り方を参考にしてください。

アンドログラフィス

英名／ Andrographis, Chuan Xin Lian, Kalamegha, King of Bitters.
学名／ *Andrographis paniculata*
和名／センシンレン／穿心蓮
Andrographis 属
Acanthaceae

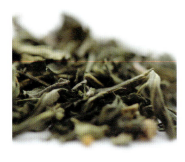

使用部分
地上部

味／性質
苦／涼〜寒・乾

薬理作用
アダプトゲン・体質改善・抗炎症・抗酸化・抗血小板・解熱・苦味強壮作用・免疫強壮・調整・肝機能保護・胆汁分泌促進

含有成分
ジテルペノイドラクトン（アンドログラフォリド）・グルコシド・ジテルペングルコシド・フラボノイド（Oroxylin・Wogonin）

使用法
浸剤（1日1〜5g）チンキ（1日3〜10mℓ）
※アルコール度数25％を使用し、ハーブ1：アルコール2の配合で作る）

使用上注意
妊娠中、胃酸が高い方や十二指腸潰瘍を患っている方、免疫抑制剤や抗血栓剤との併用、手術1週間前の使用をお避けください。

アーユルヴェーダ医学また中医で使用されるハーブとして知られているハーブです。私自身もアーユルヴェーダのハーブを学んでいるときにこのハーブに初めて出合いました。

King of Bitters と別名があるこのハーブ、何といっても一度口にしたら忘れることのできない、思わず顔をしかめてしまうくらいの苦味があるのが特徴のハーブです。英国では割合近年になってハーバリストの間で使用され始めたハーブの一つで、特に免疫強壮、アダプトゲンハーブとして脚光を浴びているハーブでもあります。私も病気の回復時をはじめ、急性慢性の感染などに頻繁に活用しています。

▶薬草としての効果

免疫強壮または調整作用のハーブとして急性・慢性の感染に利用価値の高いハーブです。

特に、風邪やインフルエンザをはじめとする呼吸器系上気道（鼻、鼻腔、鼻咽腔、喉頭）および、下部泌尿器への感染から消化器系の感染などに利用されています。

肝機能保護と胆汁分泌促進があることから、浄化促進や肝機能の働きが不活発なケースなどのほか、抗炎症そして抗ウイルス作用が見られることから肝炎にも利用されます。そのほか、消化不良、下痢、鼓張、寄生虫、炎症の見られる皮膚炎などに外用・内服ともに利用できます。

Andrographis

Part 5 心身に働きかける特選ハーブ

▶ **エネルギーとしての働き**

　目が覚めるような苦味が広がり、いったん、みぞおちでぐっと溜まるような感覚を受けた後、ずっしりと力強いエネルギーが消化部、そして大地としっかりとつながるように足裏へと一気に降りてきて、一呼吸を置いて軽やかな風が舞い上がるように腹部から上半身、頭へとの流れを受けます。自分の中にいつも存在する「強さ」を改めて認識させ、解放させてくれるようなエネルギーを感じるのは私だけでしょうか。

▶ **アンドログラフィスを使ったレシピ**

風邪やインフルエンザなど呼吸器系の感染に

Recipe

アンドログラフィス⑧	10 ml
エキナセア	30 ml
タイム	20 ml
エレキャンペイン⑧	20 ml
エルダーフラワー	20 ml

チンキ剤タイプのブレンドです。1日2～3回使用。

　免疫促進、抗菌、そして咳や痰、鼻の不快感などを和らげるハーブのブレンドとなります。苦味が苦手という方や喉が痛い方は、去痰や抗炎症作用に優れたリコリス⑧を5～7 mlほど追加してもよいでしょう。
　喉の腫れがひどい場合は、リコリス⑧のほかにポークルート⑧を3 ml追加（使用は連続1週間以内）してみてください。
　タイムの代わりにヒソップ⑧を利用してもよいでしょう。

慢性の感染や疲労やストレスで免疫が落ちているときに

Recipe

アンドログラフィス⑧	10 ml
オートトップ	20 ml
アシュワガンダ	25 ml
エキナセア	30 ml
シベリアンジンセン⑧	15 ml

チンキ剤タイプのブレンドです。1日2～3回使用。

　特に免疫アップ・ストレスサポート・滋養強壮にポイントを置いたブレンドとなっています。仕事が忙しく睡眠不足などが続いているときのトニック剤としても利用できます。
　イライラ感などが強い場合は、レモンバームやスカルキャップなどを追加してみてください。不眠がある場合はこのブレンドは午前＆午後のみにするか、もしくはシベリアンジンセン⑧の代わりに、アシュワガンダやオートの量を増やしてみてください。
　呼吸器系の感染にはタイムやエレキャンペイン⑧、泌尿器系の感染にはブクー⑧などを一緒に利用してみてください。

チンキ剤のアルコール度数と配合は、専門家向け処方用のレシピです。初心者は42頁の家庭用チンキ剤の作り方を参考にしてください。

エルダーフラワー

英名／Elder Flower
学名／*Sambucus nigra*
和名／セイヨウニワトコ
レンプクソウ科ニワトコ属
Adoxaceae

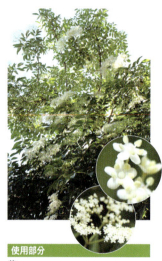

使用部分
花

味／性質
穏やかな刺激・甘／平～涼・乾

薬理作用
抗カタル・発汗作用

含有成分
フラボノイド（ルチン、イソクエルシトリン、アストラガリン、ケンフェロール）・フェノール酸（クロロゲン、p-クマル酸、カフェ酸）・トリテルペン・タンニン・粘液質・精油

使用法
浸剤（1日5～10g）チンキ（1日2～5ml ※アルコール度数25％を使用し、ハーブ1：アルコール2の配合で作る）

使用上注意
妊娠授乳中使用に対し注意が必要な場合も考えられます。

　5月になると庭先から線路端、公園など、英国のあちこちで円錐花序をなしたかわいらしいエルダーの花を見ることができます。英国にはクロテッドクリームというアフタヌーンティーでいただくスコーンに添えるクリームがありますが、ちょうどそのクリームの色合い似通った色の花をつけます。また太陽の光が当たるともう少しオフホワイトに近い色合いを楽しませてくれます。エルダーフラワーと聞くと一般の方にとって一番最初に思い浮かぶのは、シャンペンやマスカットのように甘くすっきりとした香りを楽しませてくれるエルダーフラワーコーディアルでしょうか？　リフレッシュメントドリンクとしても人気のある飲み物です。

▶薬草としての効果

　花粉症などをはじめとした呼吸器系の疾患のほかに春（初夏）のハーブ達（ネトルなど）と一緒によく利用されます。アレルギー性の鼻炎などにはバイカルスカルキャップ[R]やアルビジア、ネトルなどといった抗アレルギーとして活躍するハーブや抗カタル作用を持つアイブライトやゴールデンシール[R]、リブワートなどと一緒に用いることができます。

　また初期の風邪やインフルエンザなどにも、免疫賦活作用、去痰作用、抗ウイルス、鎮咳作用、発汗促進作用を持つエルダーベリー、タイム、エレキャンペイン[R]、エキナセアなどといったハーブなどと一緒に活躍します。安全なハーブとして幼児から高齢者まで気軽に利用できます。

Elder Flower

Part 5 心身に働きかける特選ハーブ

▶エネルギーとしての働き

一口二口、そして三口と飲むたびに、洗い立てのコットン生地のような柔らかさと肌にしっくりする心地良さと一緒に、エルダーフラワーのエネルギーが身体の中にじんわりと入っていきます。「控えめ」でそして「突き進む」というよりは「優しく緩やかに広がる」といったこの花のエネルギーですが、鼻や喉元といった利用したいポイントに到達すると「しっかりと包み込むように」そして「じっくりと丁寧な」動きと作用を感じさせてくれます。

▶エルダーフラワーを使ったレシピ

咳や痰、鼻水を伴う風邪の症状に

Recipe

エルダーフラワー	30g
ペパーミント®	10g
タイム	15g
マレイン	15g
エキナセア根（パウダーまたは細かいカット）	15g
エルダーベリー（パウダーまたは細かいカット）	15g

浸剤タイプのブレンドです。1日2～3回使用。

咳の緩和、喉の不快感にマレインやタイム。鼻の不快感にエルダーフラワーを。そして免疫賦活にと、エキナセアとエルダーベリーをブレンドしています。

飲みやすさを考えペパーミント®を使っていますが、もしこの味が苦手な方は抜いていただいても構いません。喉の痛みがある場合にはリコリス®を5gほど、扁桃腺の腫れがある場合はエキナセアを30gまで増やしてみてください。

お好みでローズヒップを追加してもよいでしょう。

花粉症の症状に（子どもにも安心して使えるハーブブレンド）

Recipe

エルダーフラワー	25g
ネトル	25g
リブワート	25g
アイブライト	25g

浸剤タイプのブレンドです。1日2～3回使用（乳幼児には哺乳瓶に作った浸剤を5mℓほどぬるま湯などで薄めて利用します、なお子どもへの適量については38頁参照）。

子どもでも十分安心して使えるハーブブレンドです。リブワートがない場合はエルダーフラワーとアイブライトを増やしてみてください。

目のかゆみからくる不快感にクリサンセマムを追加することもできます。

もし手に入れることができれば、アレルギー対策サポートとして、バイカルスカルキャップ®（12歳以上向け）やアルビジアをチンキまたは煎剤として併用するのもよいでしょう。

味の調整にお好みで、カモミール（キク科アレルギーある場合は注意）やエルダーベリー、ハイビスカスなどをブレンドしても構いません。

チンキ剤のアルコール度数と配合は、専門家向け処方用のレシピです。初心者は42頁の家庭用チンキ剤の作り方を参考にしてください。

エルダーベリー

英名／Elder Berry
学名／*Sambucus nigra*
和名／セイヨウニワトコ
レンプクソウ科ニワトコ属
Adoxaceae

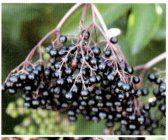

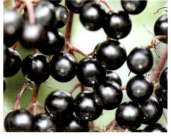

使用部分
実（漿果）

味／性質
酸・穏やかな甘／涼／乾

薬理作用
抗ウイルス・抗酸化・収斂・緩下・抗炎症

含有成分
ビタミンC（アスコルビン酸）・アントシアニン(Sambucin・Sambucyanin)・フラボノイド・クエン酸・ミネラル類

使用法
煎剤またはパウダーや細かいカットの実の場合は浸剤で（1日3～8g）チンキ（1日2～5mℓ ※アルコール度数25％を使用し、ハーブ1：アルコール2の配合で作る）

春に咲かせる花のような目を引く華やかさがなく、漿果の色も紫というより黒ずんだ色に近く目をこらさないと実の存在に気がつかないくらい地味な存在ですが、じっと観察するとたわわに成った漿果の重さに引っぱられるように伸びた枝の、まるでその実でお茶を入れたときのような鮮やかな赤紫色の美しいラインを楽しむことができます。

一般家庭ではハーブティーよりもエルダーフラワーと同じくジュースの材料に使われたり、ジャムやワインなどといった嗜好品や食べ物としてのほうが親しみがあるでしょう。

▶薬草としての効果

ビタミンC（アスコルビン酸）が豊富に含まれることから、昔から風邪の予防や治療に利用されてきました。

英国では庭や空き地、森林など、どこにでも見かける木なので、実が熟したら摘み採り、シロップにして保存する方も少なくありません。最近は日本でもこのハーブが手に入るお店も若干増えてきているようです。

伝統的ハーブの一つですが、この15年ほどで風邪だけでなく、インフルエンザからの予防と回復利用の有効性への注目が高まり、消費が急速に伸びたように感じます。私自身もエルダーベリーとエルダーフラワーをブレンドし、風邪やインフルエンザの季節の予防＆治療薬として利用しています。

Elder Berry

Part 5 心身に働きかける特選ハーブ

エキナセア根やアストラガルスなど免疫賦活作用を持つ煎剤タイプのハーブとのブレンドシロップもお勧めです。

▶エネルギーとしての働き

ドライの実やお茶を口に含むと、甘酸っぱいシャープな味が一瞬にして口いっぱいに広がりますが、味の広がりと比べるとこのハーブのエネルギーの動きはごく控えめで、緩やかな丘に流れる清流のように静かにペースを崩すことなく行きわたっていきます。胃や肺などといった特定の器官というよりは、血管を通して全身に流れていくといった感覚を受けます。控えめなのにブレンドすると、その存在がとても引き立ちます。

▶エルダーベリーを使ったレシピ

風邪やインフルエンザの季節の予防に

Recipe

エルダーベリー 30g
エキナセア根 40g
アストラガルス 30g

煎剤タイプのブレンドです。チンキの場合は、gをmlに変えてブレンドしてください。1日2〜3回使用。

とてもシンプルな免疫賦活ブレンドとなっています。甘みが欲しい場合はリコリス®を5〜8gほど追加してみてください。または作った煎剤の量に対して2倍の量の砂糖またははちみつを入れてハーブシロップを作り長期保存するのもお勧めです。

風邪やインフルンザにかかってしまった場合は、エレキャンペイン®やアンドログラフィス®、タイムや、コルツフット®といったハーブを症状に合わせて選び追加で利用してみてください。

子どもにも安心して使える風邪対策に

Recipe

エルダーフラワー 50g
エルダーベリー 20g
エキナセア 20g
ローズヒップ（パウダー）................ 10g

浸剤タイプのブレンドです。1日2〜3回使用（乳幼児には哺乳瓶に作った浸剤を5mlほどぬるま湯などで薄めて利用します。なお、子どもへの適量については38頁参照）。

こちらもシンプルで安全性がとても高いハーブブレンドとなっています。子ども用ということであえてエキナセアも飲みやすい地上部をチョイスしておりますが、大人用であれば根でも構いません。

酸味が欲しい方は、ハイビスカスを追加してもよいでしょう。

5歳以上ですっきり爽やかな味わいを好む方は、スペアミントやペパーミント®を加え味を調整してみましょう。

発汗効果を高めたい場合は、リンデンやキャットニップを追加してみてください。

チンキ剤のアルコール度数と配合は、専門家向け処方用のレシピです。
初心者は42頁の家庭用チンキ剤の作り方を参考にしてください。

エレキャンペイン

英名／Elecampane
学名／*Inula helenium*
和名／オオグルマ、土木香
キク科オオグルマ属
Asteraceae

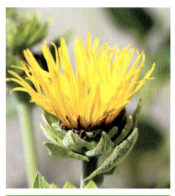

使用部分
根

味／性質
甘・苦・辛／温・乾

薬理作用
去痰・鎮咳・殺菌（呼吸器系）・鎮痙（呼吸器系）・発汗・苦味トニック・駆虫

含有成分
イヌリン・精油・セスキテルペンラクトン（アラントラクトン、イソアラントラクトン）・ステロール・トリテルペン

使用法
煎剤（1日4～8g）チンキ（1日2～5㎖ ※アルコール度数25％を使用し、ハーブ1：アルコール2の配合で作る）

使用上注意
【禁忌】キク科＆このハーブへのアレルギーがある方への使用、妊娠授乳中。
【注意】糖尿病の方への多量／長期の使用、まれにセスキテルペンラクトン系物質（アラントラクトン）によるアレルギー反応。

ハーブの中でも背高な部類に入るエレキャンペイン㊟。私の身長よりも高く成長するこのハーブは、たくさんの植物で賑わうハーブガーデンや農家の中でもその姿はいつもひときわ際立っています。夏になると太陽の光のように温かく鮮やかな黄色の花を咲かせて、私達の目を楽しませてくれます。薬用としての使用部位は独特の甘い香りを持つ根となり秋に採集されます。中世の英国においては薬用ハーブとして、そして砂糖漬けにしてお菓子としても利用されていました。英国では今でも薬草として人々の間で愛用されています。

▶薬草としての効果

国々で使用目的が若干異なります。英国では気管支炎、気管支喘息、気管支カタル、咳、百日咳、肺気腫などといった主に呼吸器系の症状やトラブル一般に利用されます。咳や喘息などにコルツフット㊟やタイムなどといったハーブと一緒にブレンドしたり、気管支炎にはエキナセアやヒソップ㊟、マレインなどと、そして気管支カタルにはゴールデンシール㊟などと一緒に使用されたりします。フランスでは消化器系の疾患、胃炎や腸炎、消化不良などの治療に、さらに利尿作用があることから、水分滞留や皮膚疾患にも利用されたりします。

Elecampane

▶ **エネルギーとしての働き**

甘く深い香りとともに、温かく心地良い風が喉元を吹き抜けるように入り込んできます。

喉元、首の後ろ、肩、肺、背中にじんわりと浸透していくと同時に、これらの部分に感じていた重圧がふわりと軽くなる感覚を私は受けました。そのままお腹へそして同時に頭上にへとぐんぐん伸びていきます。お腹部分へ到達したエネルギーは温かく、力強い元気なエッセンスが全身の組織に向かい伝わっていきます。

▶ **エレキャンペインを使ったレシピ**

急性または慢性の気管支炎に

Recipe

タイム	20 ml
ヒソップ®	15 ml
エレキャンペイン®	20 ml
マレイン	20 ml
アニシード®	10 ml
リコリス®	10 ml

チンキ剤タイプのブレンドです。1日2〜3回使用（急性の場合は、1日5回まで／7日間など短期利用のみ）。

殺菌作用、呼吸器系の消炎作用、鎮痙作用などに優れたハーブのブレンドです。急性の場合はエキナセアやアンドログラフィス®なども一緒に使用していただければと思います。

ヒソップ®とタイムはどちらか一方だけでも構いません。

マレインの代わりにマーシュマロウ葉を利用することもできます。

もし浸剤タイプをお好みの場合は、エレキャンペイン®は煎剤で、残りは浸剤というかたちで利用することもできます（リコリス®はカットが細かい場合は浸剤で可）。またお好みでジンジャーを5mlほど追加いただいても構いません。

風邪からくる痰を含む咳や鼻水・鼻づまりに

Recipe

タイム	20 ml
アニシード®	10 ml
アイブライト	20 ml
エルダーフラワー	20 ml
エレキャンペイン®	20 ml
ゴールデンシール®	10 ml

チンキ剤タイプのブレンドです。1日2〜3回使用。
風邪の症状がひどい場合には、1日5回まで（7日間など短期利用のみ）。

鎮咳、呼吸器系の鎮痙作用、去痰作用、抗カタル作用に優れたハーブのブレンドとなっております。咳がひどい場合にはコルツフット®を。また咳によって喉の痛みがある場合にはマレインやリコリス®（少量）、セージ®なども一緒に利用してみてください。

免疫サポートにエキナセアやアンドログラフィス®を、そして微熱がある場合にはヤローやレモンバーム、リンデンなども追加してみてください。ゴールデンシール®が手に入らない場合はアイブライトやエルダーフラワーを増やしていただくか、代わりにリコリス®を利用してください。

チンキ剤のアルコール度数と配合は、専門家向け処方用のレシピです。初心者は42頁の家庭用チンキ剤の作り方を参考にしてください。

グラウンドアイビー

英名／Ground Ivy
学名／*Glechoma hederacea L.*
和名／カキドオシ
シソ科カキドオシ属
Lamiaceae

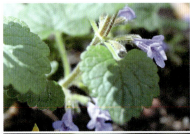

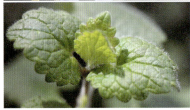

使用部分
地上部

味／性質
辛・苦・渋・温・乾

薬理作用
抗カタル（上部呼吸器系）・去痰・収斂・利尿・創傷治癒

含有成分
精油・ウルソール酸・フラボノイド・サポニン・タンニン・苦味成分など

使用法
浸剤（1日1～2.5g）チンキ（1日2～5㎖ ※アルコール度数45%を使用し、ハーブ1：アルコール2の配合で作る）

使用上注意
妊娠授乳中や幼児への使用。胃腸にも使われますが人によっては胃腸への不快感を感じる可能性もあり。肝臓腎臓の疾患をお持ちの方。

　日本でも道端などによく見かける薬草です。開花時の全草を乾燥させたものは連銭草として昔から使われてきた民間薬の一つとして知られています。

　腎臓のような形の扇型の小さな葉をしたこのハーブを英国でも道端や木々の下など至るところでその姿を見ることができます。

　派手さもなく、葉も2～3cmと決して大きくはないので、春になると咲くかわいらしいピンク～薄紫色の花の姿を見る季節以外はうっかりすると見過ごされがちですが、英国でも昔から利用されている薬草です。

▶薬草としての効果

　呼吸器系の疾患、特に風邪や胸部の疾患などのカタル症状によく使われるハーブの一つです。咳、鼻水、眼球結膜の充血ほか、滲出性中耳炎（中耳カタル）や花粉症、副鼻腔炎等に活躍してくれます。また気管支炎や喘息などにも利用することもあります。

　そのほかにもカタル症状から引き起こされる頭痛の緩和などにも役立ちます。

　胃腸への利用では、食欲不振や消化不良、胃炎、下痢、IBS（過敏性腸症候群）などの緩和に、そして痔や膀胱炎への処方にも利用されます。

Ground Ivy

Part 5 心身に働きかける特選ハーブ

▶エネルギーとしての働き

口に含んだ瞬間に優しい芳香が口いっぱいに広がっていきます。

すっきりとそれでいてどこかシャープさを感じさせながら咽頭、鼻腔、頭そして同時に呼吸器系、胃腸系へと風が吹くかのように軽やかに流れていきます。

一瞬ツンとするような刺激を鼻の奥に感じるものの決して不快ではなく、刺激の後はクリアな感覚と周りの組織がリラックスする心地良さを温かみと一緒に感じることができます。

▶グラウンドアイビーを使ったレシピ

アレルギー性、急性または慢性の鼻腔粘膜の炎症に

Recipe

グラウンドアイビー® .... 20 ml
バイカルスカルキャップ® .... 30 ml
プランテーン .... 25 ml
ゴールデンシール® .... 15 ml
リコリス® .... 10 ml

チンキ剤 タイプのブレンドです。1日2～3回使用。

花粉症などの鼻腔粘膜の炎症にも役立つブレンドです。
ゴールデンシール®やバイカルスカルキャップ®は日本での入手が困難なため、日本で代用する場合はゴールデンロッドやアイブライト、エルダーフラワーなどを代わりに利用してみてください。

中耳炎や膠耳の緩和に

Recipe

グラウンドアイビー® .... 25 g
エルダーフラワー .... 30 g
ゴールデンロッド .... 25 g
マレイン .... 20 g

浸剤タイプのブレンドです。1日2～3回使用。

海外などにお住まいでゴールデンシール®が手に入る場合はこのブレンド＋ゴールデンシール®チンキ剤を1日1～3 ml ご利用ください。
風邪などがまだ流行っている場合などは、このブレンドにエキナセアを20gほど追加して見てください。

チンキ剤のアルコール度数と配合は、専門家向け処方用のレシピです。
初心者は42頁の家庭用チンキ剤の作り方を参考にしてください。

ゴールデンシール

英名／Golden Seal
学名／*Hydrastis canadensis*
和名／ゴールデンシール
キンポウゲ科 Hydrastis 属
Ranunculaceae

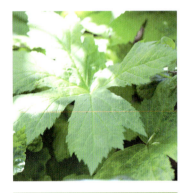

使用部分
根・根茎

味／性質
苦・収斂／涼・乾

薬理作用
抗菌・抗カタル・苦味強壮・粘膜強壮・分娩促進・健胃・消化促進・抗炎症・胆汁分泌促進

含有成分
イソキノリンアルカロイド（ベルベリン、カナジン、ヒドラスチン）・アルカロイド・樹脂・微量の精油

使用法
煎剤（1日2〜4g）チンキ（1日1〜4㎖ ※アルコール度数60％を使用し、ハーブ1：アルコール5の配合で作る）

使用上注意
【禁忌】妊娠授乳中、腎臓疾患、高血圧、新生児黄疸、このハーブに対しアレルギーがある方への使用。
【注意】糖尿病、緑内障、過去に心臓・循環器系の疾患の病歴がある方への使用は注意が必要。

カナダや北米で生息するハーブです。その素晴らしい効能から一時期過剰な収穫によって絶滅の危機に瀕するといった心配もされ、ここ英国でも入手が困難となりました。私もその頃はベリベリンを含み、同時に一部似通った効能を持つ *Berberis Vulgaris* をゴールデンシール®の代用としていました。

今では保護活動が進められ、栽培も広まってきたので、お値段は張るものの以前よりは購入しやくなってきておりますが、稀少ハーブとしての位置づけは変わりありません。今後も心得て利用していただきたいものです。

▶薬草としての効果

抗菌作用のほかさまざまな効能を示すベルベリンが含まれたハーブです。

消化器では特に下痢を伴うバクテリア感染、呼吸器系では細菌性の肺炎や咽頭炎、そのほかカンジダ症（皮膚／口腔／性器含む）を含む急性および慢性の感染症に利用されます。呼吸器系では上記の感染症のほかに鼻咽頭のカタル、慢性の副鼻腔炎、花粉症、中耳炎、消化器系では消化器性潰瘍、胃炎、大腸炎、食欲不振、下痢、皮膚ではにきび、皮膚炎（内服＆外用）、婦人科系では月経過多や月経困難症などに、洗眼剤として結膜炎、眼瞼炎などにも利用されます。

Golden Seal

Part 5 心身に働きかける特選ハーブ

▶エネルギーとしての働き

　口いっぱいに特徴のある苦味が広がるとともに「ぎゅっ」と体中の組織を引き締め、同時に整えるような動きを感じさせながら身体の奥までペースを崩さず、まっすぐにぐんぐんと入り込んでいきます。人格にたとえるならば「真面目さ」みたいなものを感じます。私の場合、まず最初に胃腸の部分にハーブのエネルギーが強く染みわたり、その後は腰そして肺、同時に眼の奥のほうへとこのハーブのエネルギー流れを感じました。

▶ゴールデンシールを使ったレシピ

ストレスを伴う消化性潰瘍および胃炎に

Recipe

マリーゴールド	20g
カモミール	30g
マーシュマロウ	30g
リコリス®（パウダー状）	10g
ゴールデンシール®（パウダー状）	10g

浸剤タイプのブレンドです。1日2〜3回使用、4週間以上の長期使用は避けること。

カタル症状を伴う呼吸器系の感染に

Recipe

エキナセア根（細かいカット状）	15g
エルダーフラワー	25g
マレイン	15g
アイブライト	25g
タイム	10g
ゴールデンシール®（パウダー状）	10g

浸剤タイプのブレンドです。1日2〜3回使用。

　抗炎症作用、粘膜保護そして鎮静作用に優れたハーブとなっています。
　このほかに、スリッパリーエルムのパウダーを1日1〜2回ほど、食前または食間に利用していただくのもお勧めです。
　胃酸が高い場合はメドゥスイート®を10〜15gほど、ストレスが高い場合はオートトップやスカルキャップ、レモンバームなどを、感染が要因となる潰瘍の場合はエキナセア根をそれぞれ追加してみてください。

　呼吸器系のカタル症状（鼻水、鼻づまり、咽頭カタル含む）全般に活躍する、抗カタル、抗炎症、免疫賦活作用そして粘膜の強壮に優れたハーブを使ったブレンドです。
　もちろん花粉症の季節にも大活躍をします。私自身は花粉症の季節には、マレインよりもリブワートを使うことが多いですが、マレインでも問題ありません。
　喉の痛みを伴う場合にはリコリス®を5〜7gほど（甘みも出るので飲みやすくなるでしょう）追加してみてください。咳がひどい場合にはコルツフット®なども10〜15gほどブレンドに加えてみるとよいでしょう（リコリス®やコルツフット®を加える場合は4週間以上の使用はお控えください）。

チンキ剤のアルコール度数と配合は、専門家向け処方用のレシピです。初心者は42頁の家庭用チンキ剤の作り方を参考にしてください。

ゴールデンロッド

英名／Goldenrod
　　　European goldenrod
　　　Woundwort
学名／*Solidago virgaurea*
和名／ヨウシュアキノキリンソウ
キク科アキノキリンソウ属
Asteraceae

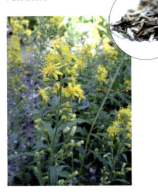

使用部分
地上部（開花時に採集）

味／性質
苦・渋／涼・乾

薬理作用
利尿・抗カタル・去痰・創傷治癒・抗炎症・尿路殺菌・抗結石・駆風

含有成分
フラボノイド（ルチン・isoquercetin・kaempferol）・タンニン・Triterpene saponins・Phenolic glycolsides・精油多糖類

使用法
浸剤（1日1～5g）チンキ（1日1～5mℓ ※アルコール度数25％を使用し、ハーブ1：アルコール3の配合で作る）

使用上注意
【禁忌】キク科やこのハーブに対しアレルギーがある方。
【注意】心疾患や腎臓疾患の方への使用。利尿剤や高血圧治療薬（β遮断薬やACE遮断薬など）。

　秋の麒麟草、*Solidago virgaurea var. asiatica* として日本でも知られているハーブです。亜種が多いハーブで、ヨーロッパをはじめ北アメリカ、そしてアジアなど広く見られます。

　英国でも夏の終わりから秋にかけて、空き地や野原などに鮮やかな黄色の花をつけたこのハーブを見かけることができます。

　開花時の地上部を利用します。一見、雑草に見られがちのこのハーブですが、大切な薬草として昔から利用されてきています。学名の *Solidago* は、ラテン語の"solidare"「つなぐ、接合する、修復する」という意味から来ており、このハーブの治癒作用、薬草としての力を物語っています。

▶薬草としての効果

　泌尿器系そして呼吸器系への利用に優れたハーブの一つです。泌尿器系では、その尿路殺菌作用から膀胱炎をはじめとする尿路感染に、尿路の炎症にも利用されます。抗結石作用もあることから尿路結石の治療に古くから使われてきています。1788年には、このハーブを数か月飲用した10歳の少年がえんどう豆の大きさほどもある50個もの結石の排出が見られたとの記録が残っています。

　呼吸器系では、副鼻腔炎、鼻咽頭のカタル症状、花粉症、インフルエンザ、咽頭炎などに利用されます。

Goldenrod

▶エネルギーとしての働き

「心地良い冷たさ」を持ったハーブです。ほてった粘膜をすっと鎮めながらするりと喉元を過ぎていきます。しっとりとした感じを受けるのにもかかわらず、逆にじめじめさや溜まっている老廃物を無理なく押し流してくれるような動きを見せてくれます。

血やリンパが絶えず身体の中を流れているように、このハーブもまるで体液に溶込むかのように自然な流れに沿って全身をめぐっていきます。

▶ゴールデンロッドを使ったレシピ

尿路結石（自然排出可能な小さなタイプ）および予防に

Recipe

ゴールデンロッド	30g
コーンシルク	40g
カウチグラス	30g

浸剤タイプのブレンドです。1日2～3回使用。

利尿作用はもとより尿路粘膜保護・刺激緩和に優れたハーブそして尿路結石に使われ続けているハーブのブレンドです。ほかにもマーシュマロウの葉やクリーバーズなどを一緒か、またはその代わりにブレンドしてもよいでしょう。痛みを伴う場合はバレリアンを加えてみてください。このブレンドを使用の際には、専門家により自然排石が可能と判断される結石かどうかを必ずお確かめになり、主治医の先生と相談しながらの利用をお守りください。

結石が大きく自然排出に向かないタイプの場合の使用は禁忌です。

副鼻腔炎やアレルギー性鼻炎に

Recipe

ゴールデンロッド	25g
アイブライト	25g
エルダーフラワー	25g
ゴールデンシール®（細かく粉砕したタイプ）	10g
エキナセア根（細かく粉砕したタイプ）	15g

浸剤タイプのブレンドです。症状がひどい場合は1日最高4回まで使用可能。

抗カタル・抗炎症作用に優れたハーブのブレンドです。

症状がひどい方や慢性の副鼻腔炎などを患っていらっしゃる方には、できれば粘膜強壮作用に優れた、ゴールデンシール®をブレンドしてもらいたいところですが、もし手に入らなければアイブライトを少し多めに利用してください。

またアレルギー性の鼻炎の方は、手に入れることができればアルビジアやバイカルスカルキャップ®などの煎剤を併用されるとよいでしょう。

飲みにくい方は爽涼感があるペパーミント®を追加してみてください。

サルサパリラ

英名／Sarsaparilla
学名／*Smilax spp*
和名／サルサパリラ
サルトリイバラ科シオデ属
Smilacaceae

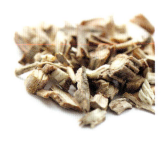

使用部分
根

味／性質
甘・若干の苦・辛／温・湿

薬理作用
体質改善・抗炎症・抗リウマチ・鎮痒・発汗・利尿・肝臓保護・強壮

含有成分
ステロイダルサポニン（Sarsasapogenin・Sapogenin・Smila-genin）・ミネラル（カリウムなど）・フィトステロール・樹脂・パリリン・サルサピン酸

使用法
煎剤（1日5〜10g）チンキ（1日2.5〜5㎖ ※アルコール度数45%を使用し、ハーブ1：アルコール3の配合で作る）

使用上注意
収斂作用が高いので胃が弱い方や食前の使用には注意のこと。

サルサパリラは中央アメリカ、南アメリカ、ジャマイカ、メキシコそしてカリブ海の一部の島（西インド諸島）方々にとってなじみの高いハーブです。*S.regeli* や *S.ornata* などが主に薬用ハーブとして利用されます。

サルサパリラが属するシオデ属は世界で約350種もあるといわれ、このほかにも熱帯、亜熱帯一部の温帯の地域で見ることができます。このサルサパリラ、ヨーロッパには16世紀時代、主にジャマイカから伝わって来たといわれております。

薬用ハーブとしても英国で人気のあるハーブですが、特に西インド諸島出身の方々のこのハーブへの利用度は高く、チンキ、ソフトドリンクなどを求める姿を見かけることが多々あります。

▶薬草としての効果

体質改善および浄化作用が高いことから皮膚疾患一般、特に慢性の炎症性皮膚角化疾患である乾癬にマリーゴールドやクリーバーズ、バードック根など体質改善作用の高いハーブと一緒によく利用されます。

日本人には少ないこの皮膚疾患ですが白人の方が大変多く患う皮膚疾患です。もちろんアトピー性を含む皮膚炎にも有効です。

ほかには関節炎、リウマチ、痛風などの治療にセロリ種®、デビルズクロウ®、ゴツコーラなどと一緒に使用できます。心身疲労やストレスが高いときなどにも強壮剤として利用することも多いハーブです。

Sarsaparilla

心身に働きかける特選ハーブ Part 5

▶ エネルギーとしての働き

　一口飲み込んだ瞬間にお腹の中心部に温かく、大木のような、どっしりと安心させてくれるようなパワーが注ぎ込まれていきます。下腹部を通って足元へ、同時にもう少し柔らかいエネルギーが、鳥が一気に空へ羽ばたくような勢いで、同じくお腹の中心部から気持ち良く上昇して、全身に行きわたります。私自身は自分の弱さも含め安心して任せれるような、そんな頼もしい力が流れ込むような感覚も受けます。

▶ サルサパリラを使ったレシピ

心身疲労を伴う関節炎および
リウマチなどのサポートに

Recipe

サルサパリラ	20㎖
デビルズクロウ®	20㎖
ブラックコーホッシュ®	20㎖
ゴツコーラ	20㎖
セロリ種®	15㎖
ジンジャー	5㎖

チンキ剤タイプのブレンドです。1日2～3回使用。

　抗炎症・抗リウマチハーブを取り入れたブレンドとなっております。
　痛風などにもお使いいただけます。むくみがひどい方などにはネトルのハーブティーを追加で1日3回ほど利用してみてください。また血行が悪い方には、ジンジャーを8～10㎖くらいまで増やすか、プリックリーアッシュバークを5㎖ほど追加してもよいでしょう。
　このほかに、痛みや炎症にフィーバーフュー®を追加で5～8㎖ほど利用することも可能です。
　疲労が強い場合は、ロディオラ、アシュワガンダ、レーマニア（地黄）なども一緒に使ってみてください。

乾癬および皮膚炎に

Recipe

サルサパリラ	20g
オレゴングレープルート®	15g
レッドクローバー	30g
クリーバーズ	20g
バードック根	10g
リコリス®	5g

　煎剤＆浸剤タイプのブレンドです。サルサパリラ、オレゴングレープルート®、バードック根、そしてリコリス®は煎剤を作っておきます。レッドクローバーとクリーバーズで作った浸剤150～200㎖に煎剤50㎖を一緒に混ぜて利用してみてください。チンキの場合はgを㎖に変えてブレンドしてください。1日2～3回使用。

　かゆみを伴う炎症性の皮膚疾患に、体質改善、浄化作用の高いレッドクローバーやクリーバーズ、オレゴングレープルート®そしてバードックをブレンドしています。炎症対策にリコリス®を選んでいますが、甘みが嫌いな方はマリーゴールドやエキナセアを代わりに利用されても構いません。（マリーゴールドは量が出てしまいますが15g、エキナセア根は10gほどで利用してください）オレゴングレープルート®がない場合はダンデライオン根やイエロードックを代用できます。
　ストレスが高い場合は、スカルキャップやロディオラなどのハーブを追加してみてください。

チンキ剤のアルコール度数と配合は、専門家向け処方用のレシピです。初心者は42頁の家庭用チンキ剤の作り方を参考にしてください。

ジジフス（ズィズィファス）

英名／Zizyphus
学名／*Zizyphus spinosa*
　　　(*Ziziphus jujuba var spinosa*)
和名／サネブトナツメ（核太棗）
　　　酸棗仁（サンソウニン）
クロウメモドキ科ナツメ属
Rhamnaceae

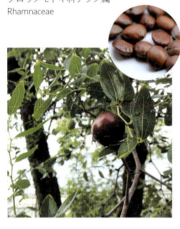

使用部分
種子

味／性質
甘・酸／平

薬理作用
鎮静・催眠・不安緩解・降圧

含有成分
ベンジルアルコール配糖体（ジジベオシドⅠ・Ⅱ）・サポニン（ジュジュボシドA・B・C・acetyljujubosideB）・フラボノイド配糖体（スピノシン）・環状ペプチド（サンジョイニン類）・精油・不揮発性油・ミネラル・粘液質

使用法
煎剤（1日3～8g）チンキ（1日4～10mℓ
※アルコール度数25%を使用し、ハーブ1：アルコール2の配合で作る）

使用上注意
妊娠授乳中、鎮静剤や降圧剤との併用、重度の下痢、鼓腸。

「酸棗仁（サンソウニン）」はナツメの原種である、クロウメモドキ科のサネブトナツメの種子を乾燥したものです。中国が原産といわれるこのサネブトナツメは、中国、ヨーロッパや中央アジアなどの山地に分布生息する1～2mの小低木で、小指くらいのサイズの小さな果実が生ります。

和名の「核太棗」が示すように核の部分が大きく果実部分が少ないため、ナツメ（棗）のように食用には適していません。

漢方・中医で主に使われるハーブですが、昨今西洋ハーブ治療の中にも取り入れられるようになり、チンキ会社でも取り扱うところが増えてきました。私自身も近年になり処方するようになりました。

▶薬草としての効果

鎮静作用に優れたハーブで不安、落ち着きのなさ、イライラ感に効果的なハーブで、レモンバームやカモミール、スカルキャップなどと一緒にブレンドしたり、不安や神経過敏などからくる動悸などには上記のハーブのほか、マザーワート®を追加して利用できます。

また神経過敏や不安から起こる心因性の不眠にも利用できるハーブです。この場合パッションフラワーやリンデン、カリフォルニアポピーなどのハーブと一緒に利用してみてはいかがでしょうか。そのほか、高血圧にも使用できるハーブでもあり、多汗、寝汗など

Zizyphus

といった症状にも処方されるハーブです。

▶エネルギーとしての働き

ほんのりと甘く、そしてその甘さの陰に隠れるように少々酸味も感じられます。「淡く優しい」エネルギーが口からゆっくりとしっとりと身体の中心に向かい、まっすぐに流れ込んでいきます。

羽毛がふわりと空から地上に舞い落ちるような感覚といったらよいのでしょうか、静かな湖畔のさざ波のように心地良い静穏なエネルギーの流れがゆったりと全身に広がり、血管を通って細胞全体に広がっていくようです。

▶ジジフスを使ったレシピ

不安・神経過敏からくる動悸に

Recipe

レモンバーム	25mℓ
カモミール	25mℓ
マザーワート⓸	25mℓ
ジジフス	25mℓ

チンキ剤タイプのブレンドです。1日2～3回使用。

鎮静作用に優れた作用のハーブと動悸に効果的なマザーワート⓸を入れたブレンドです。
心因性の要因が影響する高血圧にも利用することができます。この場合、リンデンやホーソーンを一緒に、またはカモミールやレモンバームの代わりにブレンドしてみてください。ストレスが高い場合は、ロディオラやアシュワガンダなども追加してみてください。
また不安が高くパニック障害なども起こる方はバレリアンを15mℓほど一緒にブレンドしてみてください。

寝汗と不眠症に

Recipe

バレリアン	25mℓ
パッションフラワー	20mℓ
カリフォルニアポピー	20mℓ
ジジフス	20mℓ
セージ⓸	15mℓ

チンキタイプのブレンドです。1日2～3回使用。夕食後＆就寝前にまたは寝汗で目が覚めたときにも利用してください。

催眠作用と鎮静作用に優れたハーブと、寝汗へのアプローチにジジフスとセージ⓸をブレンドしてあります。昼間にも汗が多く出てお困りの方は、昼用と夜用のブレンドを作っておくと便利でしょう。昼用のブレンドはバレリアンやパッションフラワーの代わりにセントジョーンズワート⓸やスカルキャップ、オートトップなどを取り入れていただき、日中に2回、夜は夕食後＆就寝前、または就寝前＆寝汗で目が覚めたときなどこちらも1～2回ほど利用できます。
バレリアンが合わない場合は、パッションフラワーとカリフォルニアポピー、ジジフスをそれぞれ増やすか、またはバレリアンの代わりにパルサティラ⓸やジャマイカドックウッド⓸などを利用してください。

チンキ剤のアルコール度数と配合は、専門家向け処方用のレシピです。初心者は42頁の家庭用チンキの作り方を参考にしてください。

ジャマイカドッグウッド（ジャマイカン）

英名／Jamaican Dogwood
学名／*Piscidia piscipula*
　　　Piscidia erythrina
和名／ジャマイカドックウッド
マメ科 piscidia 属
Fabaceae

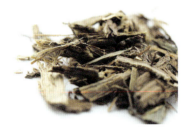

使用部分
根・樹皮

味／性質
穏やかな辛（刺激）・苦・収斂／涼・乾

薬理作用
鎮痛・鎮痙・鎮静・抗炎症・鎮咳

含有成分
イソフラボノイド（ピシドン、erythrogenin、ichthy-none、jamaicine）・有機酸（piscidic acid、フキ酸）Rotenoids・タンニン・β - シトステロール

使用法
煎剤（1日1～2.5g）チンキ（1日2～5mℓ
※アルコール度数45％を使用し、ハーブ1：アルコール3の配合で作る）

使用上注意
妊娠中授乳中の利用は禁忌。短期使用のみ、まれに頭痛や吐き気を催すことがあります。不眠や鬱の方への使用で注意が必要になることもあります。痛み止めとの併用、子どもへの使用、神経の疾患、肝臓、腎臓、精神病を患う方への使用、過去にアナフィラキシーショックやアレルギー反応が起こった方への使用には注意が必要です。妊娠を望んでいる方への使用も注意が必要になります。

ほかのハーブと違い、毎日続けて使用するというよりは、必要な期間、必要なときに短期使用で扱うといったタイプのハーブになります。

使用注意の長いリストを見ると、使用の際たじろいでしまう方も少なくないかもしれません。ハーバリストの中でも「このハーブは使わない」という声も耳にしますし、実際私も学生の頃は使うのにおっかなびっくりでした。幸いにも私の指導教官の面々は適量やそして適した使い方を、学生クリニックにて実践とともに学ばさせていただいたので、今でも「適した症状に」使わさせていただく機会がたくさんあります。

▶薬草としての効果

このハーブの主流の使い方は「痛み止め」としての利用です。特に神経痛、頭痛、偏頭痛、そして生理痛などに利用されます。神経痛の場合、セントジョーンズワート㊟、ホップ㊟などと、頭痛や偏頭痛などの場合、フィーバーフュー㊟、リンデンなどと一緒に、そして生理痛の場合、クランプバークやパルサティラ㊟などと一緒に使うことが多いです。短期使用として痛みのある期間のみ使用といったかたちで利用されます。このほかに不安や不眠といった症状にも鎮静効果を持つハーブと一緒に使われます。長期利用のハーブブレンドとの併用も可能ですが、使用量や期間に注意が必要です。

Jamaica Dogwood

▶エネルギーとしての働き

　このハーブが身体に入ったとたん、一瞬にして肩の力が抜けるように、気がつくと「ふーっ」と自然に息が抜けていくとともに呼吸が深くなり、全身の緊張が緩やかにほぐれていくのがわかります。

　決して優しさや柔らかさを感じさせる味や香りではないのにもかかわらず、自然に心や身体の緊張を解放させ、心から頼れる安心感を同時に与えてくれるエネルギーを持ったハーブです。

▶ジャマイカドッグウッドを使ったレシピ

冷えを伴う生理痛に

Recipe

ジャマイカドッグウッド®	20mℓ
クランプバーク	30mℓ
ブラックコーホッシュ®	20mℓ
ラズベリーリーフ	15mℓ
パルサティラ®	10mℓ
ジンジャー	5mℓ

チンキ剤タイプのブレンドです。1日2～3回使用。5日～1週間以内の使用に限る。

痛み止めとして利用するブレンドです。冷えへのサポートにジンジャーを、そして鎮痙作用のクランプバークやブラックコーホッシュ®、鎮痛作用にパルサティラ®を使用しております。生理痛が始まる1～2日前から利用して痛み予防としても使うこともできます。生理不順などがある場合は、この痛み止めブレンドのほかに生理周期を整えてくれるハーブや、ホルモンバランスを整えるハーブなどを別に長期利用のかたちでお使いいただき、痛み止めは痛みがひどいときにのみ短期利用として併用することも可能です。

ストレス性の頭痛や不眠に

Recipe

カリフォルニアポピー	20g
リンデン	30g
パッションフラワー	25g
バレリアン	15g
ジャマイカドッグウッド®	10g

浸剤タイプのブレンドです。ジャマイカドックウッド®はできれば煎剤タイプの方がベストですが、浸剤として利用する場合は細かくカットされたものを使い7～10分長めに浸出させてください。1日1～2回使用（痛みのあるとき、就寝前などに）。

リラックス作用と鎮痛作用、催眠サポートのブレンドです。浸剤用としてのブレンドを紹介しておりますがチンキ剤でのブレンドでも構いません。その場合はgをmℓに直してブレンドしてください。味が苦手な方はカモミールやレモンバームなどを追加して味を調整してみてください。入眠障害の方は場合には夕食後1回睡眠30分前に1回、夜中に目が覚めてしまう方は睡眠前に浸剤またはチンキを枕元に用意しておき、睡眠前1回そして目が覚めたときに1回利用してください。パニック障害といった場合にも利用することができます。

チンキ剤のアルコール度数と配合は、専門家向け処方用のレシピです。初心者は42頁の家庭用チンキの作り方を参考にしてください。

セロリ種

英名／Celery Seeds
学名／*Apium graveolens*
和名／オランダミツバ
セリ科 apium 属
Apiaceae/Umbelliferae

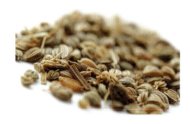

使用部分
種子

味／性質
若干の苦＆辛・鹹・甘〜温／乾

薬理作用
抗炎症（筋骨格系＆泌尿器系）・抗リウマチ・殺菌（泌尿器系）・鎮痙・利尿・血糖降下・鎮静・通経

含有成分
精油 Apiol・Limonen・α＆β-Selinene・Phthalides 類・フラクマリン（Beragapten など）・フラボン（Apigenin など）・ミネラル類

使用法
浸剤または煎剤（1日1〜7g）を500mlの水で数時間漬込みます。チンキ（1日2〜5ml）アルコール度数60％を使用し、ハーブ1：アルコール2の配合で作る。

使用上注意
【禁忌】授乳中、妊娠中も注意が必要です。多量の使用は禁忌。
【注意】腎臓疾患（特に炎症性）を患っている方の使用。多量の使用での光感作用。併用によってサイロキシン錠（Thyroxine）の働きの下がりが見られたというレポートもあります。

茎・葉は食卓の野菜／香草としてもおなじみのセロリ。古代から利用されてきましたが、耕作用改良種 *Apium graveolens.Var.dulce* は17世紀にイタリアで生まれ、そして19世紀に入りヨーロッパや北アメリカなどで一般的に知られるようになりました。薬草としては主に種子を使います。殺虫剤などの影響が心配ですので栽培用の種子の使用は避けてください。エキナセアやミルクシッスルなどのように研究や臨床試験が活発に行われてないハーブですが、伝統的に、また現在でもハーバリストの間で処方に使われる大切なハーブの一つです。種子から採れる精油はアロマセラピーでも活用されます。

▶薬草としての効果

このハーブの伝統的な使い方は何といっても、リウマチや変形性関節症などをはじめとした関節炎、筋骨格系の炎症や痛みへの利用でしょう。痛みや炎症が重い場合にはデビルズクロウ®、サルサパリラなどといったハーブと一緒にブレンドして使うのもお勧めです。優れた利尿作用、泌尿器系の殺菌作用があり、浮腫、膀胱炎や泌尿器系の感染、そしてネトルの葉などと一緒に痛風などの治療薬としても活用されます。消化不良、鼓腸、疝痛などにもフェンネルやペパーミント®、カモミールなどといったハーブと一緒にブレンドして利用いただけます。

Celery Seeds

Part 5 心身に働きかける特選ハーブ

▶エネルギーとしての働き

香風が身体の中に吹き込むように軽やかに舞い込んできます。私は最初に頭上／後頭部にキリリとシャープなエネルギーを受けました。

エネルギーの流れはとても早く、喉元を通り過ぎた後、一瞬にして下腹部、膀胱部にまで到達し、そのままじんわりと身体の細部すみずみにまで染みわたっていきます。軽やかなのにしっとりするような温かな感覚を受けるのに、こもっている余熱が引くような感覚を同時にもたらしてくれます。

▶セロリ種を使ったレシピ

軽い関節炎やリウマチに

Recipe

ネトル	53g
ゴツコーラ	12g
セロリ種®	20g
バードック根	10g
ジンジャー	5g

浸剤タイプのブレンドです。1日2～3回使用。

抗リウマチ、抗炎症、体質改善、浄化作用に優れたゴツコーラやネトルなど、ほかのハーブを一緒にブレンドします。浸剤ハーブとしてどなたでも利用していただけるような穏やかな作用のハーブです。「ちょっと調子が悪いかな」といったときに飲み始めるとよいでしょう。痛みや炎症が強い場合はデビルズクロウ®やサルサパリラ、ブラックコーホッシュ®などのチンキ剤や煎剤、錠剤などを併用していただいても問題ありません。

膀胱炎（泌尿器系の感染）に

Recipe

ブクー®	20g
エキナセア根（細かく粉砕したタイプ）	20g
セロリ種®	30g
コーンシルク	30g

浸剤タイプのブレンドです。急性の感染の場合には、1日最高5回まで使用可能（1週間以内の使用に限る）。

殺菌作用に優れたブクー®、エキナセア根、セロリ種®のほか、利尿作用が高いコーンシルクをブレンドしたハーブです。

ブクー®が手に入らなければ、メドゥスイート®を代用しても構いません。

血尿などが見られる場合にはホーステールを、また排尿の際に痛みや不快感が強い場合はプランテーンやマーシュマロウ葉（ない場合は根でも可）を10～20gほど追加してみてください。カモミールやレモングラスなどをブレンドして飲みやすくアレンジするのもよいでしょう。

チンキ剤のアルコール度数と配合は、専門家向け処方用のレシピです。初心者は42頁の家庭用チンキ剤の作り方を参考にしてください。

ソウパルメット

英名／Saw Palmetto
学名／*Serenoa repens*
和名／ノコギリヤシ
ノコギリヤシ科ノコギリパルメット属
Arecaceae

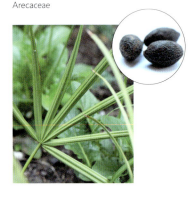

使用部分
果実

味／性質
穏やかな甘と刺激（辛）・脂／温・湿

薬理作用
抗前立腺肥大・殺菌作用（泌尿器）・利尿・消炎・強壮（男性）

含有成分
フィトステロール（β-シトステロールなど）・遊離脂肪酸（ラウリン酸・ミリスチン酸・リノール酸・カプリル酸・カプリン酸など）・グリセリド・フラボノイド・多糖類・精油

使用法
煎剤またはパウダーや細かいカットの実の場合は浸剤で（1日1.5～3g）チンキ（1日2～4mℓ ※アルコール度数45～90％を使用し、ハーブ1：アルコール2の配合で作る）

使用上注意
ワルファリンなど抗血液凝固剤との併用に注意が必要な場合も考えられます。妊娠中、12歳以下の子どもへの使用に注意が必要となる場合も考えられます。

ソウパルメットは英国でも日本でも近年に入って一般の方に知れわたってきたハーブです。前立腺肥大に使われるハーブとしてその人気は高く、英国でも効果が見られた多くの方が、毎日のケアやサポートにこのハーブを無理のないかたちで長期にわたって利用されております。私個人はこのハーブのお世話になったことはほとんどないのですが、実際に利用されてる方のお話をお聞きすると、癖のある香りや味を持つことからハーブティーよりはチンキや錠剤・カプセル剤で利用を希望される方が圧倒的に多いようです。

▶薬草としての効果

何といってもこのハーブの使い道で多いのが良性の前立腺肥大へのケアです。

同じく前立腺肥大に有効なネトル根と一緒に、または肥大によって引き起こる排尿障害（困難）といった症状にはホーステールやカウチグラスなどといったハーブと一緒に利用できます。また前立腺炎にも有効なハーブですので、エキナセアやブクー®などといった殺菌作用を持つハーブをブレンドするのもよいでしょう。膀胱炎、睾丸炎、卵管炎といった炎症にも使われるほか、ED（勃起不全）にもシベリアンジンセン®やダミアナ、サルサパリラなど一緒に利用することができます。

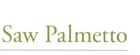

Saw Palmetto

▶エネルギーとしての働き

　力のある味と香りが口内と鼻腔を刺激した後、「するり」といった少し脂味のある独特の感触を舌と喉元にもたらしながら流れ込んでいきます。喉元をさっと通り越した後は、膀胱や骨盤を含む下腹部辺り停滞するエネルギーがある一方で、私の場合、一部は足の指先まで細い線が降りて来たように力強い動きを感じました。全体的にゆっくりと落ちついたかたちでハーブが染み込む印象を受けます。

▶ソウパルメットを使ったレシピ

良性の前立腺肥大および排尿障害に

Recipe

ソウパルメット	20 ㎖
ネトル根	25 ㎖
ホーステール	25 ㎖
コーンシルク	30 ㎖

チンキタイプのブレンドです。1日2〜3回使用。

　抗前立腺作用のあるソウパルメットとネトル根を取り入れたブレンドとなっています。ネトル根が手に入らない場合は、ソウパルメットのみでも構いません。
　利尿作用の高いホーステールやコーンシルクを使っていますが、こちらも手に入らない場合は、どちらか一方だけでも構いません。
　味がどうしても苦手な方はソウパルメットのみ錠剤やカプセル剤を利用してください。
　利尿作用のハーブはお好きな味のハーブと一緒にブレンドし、チンキまたは浸剤で利用してもよいでしょう。

膀胱炎および前立腺炎に

Recipe

ソウパルメット	20 ㎖
エキナセア	25 ㎖
ホーステール	20 ㎖
カウチグラス	20 ㎖
ブクー®	15 ㎖

チンキ剤タイプのブレンドです。1日2〜3回使用。急性の感染の場合は1日5回まで(連続5日以内の使用に限る)。

　こちらは良性の前立腺肥大にも使えるレシピとなっています。急性の感染の場合、短期の間でしたら多めに飲んでいただいても構いません。殺菌作用の高いエキナセアやブクー®がブレンドされています。
　このほかにも抗炎症ハーブとしてアンドログラフィス®を追加してもよいでしょう。可能であれば、抗炎症作用・殺菌作用、そして殺菌作用に優れたプランテーンも追加していただければと思います。

チンキ剤のアルコール度数と配合は、専門家向け処方用のレシピです。初心者は42頁の家庭用チンキ剤の作り方を参考にしてください。

ターメリック

英名／Turmeric
学名／*Curcuma longa L.*
和名／ウコン
ショウガ科ウコン属　Curcuma

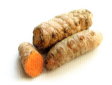

使用部分
根茎

味／性質
辛・苦・渋・温・乾

薬理作用
抗酸化・抗炎症・体質改善・利胆・肝臓保護・消化促進・健胃・駆風・通経・抗血液凝固

含有成分
クルクミン《春ウコン・秋ウコンとではその含有量が異なります》・精油（シネオール、Curcumene・Curcumenol・Zingiberene・ツルメロン類・ar-Turmerone・α-Turmeronol など）・ミネラルなど

使用法
パウダー（1日1～4g）浸剤（1日2～8g）チンキ（1日5～12㎖ ※アルコール度数45%を使用し、ハーブ1：アルコール1の配合で作る）

使用上注意
【禁忌】胆道閉塞。
【注意】長期の多量の使用、抗血液凝固剤との併用、妊娠（妊活中）を望んでいる方、若年性脱毛症などにも注意が必要です。人によって胃腸への不快感を感じる可能性もあります。肝疾患へのケアに処方されるハーブではありますが、ケースによってはクルクミン大量摂取や鉄摂取制限がある場合など肝疾患への使用に向かないケースもあります。肝疾患をお持ちの方は必ず専門家の指示をお受けください。授乳中や幼児への使用は専門家の指示を仰ぐこと。外用使用後部分への長時間への太陽光は避けること。

その歴史は深く世界のさまざまな国にて昔から薬草や染料として愛されてきた植物です。

一昔前まではスパイスコーナーやアラブ系インド系などのスーパーなどでしかあまり目にしないようなハーブでしたが、最近は英国でもかなり人気が高くなっており、普通のスーパーなどでも野菜コーナーで見かけることができるようになりました。

最近ではその薬効も一般の方々に知られるようになり、ターメリック®入りの飲料やブレンドハーブなども頻繁に見られるようになってきています。

▶薬草としての効果

非常に多様な効能があるハーブの一つです。

私自身が一番処方にケースがその消炎効果を利用した関節炎、関節リウマチ、その他関節のこわばりなど利用となります。

また湿疹や乾癬、蕁麻疹などの皮膚症状、そして喘息などにも使われます。

IBS（過敏性腸症候群）、消化不良、消化や肝臓の働きが弱まっているときなど、その他コレステロール値が高い場合、血行促進、月経困難や子宮筋腫、母乳分泌サポート、また風邪やなどの感染にも利用されることもあります。打ち身や捻挫などには外用利用も。

Turmeric

Part 5 心身に働きかける特選ハーブ

▶エネルギーとしての働き

　舌を刺激する感触を持たさせながら温かなエネルギーが力強く食道、胃へと流れて行きます。肺や消化器系の辺りで少し留まった後、すぐに背骨や体の中心部にすっと入って行く感覚を覚えます。

　温かなエネルギーはその後も全身にくまなく移動し、手先や足先までほどなく到達します。

　どの部分においても温かみを感じさせながら、ゆっくりと細胞に染みわたるように浸透して行きます。

▶ターメリックを使ったレシピ

血行不良や
お腹の張りも気になる消化不良に

Recipe

ターメリック®	20g
フェンネル	30g
アンジェリカ	10g
カモミールジャーマン	40g

　浸剤タイプのブレンドです。1日2～3回使用。

　手足の冷えやお腹の冷えなどの改善もしながら消化を助けるブレンドです。もう少しすっきりした味わいが欲しい方は10gほどペパーミント®を追加してみてください。抽出時間を少し長め（6～8分ほど）にされることをお勧めいたします。アンジェリカの味が苦手な方は代わりにジンジャーを利用してみてください。

関節炎や関節の痛み、こわばりに

Recipe

ターメリック®	20㎖
ゴツコーラ	30㎖
セロリ種	25㎖
デビルズクロウ®	25㎖

　チンキタイプのブレンドです。1日2～3回使用。

　炎症や痛みへのサポートブレンドとなります。胃腸が弱い方や胃炎などをお持ちの方はデビルズクロウ®の代わりにブラックコーホッシュ®やネトルなどをご利用ください

チンキ剤のアルコール度数と配合は、専門家向け処方用のレシピです。初心者は42頁の家庭用チンキ剤の作り方を参考にしてください。

デビルズクロウ

英名／Devils Claw
学名／*Harpagophytum procumbens*
和名／ライオンゴロシ
　　　　デビルズクロウ
ゴマ科ハルパゴフィツム属
Pedaliaceae

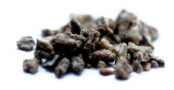

使用部分
塊茎（二次貯蔵根／雨期の後に収穫）

味／性質
苦／若干の収斂・冷・乾

薬理作用
鎮痛・抗炎症・苦味強壮・胆汁分泌促進・消化促進・血圧降下

含有成分
イリドイド配糖体：harpagoside・harpagide・procumbide・フラボノイド（Kaempferol・Luteolin）・フェノール酸（クロロゲン酸）・トリペルペンなど

使用法
煎剤（1日1.5〜10g）チンキ（1日2〜5mℓ）
※アルコール度数25%を使用し、ハーブ1：アルコール3の配合で作る）

使用上注意
【禁忌】胃・十二指腸などの潰瘍、胃炎、胃酸過多、妊娠授乳中、胆石を患っている方は専門医の指導を受けてください。また、子どもへの利用、強い鎮痛剤との併用、過去に肝臓や腎臓を患った方や胸焼けなどに注意が必要。ワルファリンなどの抗血液凝固剤との併用にも注意をしたほうがよいでしょう。胃腸への若干の不快感、皮膚・目・呼吸器官へのアレルギーを起こす方もまれにいらっしゃいます。

南アフリカやマダガスカル島の在来の植物です。英国でも昨今ポピュラーなハーブとして名前を目にすることが多くなってきました。チンキ剤、カプセル剤・錠剤などでハーブショップのほか、ヘルスショップでも見かけることができます。

何といっても、その特徴のある名前にまず興味をもたれる方も多いかと思います。残念ながら、私自身は実物を見たことはありませんが名前に「悪魔の鉤爪」とあるように、その実に鋭い鉤爪の形状をした刺を持っています。薬草としては、薬効成分である苦味イリドイド配糖体 harpagoside などが豊富に含まれる二次貯蔵根 が使用されます。

▶薬草としての効果

筋骨格系への鎮痛作用と抗炎症作用に優れたハーブで、関節炎や関節リウマチ、腰痛、痛風そのほか、線維筋痛症や変形性関節症によって伴う痛みなどの症状などにもゴツコーラやブラックコーホッシュ®、サルサパリラなどと一緒に広く利用されます。このハーブは胃酸の分泌を刺激／促進しますので胃酸に悩まされる方などは使用上注意を参考のうえ、食間に利用したり、マーシュマロウの根やスリッパリーエルムなどのハーブと一緒に摂取することをお勧めします。

苦味強壮作用があることから食欲不振や消化不良にも伝統的に利用することもできます。

Devils Claw

▶エネルギーとしての働き

　自然豊かで静かな湖の畔の冷たい水を皮膚に浸したときのようにほど良く気持ちの良いクールなエネルギーが、全身に静かにゆっくりとしっかりと降りていきます。私の場合、まずは首、そして背面の筋肉や背骨を沿うように足の先までじっくりとこのハーブの流れを感じ受けました。その流れとともに筋骨格組織がゆったりとリラックスし、気がつくと上がっていた肩の位置が下がり、呼吸も自然と深く楽になっていました。

▶デビルズクロウを使ったレシピ

軽い関節の痛みや不快感に

Recipe

デビルズクロウ⑧	20㎖
ネトル	30㎖
ゴツコーラ	30㎖
セロリ種⑧	15㎖
ジンジャー	5㎖

　チンキ剤タイプのブレンドです。デビルズクロウ⑧のみ、チンキまたは煎剤で残りのハーブを、浸剤としてご利用いただいても構いません。1日2～3回使用。

　こちらも抗炎症、抗リウマチ、鎮痛作用などのハーブを取り入れておりますが、予防として毎日気軽に飲めるように少し穏やかなブレンドとなっております。血行が悪い方はジンジャーを8～10㎖くらいまで増やすか、プリックリーアッシュバークを5㎖ほど追加してもよいでしょう。なお、痛みが強いときにはサルサパリラやブラックコーホッシュ、フィーバーフュー⑧などを8～10㎖ほど追加してみてください。

リウマチや関節炎の痛みや不快感に

Recipe

サルサパリラ	20㎖
デビルズクロウ⑧	20㎖
ゴツコーラ	20㎖
ネトル	15㎖
ブラックコーホッシュ⑧	10㎖
バードック根	10㎖
ジンジャー	5㎖

　チンキが苦手な方は煎剤と浸剤タイプでの使用も可能です。その場合、サルサパリラ、デビルズクロウ⑧、バードック根、ブラックコーホッシュ⑧、ジンジャーは煎剤を作っておきます。ゴツコーラとネトルで作った浸剤150～200㎖に煎剤50㎖を一緒に混ぜて利用してみてください。チンキの場合は、1回3～5㎖を食間に。1日2～3回使用。

　抗炎症作用と鎮痛作用を持つハーブのほか、体質改善、浄化作用の高いハーブを一緒にブレンドしています。痛みが強い場合はデビルズクロウ⑧の量を30㎖くらいまで増やしてみてください。痛みがあるときにのみの利用でも構いませんが、ストレスや疲れが高いときなどには、できれば2週間ほど続けて飲んでいただけると効果が上がるかと思います。予防や痛み緩和のために長期（3～6か月など）での利用も可能なブレンドです。

　ストレスや疲労が高い場合は、アシュワガンダやロディオラなどのハーブを追加してみてください。

チンキ剤のアルコール度数と配合は、専門家向け処方用のレシピです。
初心者は42頁の家庭用チンキ剤の作り方を参考にしてください。

バイカルスカルキャップ

英名／Baikal Skullcap
　　　Huang quin
学名／*Scutellaria baicalensis*
和名／コガネバナ
生薬名／黄芩
シソ科タツナミソウ属
Lamiaceae

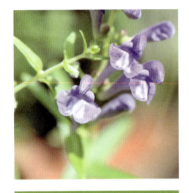

使用部分
根（栽培2年目の秋に採集）

味／性質
苦／収斂・涼～寒・乾

薬理作用
抗アレルギー・抗炎症・抗酸化・肝機能保護・抗血小板・降圧・低コレステロール値・抗菌・利尿

含有成分
フラボノイド（バイカリン・バイカレイン・オウゴニン・オウゴノシド）・樹脂・タンニン

使用法
煎剤（1日3～8g）チンキ（1日3～7mℓ）
※アルコール度数45～70％を使用し、ハーブ1：アルコール2の配合で作る）

使用上注意
妊娠初期は禁忌。妊娠中期以降授乳中は注意が必要。12歳以下の子どもは専門家の指導の下での使用のこと。抗凝血剤使用時も注意が必要です。

　日本の生薬としても「オウゴン／黄芩」の呼び名で出回っているなじみのあるハーブで、草木染めの染料としても利用されてきました。ほかのスカルキャップと同様、まるで頭（頭蓋骨：スカル）に帽子（キャップ）をかぶせたような特徴のある花を咲かせます。

　英国では中医や漢方よりは使用度が低めですが、英国のハーバリストが使う中医ハーブの中でもポピュラーな種類の一つで、特に抗炎症やアレルギー対策として使われるハーブとして注目が高まってきました。私が学生の頃は残念ながら学ぶことはありませんでしたが、現在では授業で紹介されているところが多いようです。

▶薬草としての効果

　英国では特に抗炎症・抗アレルギーに注目を置いて使用されるハーブで喘息、花粉症、蕁麻疹、皮膚疾患などアレルギー疾患に、ほかの抗炎症ハーブや各アレルギー症状をサポートするハーブとともに利用されています。また、肝炎、胆嚢炎、急性の呼吸器系の感染（風邪や気管支炎など）および消化器系の感染にも利用されます。そのほかには血圧降下やアテローム性動脈硬化、そして吐き気や嘔吐、癌治療時の吐き気や免疫低下などのサポートとしても利用されることがあります。鎮静作用としてイライラや頭痛などにも使われます。

Baikal Skullcap

Part 5 心身に働きかける特選ハーブ

▶エネルギーとしての働き

「きゅっ」と細胞を引き締めるような収斂作用特有の感覚をほのかな苦味とともに口内で感じた後、ぱっとはじけるように、頭部、喉から鼻などの呼吸器官に勢いよく広がっていきます。鼻の通りや視界がクリアになる感覚を受ける方もいらっしゃるでしょう。ほとんど同時に、喉元から下にもう少し重量感を感じられる、しっかりした流れのエネルギーが胃腸に向かい、ゆっくりじっくりと浸透していきます。

▶バイカルスカルキャップを使ったレシピ

花粉症に

Recipe

バイカルスカルキャップ®	30㎖
アイブライト	20㎖
エルダーフラワー	20㎖
ネトル	20㎖
ゴールデンシール®	10㎖

チンキ剤タイプのブレンドです。1日2～3回使用。

鼻水、鼻炎、そして目の炎症やかゆみなど花粉症の症状全般向けのブレンドとなっています。鼻水が多量に出てしまう人向けにゴールデンシール®をブレンドしていますが、苦手な場合は代わりにアイブライトやエルダーフラワーを多めに入れるか、もしくはリコリス®を5㎖ほど追加してみてください。
喉のかゆみがや不快感が気になる方は、爽快感のあるペパーミント®をお茶として合間に利用するかチンキ剤を1回10～20滴を水に薄めて1日数回利用してみてください。喉の痛みがある場合は、一緒にセージ®を利用してください。

アトピー性皮膚炎に

Recipe

バイカルスカルキャップ®（パウダー）	20g
レッドクローバー	20g
ゴツコーラ	20g
マリーゴールド	15g
ネトル	15g
オレゴングレープルート®（細かいカットのもの）	10g

浸剤剤タイプのブレンドです。バイカルスカルキャップ®がパウダーでない場合はバイカルスカルキャップ®とオレゴングレープルート®のみ煎剤で作り、浸剤と一緒にブレンドして利用してください。1日2～3回使用。

抗炎症、皮膚治癒作用、浄化作用そして抗アレルギー作用のブレンドです。
レッドクローバー、ゴツコーラ、マリーゴールドのすべて揃わない場合は、どれか一つでも大丈夫です。オレゴングレープルート®が手に入らない場合は、ダンデライオン根を代用してみてください。ストレスにより悪化するタイプの方は、カモミールやレモンバームなどを追加してみてください。疲労が高い場合は、アシュワガンダやオートトップを一緒に利用してください。

チンキ剤のアルコール度数と配合は、専門家向け処方用のレシピです。
初心者は42頁の家庭用チンキ剤の作り方を参考にしてください。

バコバ

英名／Bacoba
学名／*Bacoba monnieri*
　　　Brahmi
和名／バコバ
(サンスクリット名：ブラーフミー)
ゴマノハグサ科ウキアゼナ属
Scrophulariaceae

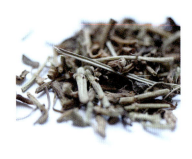

使用部分
地上部

味／性質
苦・甘／収斂・涼・乾

薬理作用
アダプトゲン・認識力向上・精神安定・抗酸化・抗痙攣・抗炎症

含有成分
サポニン（バコサイドA、B）・アルカロイド（brahmine, herpestine）・フラボノイド

使用法
浸剤（1日2～5g） チンキ（1日5～12mℓ ※アルコール度数45%を使用し、ハーブ1：アルコール2の配合で作る）

使用上注意
サポニンが多く含まれるため、胃腸粘膜を刺激する恐れおよびの不快感を感じることもありますのでご注意ください。

　近年欧米以外のハーブの利用もポピュラーになってきた英国ですが、その中でもアーユルヴェーダで使用されるハーブの利用率はかなり高くなっているのでないでしょうか。

　アシュワガンダやゴツコーラなどに続き、このバコバもこの数年でハーバリスト、そして消費者からの人気が出てきたハーブといえるでしょう。私自身も時差ぼけで集中力が低下しやすい出張の際や、大事な仕事のある週など、集中力アップの目的に利用します。本書の執筆に当たり、頭の回転を高めるためと、その後のリラックスにこのハーブを飲用し、改めてその偉大な効力を身を持って確認しました。

▶薬草としての効果

　不安症、精神（神経）の疲労、ストレスを感じるときなど、また心身の緊張から起こる筋肉の凝り、便秘、不眠などの精神へのサポートハーブとして利用価値が高いハーブです。注意力や集中力が落ちているときや記憶力の低下、そしてADHA（注意欠陥／多動性障害）にも効果的なハーブです。私自身は使用例はありませんが神経系の損傷のリハビリ時に、脳卒中や癲癇、アルツハイマー型認知症などのケアにも使われます。

　Brahmi Oilは外用オイルとして、神経痛や関節痛、そして頭皮へのマッサージオイルとして頭痛やストレスの緩和などに利用されます。

Bacoba

▶エネルギーとしての働き

「軽やか」という言葉がぴったり合う動きを見せてくれるハーブです。

　私は一口飲み込んだ瞬間に、胸の辺りにまるで柔らかな春風がふわりと吹いたように軽くなりました。自分が気づかず1日中溜めてしまった心の重みをハーブが教えてくれたようです。軽やかに浮かぶようにすっと頭へ上昇した後には、流れとともに身体の余分な力が抜けるように、全身を緩やかに広がっていきます。

▶バコバを使ったレシピ

試験前や大事な仕事で集中力が必要なときに

Recipe

バコバ	25g
ゴツコーラ	25g
アシュワガンダ（パウダー）	20g
ローズマリー	20g
ギンコー®	10g

　浸剤タイプのブレンドです。1日2〜3回使用。

　集中力を高めながらも不安や緊張を和らげてくれるブレンドです。飲みやすくしたいときにはペパーミント®などを加えてみてはいかがでしょうか？
　不安が高いときや不眠などの場合は、ローズマリーの代わりに、スカルキャップやレモンバームをブレンドすることもお勧めです。

試験などの緊張からくる心身の疲労全般に

Recipe

バコバ	25g
オートトップ	30g
スカルキャップ	25g
アシュワガンダ（パウダー）	15g
リコリス®（パウダー）	5g

　浸剤タイプのブレンドです。1日2〜3回使用。

　集中力はキープしたまま、毎日の心身が受ける疲労を緩和してくれる滋養強壮＆ストレスに対応するアダプトゲンハーブを加えたブレンドです。チンキ利用の場合はgをmlに変えて、ブレンドしてみてください。

チンキ剤のアルコール度数と配合は、専門家向け処方用のレシピです。
初心者は42頁の家庭用チンキ剤の作り方を参考にしてください。

フェヌグリーク

英名／Fenugreek
学名／*Trigonella foenum-graecum*
和名／胡蘆巴、コロハ
マメ科 フェヌグリーク属
Fabaceae

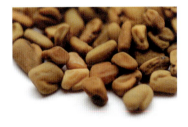

| 使用部分 |
主に種子

| 味／性質 |
刺激・収斂・苦・甘／温

| 薬理作用 |
母乳分泌促進・血糖降下・緩下・創傷治癒・粘膜保護・子宮刺激・消化促進・栄養滋養・解熱

| 含有成分 |
粘液物質（Galactomannans）・脂質・4-Hydroxyisoleucine・ステロイド系サポニン・アグリコン（Diosgenin）・アルカロイド（Trigonelline）・精油・ビタミン類（A・B1・B3・C）・ミネラルなど

| 使用法 |
粉末（1日4mg 食事と一緒に摂取）、煎剤（1日3〜10g）チンキ（1日2〜4ml ※アルコール度数25％を使用し、ハーブ1：アルコール3の配合で作る）

| 使用上注意 |
【禁忌】このハーブにアレルギーがある方。
【注意】多量の使用によって胸焼け、胃腸への不快感などを引き起こすこともあり。妊娠中の方は専門医の指導を受けてください。甲状腺機能低下症の方の多量の使用。インスリン依存型糖尿病の方が、血糖低下薬としてハーブを利用する際は必ず事前に専門家の指導を受けて使用のこと。

地中海地方からアフリカ、中近東、ロシア、中国、アジアなど世界各国で栽培愛用されているハーブの一つです。

カレー粉に入るスパイスとして日本の方にもなじみの深いハーブです。この種子はスパイスとして料理や嗜好飲料に使われるほか、素晴らしい薬草としても昔から知られ今もなお、いろいろな症状に活用されてきています。

独特の香りと味が強いことから、ハーブティーとして利用するときには味をうまくカバーできるようブレンドにも工夫をしてみると、飲みやすくなるかと思います。英国ではカプセルや錠剤としてもヘルスショップなどで売られています。

▶薬草としての効果

消化不良　胃炎、食欲不振、病後の回復期などに使われるほか、下痢または便秘に有効なハーブとして利用することができます。また母乳分泌促進作用があることから母乳のサポートハーブとしても古くから活用されています。

血糖値のバランスを助けるハーブとして、またコレステロールの値を下げる働きへの研究が進められタイプⅠ＆Ⅱの糖尿病の方への治療や高コレステロール血症の治療にも利用されています（多めの量での使用となります）。

そのほか、背痛、座骨神経痛、関節炎、外用では癰、湿疹、関節炎などに利用できます。

Fenugreek

▶エネルギーとしての働き

軽やかで温かな食べ物を口にするかのようにするりと身体に入り込んでくれます。

香り高いハーブが口いっぱいに一瞬にして広がったかと思うと、まっすぐに胃腸へ向けて光が差し込むように力強い動きを感じられます。お腹から波紋が広がるようにじわじわとほかほかしたエネルギーが外に向かって伸びていき、数分後には背中や手先にも緩やかで柔らかく温かい力を感じることができます。

▶フェヌグリークを使ったレシピ

母乳分泌促進に

Recipe

フェンネル	30g
ラズベリーリーフ	30g
ネトル	20g
フェヌグリーク®	20g

浸剤タイプ（フェヌグリーク®もここでは浸剤で利用しています）のブレンドです。1日2～3回使用。

母乳分泌促進作用を持ったブレンドになります。

疲労が溜まっているときやストレスが高い場合には、オートトップを一緒に利用してください。イライラしているときになどには、レモンバームやスカルキャップなどを追加してみてください。

フェヌグリーク®の味が強いかと思いますので、それをカバーするのにレモングラスやハイビスカス、カモミールなどの飲みやすいハーブを追加してみてもよいでしょう。ほかにもシャタバリやバーベインなども同じく母乳分泌促進に使うことができます。

消化不良や高コレステロール血症のサポートに

Recipe

ミルクシッスル	20㎖
ペパーミント®	20㎖
フェンネル	20㎖
アーティチョーク®	20㎖
フェヌグリーク®	20㎖

チンキ剤タイプのブレンドです。1日2～3回使用。

消化促進作用のあるハーブのブレンドとなっております。ペパーミント®の味が嫌いな方は、カモミールを代わりに使用してください。また脂っぽい食事の後の消化不良の際にはセージ®もお勧めです。高コレステロール血症の方によく使用するアーティチョーク®やミルクシッスルも一緒にブレンドしていますので、サポートハーブとしても利用価値があります（高コレステロール血症のために使われたい方はアーティチョーク®、ミルクシッスル、フェヌグリーク®をそれぞれ30㎖としてブレンドしてみてください。ただし、処方箋との併用には注意が必要となる場合もあります）。

プリックリーアッシュバーク

英名／Prickly Ash Bark
学名／*Zanthoxylum americanum*
　　　Zanthoxylum clava-herculis
和名／アメリカ山椒
ミカン科サンショウ属
Rutaceae

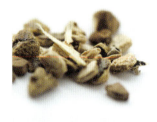

使用部分
樹皮・場合によって実も使う場合もあり

味／性質
若干の辛（刺激）・苦・甘・酸・鹹・収斂／温・乾

薬理作用
循環刺激（特に末梢血管）・発汗・健胃・抗リウマチ・唾液分泌・利尿・駆風

含有成分
アルカロイド（Magnoforine・Neoherculin など）・クマリン・リグナン・タンニン・樹脂・精油など

使用法
煎剤（1日3～5g）チンキ（1日1～4ml ※アルコール度数45％を使用し、ハーブ1：アルコール3の配合で作る）

使用上注意
妊娠中の使用は注意が必要（"The British Herbal Compendium" では使用を妊娠中の使用を奨励していない）。

プリックリーアッシュバークの学名である *Zanthoxylum* の zanthos は「黄色」そして xyluom は「材」という意味を持っており、その名が示す通り黄色の材質を持った種類を見ることができます。日本でもなじみの深いサンショウ属は世界に約250種あります。

ハーブの世界で治療薬として使われるのは主に *Zanthoxylum clava-herculis* や別名 Toothache（歯痛）tree とも呼ばれる *Zanthoxylum americanum* となります。

刺をもった樹皮そして特徴のある香りと味を持ちます。

ガーリックやターメリック®のようにハーブ商品としての英国では一般の方への認識率は少ないですが、ハーバリストにとっては重要な治療用のハーブの一つとして愛用されています。

▶薬草としての効果

血液循環を良くするハーブ、特に末梢血管への循環への改善を促すハーブとして手足の冷え、しもやけ、冷えからくる手指のしびれ、レイノー病やレイノー現象などの症状にジンジャーやギンコー®などと一緒に使用されます。また頭皮への血行不良が原因で引き起こる脱毛症などにも利用できます。

そのほか、間欠性跛行、筋肉の痙攣、凝りの緩和、そしてリウマチや強直性脊椎炎といった関節疾患の症状へにも大変よく利用されるハーブです。スパイス系の特徴の味がありますので、味が苦手な方はまず少量から試してみてください。

Prickly Ash Bark

▶ **エネルギーとしての働き**

温かい香りと辛み苦味、酸味などを持った複雑な味が口に広がるとともに、まずはお腹の中心に向かい温かいエネルギーが流れ込んでいきます。

外から身体の中心部へといった動きの後には、からりとした気持ちの良い風が初夏の午後の草原を吹き抜けるように中心部から全身すみずみまでのびやかに広がっていきます。温かなエネルギーが手足の指先まで届くと同時に、全身の筋肉がリラックスしていくのを感じられます。

▶ **プリックリーアッシュバークを使ったレシピ**

手足の冷えや
レイノー病、レイノー現象に

Recipe

ギンコー®	60g
ジンジャー（パウダー状）	20g
プリックリーアッシュバーク（パウダー状）	20g

浸剤剤タイプのブレンドです（1回の使用量はブレンドハーブ 1.5〜2.5g となります）。1日2〜3回使用。

末梢血管への循環への改善を促すハーブのジンジャーやギンコー®をブレンドしたシンプルなブレンドです。冬の手足の冷えを始め、しもやけなどにももちろん利用できます。特に女性は手足の冷えが気になる方が多いと思いますので、うまくこのハーブを利用していただけたらと思います。このブレンドは残念ながら味がイマイチというマイナス点が出てしまいますので、飲みやすさからいえばチンキ（チンキの場合1回の使用量は2ml）のほうがよいかもしれません。

浸剤として飲み続けたい場合は、味の調節にエルダーフラワーやエルダーベリーなどといったハーブを追加してみてはいかがでしょうか。

間欠性跛行や
筋肉の凝りの緩和などに

Recipe

ギンコー®	20ml
ワイルドヤム	30ml
クランプバーク	30ml
プリックリーアッシュバーク	10ml
ジンジャー	10ml

チンキ剤タイプのブレンドです。1回の使用量は若干少なめの2〜3mlからで始めていただくことをお勧めいたします。1日2〜3回使用。

間欠性跛行の症状を持った患者さんの場合、その原因にもよりますが、多くの方が抗血小板薬や抗凝固薬、血管拡張薬などを利用されていますので薬との併用にはくれぐれも注意してください。

こちらも基本は末梢血管への循環への改善を主としたブレンドとなっております。

同じく血液循環を促すハーブとして、ホーソンベリー＆花葉を一緒にブレンドすることもお勧めです。筋肉などの痛みや凝りへの緩和としてワイルドヤムやクランプバークをブレンドしておりますが、ブラックコーホッシュ®を代わりに使うことも可能です。またこのブレンドは関節の痛みにも利用できます。

チンキ剤のアルコール度数と配合は、専門家向け処方用のレシピです。
初心者は 42 頁の家庭用チンキ剤の作り方を参考にしてください。

ペオニー（ホワイトペオニー）

英名／Peony
学名／*Paeonia lactiflora*
和名／シャクヤク、芍薬
　　　白芍（白芍薬）
ボタン科ボタン属　Paeoniaceae

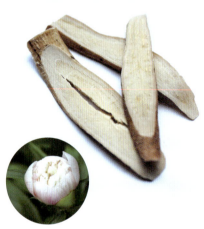

| 使用部分 |
根

| 味／性質 |
苦・甘・収斂・酸／涼

| 薬理作用 |
鎮痙（子宮）・筋弛緩／平滑筋弛緩・抗炎症・抗アレルギー・免疫賦活・エストロゲン調整・鎮静・認知力増幅・中枢抑制

| 含有成分 |
モノテルペノイド配糖隊体：ペオニフロイン・アルビフロリン・ベンゾイルペオニフロリン・タンニン・システロール・粘液質など

| 使用法 |
煎剤（1日3〜6g）チンキ（1日4〜8㎖ ※アルコール度数25%を使用し、ハーブ1：アルコール3の配合で作る）

| 使用上注意 |
妊娠授乳中の利用。

lactiflora「乳白色の花」という種小名を持っていますが、赤花をつけるものと白花をつけるものとがあります、英国や日本薬局方では特に区別をしておりません。

日本、中国では古くから薬草として知られている芍薬ですが、ここ英国の地には18世紀に初めて持ち込まれ、キューガーデンに植えられました。同じ品種で加工法の異なる白芍／赤芍薬とありますが「芍薬」というと 英国のハーバリストの間ではここで紹介する白芍薬を主に使います。近年に入りハーバリストの間でもトウキ®と同じぐらいポピュラーなハーブの仲間入りをしました。

▶薬草としての効果

何といっても一番利用が多いのが婦人科系の疾患にではないでしょうか。月経困難（特に痙攣性の痛みを伴う）、月経不順、月経過多、不正出血、排卵のむらなどをはじめとした月経に伴う疾患から、帯下の異常、子宮内膜症や子宮筋腫、多嚢胞性卵巣症候群など女性の特有の疾患、また月経の異常や疾患に伴う不妊症の治療薬として、更年期障害など幅広い範囲でほかのハーブとブレンドされて使用されます。筋肉の痙攣、凝り、偏頭痛、頭痛のほか、集中力と認知力の向上などにも利用されます。

Peony

心身に働きかける特選ハーブ Part 5

▶エネルギーとしての働き

少し甘くそして苦く、薬草というよりも食物に近いような優しい味が舌に広がります。

まるで栄養たっぷりの上質のスープがするりと喉元を通るように、身体の内部に染み込んでいきます。

私の場合、まず最初に「心」を優しく触れるような静かな波紋が広がる感覚を感じ、ほぼ同時に静かな流れながらも大地に伸びていくようなどっしりとした力強さのあるエネルギーの動きを腰部、全身へと感じ受けました。

▶ペオニーを使ったレシピ

痙攣性の痛みを伴う月経困難症

Recipe

ペオニー	30 ml
クランプバーク	25 ml
ワイルドヤム	20 ml
パルサティラ®	10 ml
トウキ®	8 ml
ジンジャー	7 ml

チンキ剤タイプのブレンドです。1日2～3回使用。

鎮痙作用の高いハーブおよび鎮痛効果の高いハーブを使ったブレンドです。

ワイルドヤムの代わりにブラックコーホッシュ®を、ワイルドヤムやパルサティラ®などが手に入らない場合はラズベリー葉を代用してみてください。

経血に黒っぽい血の固まりなどが見られる場合はマリーゴールドやヤローを15～20mlほど追加してみてください。

胃腸が弱っている場合や胃炎などを起こしやすい方はカモミールやマーシュマロウ根などを15mlほど追加してみてください。

月経不順に

Recipe

ペオニー	20 ml
ヤロー	15 ml
レディースマントル	15 ml
ブラックコーホッシュ®	20 ml
ラズベリーリーフ	20 ml
チェストツリー	10 ml

チンキ剤タイプのブレンドです。1日2～3回使用。

LH（黄体化ホルモン）の過剰などの異常がないタイプの多嚢胞性卵巣症候群の方にも利用できるレシピです。冷えがある方はジンジャーを5～8mlほど追加してみてください。またストレスが関与している場合はアシュワガンダやスカルキャップ、オートなどを一緒に利用してみてください。

ケースバイケースですが、私は月経不順に悩むが妊娠を望む患者さんにも使うことがあります。ホルモン異常や既に何らかの治療を受けている場合は、禁忌となることがありますので注意してください。妊娠を望まれている場合で特にホルモン異常がない場合は、ブラックコーホッシュ®の代わりにシャタバリを使ってみてもよいかと思います。

チンキ剤のアルコール度数と配合は、専門家向け処方用のレシピです。初心者は42頁の家庭用チンキ剤の作り方を参考にしてください。

ポークルート

英名／Poke Root/Pokeweed
学名／*Phytolacca decandra, Phytolacca americana*
和名／ヨウシュヤマゴボウ
　　　アメリカヤマゴボウ
ヤマゴボウ科ヤマゴボウ属
Phytolaccaceae

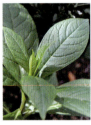 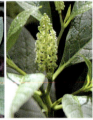

使用部分
根

味／性質
苦・若干の辛／甘／涼～平・乾

薬理作用
リンパ系の浄化・抗カタル（上部呼吸器系）・抗リウマチ・抗炎症・体質改善・抗腫瘍・抗菌

含有成分
アルカロイド（betanidine、betanine、phytolaccine）・トリテルペノイドサポニン（phytolaccoside）・レクチン（poke weed mitogen）・neolignans

使用法
煎剤（1日0.1～1g）チンキ（1日0.1～1ml）
※アルコール度数45％を使用し、ハーブ1：アルコール5の配合で作る）

使用上注意
【禁忌】妊娠授乳中、リンパ性白血病患者、胃腸炎、免疫抑制剤との併用、潰瘍や傷口が空いている個所への外用使用。
【注意】少量、個人での使用は1週間など短期のみの使用のこと。連続投与は必ず専門家の指示を受けること、眼に入らないように注意。セリアック病やビタミンA、D、E&K不足を患っている方、胆汁鬱滞がある方。

　北アメリカ原産のハーブですが今では北アフリカ、地中海地方、中国など世界各地で目にすることができるハーブです。ヨウシュヤマゴボウの名前で日本でも知られています。

　大きいと3mにも成長するこのハーブは、古くから根を薬草に、実を染料に利用されてきました。根／葉／実ともに毒性を持つハーブなので取り扱いには注意が必要です。「一般使用向きではないハーブ」ともいえますが、その優れた効能から、私自身をはじめハーバリストの間では大変価値の高いハーブとして多々利用されておりますので、あえて本書でも紹介させていただきました。

▶薬草としての効果

　使用は少量で短期が原則となります。私個人もモニターできない患者さんに4週間以上の連続投与はしません。逆にいえば、少量短期集中でその効能を発揮してくれるハーブともいえるでしょう。

　呼吸器系をはじめとした感染症、リンパの腫れ、扁桃炎、咽頭炎、喉頭炎、耳下腺炎ほか、乳腺炎や乳房膿瘍（外用）そして鼻咽頭のカタルなどにも活用されます。そのほかリウマチ、関節炎、その浄化作用から湿疹をはじめとする皮膚疾患にも外用（にきびや白癬に）内服とともに利用されます。

Poke Root

Part 5 心身に働きかける特選ハーブ

▶エネルギーとしての働き

　口に含んだ瞬間にピリリとした刺激を感じますが、不思議なことに同時に淡白で滑らかな感触もあります。この刺激感、最初は穏やかめですが二口目には喉元にもじわりと広がり、そして全身にぐんぐんと蔓が伸びるようにこのハーブのエネルギーが頭から指、足先まで広がっていきます。

　私はピリピリ感と同時にキリリと眼がさえ、頭もすっきりし、身体全体が活性化していくような感覚を受けました。

▶ポークルートを使ったレシピ

扁桃炎に

Recipe

エキナセア根	40㎖
マレイン	30㎖
セージⓐ	27㎖
ポークルートⓐ	3㎖

　チンキタイプのブレンドです。1日2～3回使用。連続使用は1週間のみ、引き続き1週間ほど使いたい場合はポークルートⓐを除いたブレンドを利用してください。

　殺菌作用に優れたセージⓐとエキナセア、そしてリンパの腫れにリンパ系の浄化作用のあり同時に抗炎症や免疫賦活作用にも優れたポークルートⓐ、粘膜刺激緩和作用を持つマレイン、炎症と喉の腫れおよび痛みによる不快感へアプローチするブレンドとなっております。マレインの代わりに同じく粘膜刺激緩和作用を持つマーシュマロウやリコリスⓐ（少量のみ）などを使用してもよいでしょう。
　咳もある場合はタイムを20㎖ほど追加してみてください。

アトピー性皮膚炎やにきびなどの皮膚疾患の炎症がひどいときに

Recipe

マリーゴールド	25㎖
エキナセア根	25㎖
サルサパリラ	20㎖
バイカルスカルキャップⓐ	18㎖
イエロードック	10㎖
ポークルートⓐ	2㎖

　チンキ剤タイプのブレンドです。1日2～3回使用、1週間ほどして炎症が治まったらポークルートⓐを抜いたブレンドで引き続き2～3週間予後を見てください。

　抗炎症、殺菌、体質改善、浄化作用の高いハーブを取り入れたブレンドとなっております。アトピー性皮膚炎の方向けにバイカルスカルキャップⓐを入れておりますが、手に入らなければエキナセアを代わりに増やしたり、レッドクローバーやハーツイーズなどを代用していただいても構いません（サルサパリラも同上）。
　イエロードックの代わりにオレゴングレープルートⓐやバードック根などを代用できます。外用としてラベンダー芳香蒸留水やマリーゴールドやチックウィード（特にかゆみに）のクリームや浸出油を使用するのもお勧めです。

チンキ剤のアルコール度数と配合は、専門家向け処方用のレシピです。初心者は42頁の家庭用チンキの作り方を参考にしてください。

ホースチェストナット（ナッツ）

英名／Horse Chestnut
学名／*Aesculus hippocastanum L.*
和名／セイヨウトチノキ
トチノキ科トチノキ属　Aesculus

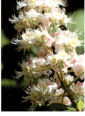

使用部分
主に種子（樹皮や葉も使うこともあり）

味／性質
苦・渋・涼・乾

薬理作用
抗炎症・静脈の強壮・血管の抵抗性をサポート・抗浮腫

含有成分
トリテルペン系サポニン・Aescin (escin)・タンニン・Aseculin・Fraxine・フラボノイド・β-シトステロール・脂質など

使用法
少量から使用を始めてください。長めに抽出した浸剤あるいは煎剤：乾燥した種子をパウダー場にしたものあるいは細かく砕いたもの／（1日1〜2.5g）チンキ（1日1〜5mℓ ※アルコール度数45〜60%を使用し、ハーブ1：アルコール3の配合で作る）

使用上注意
【禁忌】このハーブに対しアレルギーがある方、腎臓疾患の方および過去に腎臓疾患があった方、抗血液凝固剤との併用、傷口が空いている箇所への外用使用。
【注意】授乳中や幼児への使用は必ず専門家の指示を仰ぐこと。妊娠中の長期／多量の外用使用も推奨されていません。胃腸への不快感を感じる可能性もあり。

　1663年に英国に入ってきたホースチェストナット[注]です。今では英国の公園や街路樹として毎日のように目にする木として愛されています。

　5月には街中に円錐花序の白い花を空に向かって元気よく咲いている姿を楽しめます。30〜35mくらいまでの高さまで成長するこの木がつけるこの花は、その姿がキャンドルのようなところから、キャンドルツリーとも呼ばれることがあります。白いフリルのような花びらをつける小花の中心には鮮やかなピンク〜赤色、黄色の斑点がありその姿はまるで中世の貴婦人のドレスのようです。

　夏の終わりには緑色の殻に囲まれた果実ができます。中の熟した種子を薬草として利用します。

▶薬草としての効果

　昔は樹皮も下痢止めなどに利用されてきましたが、近年では主に種子が使われます。

　種子にはAescin(escin)が含まれており、抗炎症、静脈の強壮、血管の抵抗性をサポート、抗浮腫 作用を持つことから下肢の浮腫、慢性の静脈の血行不全、静脈瘤、痔、足のだるさ、夜間の足の痙攣と痛みなどに利用されています。

　飲用のほか、静脈瘤や痔の外用剤にも利用されます。近年はこのハーブを利用したハーブサプリメントなどもよく見かけます。サプリ

Horse Chestnut

Part 5 心身に働きかける特選ハーブ

メントの場合は、各製品の使用注意や推奨使用量を参考にしてください。

▶エネルギーとしての働き

留まることなく、一気に手足の先まで静かな清流のように流れ込んでいきます。
　余分な熱や出っ張りなどをその流れが静かに取り除き、動かしてくれるようなエネルギーを感じます。最初は、静まりや熱が引く心地良さを感じさせてくれますが、いっときを過ぎると手足などのすみずみまで安定のある力強いエネルギーが、自然にそこに生まれていくような動きを感じさせてくれます。

▶ホースチェストナットを使ったレシピ

下肢の浮腫と痛みに

Recipe

ホースチェストナット® 15g
セロリ種® 55g
プリックリーアッシュバーク 30g

浸剤（長く抽出）／煎剤 タイプのブレンドです。1回2〜4g、1日2〜3回使用。

最初の1週間は1回1〜2g、1日2回それ以降徐々に量を増やしてみてください。
末梢血行への血流が悪く手足の冷たさなども気になる場合はジンジャーやギンコー®などをブレンドに10g追加してみてください。

痔（出血）に

Recipe

ホースチェストナット® 15g
ヤロー 30g
プランテーン 35g
ウィッチヘーゼル 20g

浸剤タイプのブレンドです。1日2〜3回使用。

出血が続いてしまうときに利用してみてください。渋みがあるブレンドなので、味の調整にペパーミント®などをブレンドされると良いでしょう。
このほかに（本書には紹介していませんが）ブッチャーズブルーム（ナギイカダ）やビルベリーなども一緒にブレンドすることも可能です。

外用　痔、鬱血や出血、痛み軽減に

Recipe

カレンジュラクリーム 30gにホースチェストナット®チンキ剤3ml
精油：ロックローズ2滴、スパイクラベンダー2滴、サイプレス2滴、ヘリクリサム1滴を混ぜて患部に使用。

チンキ剤のアルコール度数と配合は、専門家向け処方用のレシピです。
初心者は42頁の家庭用チンキ剤の作り方を参考にしてください。

ミルクシッスル（ミルクシスル）

英名／Milk Thistle
　　　St Mary's Thistle
学名／*Silybum marianum*
和名／オオアザミ、マリアアザミ
キク科オオアザミ属
Asteraceae

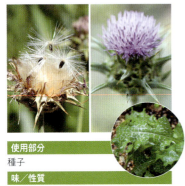

使用部分
種子

味／性質
苦・若干の辛＆甘／涼・乾

薬理作用
抗酸化・消化機能強壮・利胆・肝臓保護、修復・細胞保護・強壮

含有成分
フラボノリグナン（シリビニン、イソシビニン、シリクリスチン、シリジアニンの交合物からなるシリマリン）油脂（リノール酸、オレイン酸、パルミチン酸）・トコフェノール、植物ステロール（シトステロール、カンペステロールなど）

使用法
粉にしてカプセルまたは錠剤などで摂取（1日5〜12g）チンキ（1日4〜8ml ※アルコール度数25％を使用し、ハーブ1：アルコール2の配合で作る）

使用上注意
【注意】比較的安全とされているハーブですが重い疾患をお持ちの方や長期で治療をお受けになられている方は併用に当たって主治医との相談をお勧めします。
【禁忌】キク科＆このハーブへのアレルギーがある方への使用。

鮮やかな濃いピンク色の花に、シャープな切れ込みと刺、そしてこの名前の由来となった特徴となる白い斑模様の葉を持つハーブです。地中海地方原産のハーブですが、今では日当り良く乾燥したさまざまな土地で見ることができます。

「肝臓のハーブ」として日本でもおなじみとなったこのハーブ、ここ英国でも薬局からハーブショップなど多くの店で商品を見かけることができます。

古代ギリシア時代には既に薬草として知られ、1755年にはVon Hallerによって「肝臓の強壮」のハーブとしての記述が残されています。

昔はそのつぼみや茎を野菜としても活用したそうです。

▶薬草としての効果

肝細胞保護作用や肝機能改善作用の効果が数々の研究によって証明されているハーブで慢性肝炎、アルコール性肝炎、肝硬変、脂肪肝、そのほか各肝機能障害／疾患の治療やサポートに使われるほか黄疸、胆管炎　胆石などにも利用することができます。細胞保護作用を持つことから化学療法の期間のサポートハーブとしても利用されることもあります。

消化不良、吐き気、膨満感、高コレステロール血症（高脂血症）や糖尿病Ⅱ型のサポートハーブとして使われるほか、食物アレルギー

Milk Thistle

や身体によって有害物（重金属毒など）の解毒ハーブとしても利用されます。

▶エネルギーとしての働き

　すっと滑らかに口から入り込んだ後、とてもすんなりと胃腸や各消化器官へとまっすぐに流れ込んでいきます。「淡く穏やか」というのが最初の一口の印象でしたが、一呼吸置いてから口内への若干の刺激とともに温かみがじんわりと身体全身に広がりました。同時に頭の先からまっすぐ身体の中心を通るようにして、大地にしっかりとした根を張るような安定感と力強いエネルギーを感じ受けました。

▶ミルクシッスルを使ったレシピ

慢性肝炎のサポートに

Recipe

- ミルクシッスル ……………………… 60g
- シサンドラ® ………………………… 20g
- エキナセア根 ………………………… 20g

煎剤タイプのブレンドです。1日2〜3回使用。チンキの場合はgをmlに変えて1回3〜5ml。

　肝機能保護に優れたミルクシッスル、シサンドラ®そして免疫賦活作用・抗炎症作用を持つエキナセア根のシンプルなブレンドとなっております。
　軽い場合はミルクシッスルのみでも構いません。単品でしたら錠剤やカプセル剤などを利用されるのも便利かと思います。同じく肝機能保護や免疫賦活・抗炎症に優れたアンドログラフィス®を20g／ml（苦味が苦手な方は少量から）追加してもよいですし、ウイルス性の肝炎の場合は、セントジョーンズワート®を使うこともできます。
　吐き気や膨満感などがある場合にはカモミールやジンジャー、フェンネルなどを、ストレスや疲労が高い場合は、オートトップ、アシュワガンダやロディオラなどのハーブを追加してみてください。

肝機能の低下、解毒作用の促進とサポートに

Recipe

- ミルクシッスル ……………………… 45g
- シサンドラ® ………………………… 20g
- イエロードック ……………………… 10g
- アーティチョーク® …………………… 10g
- ローズマリー ………………………… 15g

煎剤タイプのブレンドです。1日2〜3回使用（アーティチョーク®も煎剤にしてもよいでしょう）。チンキの場合はgをmlに変えて1回3〜5ml。

　肝機能促進に優れたハーブのブレンドです。
　消化不良、便秘などにも同時に使えるほか、アルコールをはじめ有害な物質が身体に溜まりがちなときや浄化が必要な際などのサポートハーブとして活躍してくれます。
　またさまざまな皮膚トラブルに使える体内浄化ハーブとしても役立ちます。皮膚の炎症などが高い場合は一緒にマリーゴールド、エキナセア根、そして体質改善作用を持つレッドクローバーなども一緒に利用されるとよいでしょう。
　胃腸の炎症や不快感がある場合にはスリッパリーエルムやカモミール、プランテーン、マーシュマロウ根なども一緒に利用してください。

チンキ剤のアルコール度数と配合は、専門家向け処方用のレシピです。初心者は 42 頁の家庭用チンキ剤の作り方を参考にしてください。

リブワート

英名／Ribwort
学名／*Plantago lanceolata L.*
和名／ヘラオオバコ
オオバコ科オオバコ属
Plantaginaceae

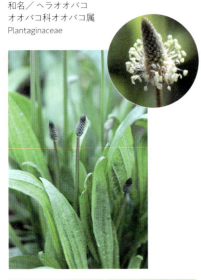

使用部分
葉

味／性質
穏やかな苦と渋・鹹味・涼・湿と乾を持ち合わせる

薬理作用
抗カタル・去痰・収斂・粘滑・殺菌・粘膜組織の強壮・創傷治癒

含有成分
イリドイド配糖体（Aucubin）・粘液質・タンニン・ケイ素・亜鉛・カリウムなど

使用法
浸剤（1日5〜10g）チンキ（1日2〜5㎖ ※アルコール度数25％を使用し、ハーブ1：アルコール2の配合で作る）

使用上注意
安全なハーブとして知られていますが、妊娠授乳中は専門家の指導の下での使用を推奨いたします。

135頁で紹介しているプランテーン（*Plantago majour*）と同じく、オオバコ科のハーブです。プランテーン同様、リブワートも空き地や公園などでよく見かけるハーブの一つです。

日本には江戸時代末期に渡来したものといわれており、"ヘラオオバコ／箆大葉子"の名で知られています。英語表記ですとプランテーンもリブワートも同じ「Plantain」の表記にて売っているお店も多いですので、プランテーン（*Plantago majour*）かリブワート（*Plantago lanceolata*）か、学名にて、確かめてからの購入をお勧めします。

▶薬草としての効果

特に呼吸器系の上気道（鼻腔、咽頭など）の疾患、鼻炎、副鼻腔炎、喉頭炎などから空咳、痰が絡んだ咳など、急性の感染症（風邪など）の症状から慢性疾患、アレルギー性の疾患等、幅広く処方されるハーブの一つです。

粘滑薬としての効能も持ちつつ過剰な粘液を取りながら、炎症を鎮めてくれるハーブとして花粉症の季節などにもよく処方させていただいております。

プランテーン同様に治りの遅い傷や痔、口内炎などに外用薬としても使われます。

Ribwort

心身に働きかける特選ハーブ

▶エネルギーとしての働き

　優しくしっとりとした、静かで心地良い冷たさのエネルギーが喉元を心地良く潤していきます。

　するりと流れ込む流体が周りの熱や鬱滞、淀みを取り除きながら喉元から上に、そして一呼吸置いて全体に広がっていきます。

　滑らかで心地良い感触を感じた後には、不要物や重みが取り除かれたような開放感とともに、特に鼻から涼風が通り抜けるような爽快感を感じられます。

▶リブワートを使ったレシピ

鼻の不快感や痛み、粘膜過多を伴うアレルギー性鼻炎に

Recipe

リブワート	30g
ゴールデンロッド	25g
アイブライト	20g
エルダーフラワー	25g

浸剤タイプのブレンドです。

　飲みやすい味のブレンドですが、もう少し爽快感やすっきりした味がお好みの場合は、ペパーミント®を10gほど追加してみてください。海外などにお住まいでゴールデンシール®が手に入る場合はこのブレンド＋ゴールデンシール®チンキ剤を1日1〜3ml ご利用ください。

喉の痛みや痰などがからむ咳、気管支炎の緩和に

Recipe

リブワート	30g
マーシュマロウ葉	20g
タイム	25g
エルダーフラワー	15g
リコリス®	10g

浸剤タイプのブレンドです。1日2〜3回最高（1日4回）使用。

　マーシュマロウの葉の代わりにマレインの葉をお使いいただけます。また、咳がかなりつらい場合はこのブレンド＋チンキ剤のエレキャンペイン®を1回1〜1.5ml 1日2〜3回ご利用してみてください。

チンキ剤のアルコール度数と配合は、専門家向け処方用のレシピです。初心者は42頁の家庭用チンキ剤の作り方を参考にしてください。

レーマニア

英名／Rehmannia
学名／*Rehmannia glutinosa*
和名／アカヤジオウ（赤矢地黄）
生薬名／Sheng Di Huang　生地黄
　　　　Gàn Dì Huàng　干地黄（乾地黄）
　　　　Shu Di Huang　熟地黄
ゴマノハグサ科
アヤカジオウ（レーマニア）属
Scrophulariaceae

地黄　　熟地黄

使用部分
根

味／性質
《地黄》甘・苦／寒　《熟地黄》甘・微温

薬理作用
《地黄》アダプトゲン・解熱・止血・抗炎症・副腎機能回復・血糖降下・利尿・強心
《熟地黄》滋陰・補血

含有成分
イリドイド配糖体（カタルポール、レーマニオシド A-D・Jioglutosides）・フェネチルアルコール配糖体（アクテオシド）・ヨノン配糖体（レーマイオノシド A、B）・オリゴ糖（スタキオース、マンニトール）

使用法
煎剤（1日1～3g ※中医での利用よりは少なめで利用する場合が多い）チンキ（1日4～8ml ※アルコール度数25%を使用し、ハーブ1：アルコール2の配合で作る）

使用上注意
《地黄》慢性肝臓疾患、慢性消化器疾患の方、下痢、多量の服用によって消化機能が障害される恐れがあるので使用量を注意すること。【注意】妊娠授乳中への使用。
《熟地黄》長期服用での消化機能障害の恐れ 消化不良、下痢）。【注意】妊娠授乳中への使用。

　こちらもトウキ㊟、ペオニーと並んで中医で使用するハーブの一つです。私が学生の頃には説明を受けなかったハーブですが、この十数年英国のハーブショップでも商品棚に見かけるようになってきています。私自身もこの10年でほかの中医ハーブと同じく西洋ハーブとのブレンドに愛用しております。生薬名「地黄（生地黄＝根を陰干ししたもの）」「乾地黄（生地黄を天日干ししたもの）」「熟地黄（生地黄を酒を加えて蒸す課程が加えられたもの）」の名称で日本の漢方でも親しまれているハーブですので、名前をご存知の方も多いのではないでしょうか？

▶薬草としての効果

　西欧ハーブと一緒に使う場合、主にチンキ剤が利用されます。強壮滋養ハーブとして、また皮膚系、婦人科系のさまざまな疾患に利用されます。

　地黄は、西欧ハーブ的なアプローチとして自己免疫疾患、アレルギー（蕁麻疹などの皮膚疾患など含む）ストレスや炎症などによる副腎の回復に血尿、不正子宮出血、熱、便秘、また中医では口の乾き、睡眠不安などの熱性疾患などにも利用されます。

　熟地黄は、生理不順、続発性無月経貧血、ふらつきといった症状に使われるほか、動悸、浅い眠りや多夢などにも使われます。

Rehmannia

心身に働きかける特選ハーブ Part 5

▶エネルギーとしての働き

　地黄は甘さと若干の苦さが口内に広がった後、涼しげに喉元をするりと通り過ぎていきます。地黄がしっとりと身体の乾きを潤すように中心部に向けて流れていく印象を受けるのに対し、熟地黄の場合、喉元を過ぎた瞬間から一気に中心部に流れ込み、そして今度はその中心部から全身に向かって広がるような印象を受けます。心身ともに温かく頼もしいエネルギーが充満していく動きを感じられます。

▶レーマニアを使ったレシピ

貧血・疲労を伴う生理不順に

Recipe

ペオニー	35 ㎖
トウキ㊦	10 ㎖
レディースマントル	25 ㎖
ヤロー	20 ㎖
レーマニア（熟地黄）	10 ㎖

チンキ剤タイプのブレンドです。1日2〜3回使用。

　中医のハーブの割合が高いブレンドとなっています。もしペオニーやトウキなどのハーブが手に入らない場合、西洋ハーブを使ったアプローチとしてトウキの代わりにチェストベリー㊦を10㎖、ペオニーの代わりにラズベリーリーフを25㎖ブレンドしてみてください。冷えがある場合は、ジンジャーを10㎖ほど追加されるとよいでしょう。
　疲労が高い場合は、アシュワガンダやオートなどの滋養ハーブやシベリアンジンセン㊦などの強壮ハーブを一緒に使われるとよいでしょう。

疲労やストレスによって悪化する皮膚疾患（湿疹）に

Recipe

レッドクローバー	30 ㎖
オレゴングレープルート㊦	15 ㎖
バイカルスカルキャップ㊦	25 ㎖
ロディオラ	15 ㎖
レーマニア（地黄）	15 ㎖

チンキタイプのブレンドです。1日2〜3回使用。

　アダプトゲン作用に優れた、ロディオラ、レーマニア（地黄）、そして抗炎症作用・抗アレルギー作用に優れたバイカルスカルキャップ、そして浄化作用に優れたレッドクローバーやオレゴングレープルート㊦のブレンドとなっています。
　ロディオラが手に入らない場合は、アシュワガンダやオートトップを取り入れてみてください。イライラや不安感などが高い場合は、セントジョーンズワート㊦、スカルキャップ、カモミール、パッションフラワーなども一緒にブレンドするのもお勧めです。オレゴングレープルート㊦が手に入らない場合は、バードックやイエロードックなどを代用してみてください。

チンキ剤のアルコール度数と配合は、専門家向け処方用のレシピです。初心者は 42 頁の家庭用チンキ剤の作り方を参考にしてください。

ロディオラ

英名／Rhodiola Root
　　　Golden Root
学名／*Rhodiola Rosea*
和名／イワベンケイ
　　　ベンケイソウ科イワベンケイ属
　　　Crassulaceae

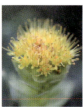
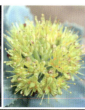
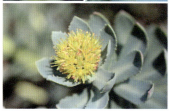

使用部分
根

味／性質
収斂・酸味・辛味・やや涼・乾

薬理作用
アダプトゲン・滋養強壮・抗酸化・抗炎症・免疫調整

含有成分
フェニルプロパノイド（Rosarin・Rosavin・Rosin）・Tyrosel・Salidroside・Rosiridin・フラボノイド・タンニン・精油（微量）・ミネラルなど

使用法
煎剤（1日1~2g）チンキ（1日2~5ml ※アルコール度数45％を使用し、ハーブ1：アルコール2の配合で作る）

使用上注意
収斂作用が高いので胃が弱い方や食前の使用には注意のこと。

　根にローズに似た香を持ち、「ローズルート」との別名を持つハーブです。日本では「岩弁慶（イワベンケイ）」と呼ばれ、高山や海岸の岩場に生息しています。またアラスカをはじめシベリア東部やヨーロッパの一部の北極圏地域と広い範囲で目にすることができます。

　ロシアやスカンジナビアをはじめとする多くの地方で伝統的医学として使用されてきたハーブとして知られています。またロシアでは1970年代に入り「薬」として承認されました。10数年前までは英国では目にすることが稀であったこのハーブも、この数年アダプトゲンハーブとして脚光を浴び愛用されてきています。

▶薬草としての効果

　「アダプトゲン」「滋養強壮作用」のハーブとしてストレスの高い状況での心身両面での健康維持や疲労回復に、免疫調整として慢性の免疫低下症状や感染、そして病後のリカバリー、身体耐久力、記憶、思考と集中力の向上にも使用されるほか、抗炎症・抗酸化の作用もあるハーブです。

　私自身も数年前から、抗ストレスと免疫増強などにエキナセアやアシュワガンダなどのハーブとともに多様なケースに、このハーブを頻繁に利用しております。私自身は使用ケースはありませんが、最近では、抗老化作用や抗癌作用として注目されているハーブで

Rhodiola Root

もあります。

▶エネルギーとしての働き

　効能を考えると、ダイナミックなエネルギーがぐっと流れ込むようなイメージがありますが、きゅっと引き締まる渋みと酸味が口内で広がった後、まっすぐできりっとした芯が強いエネルギーは感じるものの、がっちりというよりは、どちらかといえばスムーズで優しくエネルギーが身体の中心部に注がれていく感じがします。

　中心部に到達するのと同時に、身体のすみずみまでじんわりとハーブの力を感じることができるでしょう。

▶ロディオラを使ったレシピ

疲労・ストレス全般に

Recipe

ロディオラ	20 ml
オートトップ	30 ml
アシュワガンダ	20 ml
シベリアンジンセン®	20 ml
レーマニア（地黄）	10 ml

チンキ剤タイプのブレンドです。1日2〜3回使用。

　仕事が多忙なときや試験前、ストレスが高いときに活躍するブレンドです。私自身も出張などで移動が多いときなどに利用します。ストレスの改善とともに集中力を上げたいときなどはバコパやゴツコーラ、ギンコー®などのどれか一つをお好みで15〜20mlほど追加してみてください。

　免疫促進をより高めたい方はアンドログラフィス®やエキナセアなどを同じく20mlほど追加されてもよいでしょう。

慢性の感染や心身疲労、線維筋痛症のサポートに

Recipe

アストラガルス	20 ml
アシュワガンダ	25 ml
ロディオラ	25 ml
シベリアンジンセン®	15 ml
セントジョーンズワート®	15 ml

チンキ剤タイプのブレンドです。1日2〜3回使用。

　ストレス全般にももちろん利用できますが、ここでは慢性の症状にポイントを置いて紹介しております。慢性の呼吸器系の咳や痰などの感染症状が出ているときはタイム、エレキャンペイン®、エルダー、コルツフット®（特に咳に）なども一緒に利用してください。

　線維筋痛症にお悩みの方の身体の痛みにはセロリ種®やクランプバーク、バレリアンなどを追加してみてください。

　不安や落ち込みがひどい場合は、オートトップやスカルキャップ、不眠にカリフォルニアポピーやパッションフラワーなども一緒に利用できます。

チンキ剤のアルコール度数と配合は、専門家向け処方用のレシピです。初心者は42頁の家庭用チンキ剤の作り方を参考にしてください。

ワイルドヤム

英名／Wild Yam
学名／*Dioscorea villosa*
和名／ヤセイヤマノイモ
ヤマノイモ科ヤマノイモ属
Dioscoreaceae

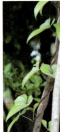
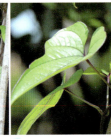
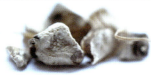

使用部分
根・塊根

味／性質
苦・収斂・甘・脂／涼・乾

薬理作用
鎮痙・抗炎症・抗リウマチ・発汗・胆汁分泌促進・エストロゲン調整・神経系への強壮

含有成分
サポニン（Diosgenin、Dioscin）β-シトステロール・アルカロイド（Dioscorin）・タンニン・樹脂・でんぷん

使用法
煎剤（1日5～10g）チンキ（1日2～5ml）
※アルコール度数25～45%を使用し、ハーブ1：アルコール2の配合で作る）

使用上注意
妊娠中の使用に注意が必要となるときもあります。まれに下痢になる方もいらっしゃいます。胃腸が弱い方は少量から始めること。

ワイルドヤムは数百種以上もあるといわれるヤマノイモ科に属したハーブです。一部は食用として親しまれており、英国でもスーパーなどでも売られています。

日本でも*Dioscorea Japonica*（「ヤマノイモ」、地方により「ジネンジョウ」や「ヤマイモ」、「エグイモ」、「ジネンジョ」などとも呼ばれる）でおなじみです。

ワイルドヤムはその根と塊根に薬効があり「疝痛根／Colic Root」「リウマチ根／Rheumatism Root」などの別名を持っています。自生している中央アメリカおよび北アメリカなどをはじめ、古くから薬草として人々の生活に役立ってきました。日本でも女性の疾患に役立つハーブとして聞き覚えのある方がいらっしゃるのではないでしょうか。

▶薬草としての効果

幅広い範囲でその効能を利用できるハーブです。別名の名の通り、疝痛をはじめ、痙攣や炎症の緩和に利用されます。

消化器系では憩室炎の痛みの軽減や鼓腸に、筋肉または骨格系ではクランプバークなどとブレンドして筋肉痙攣や凝りに、抗炎症作用のあることからリウマチにも利用されます。そのほか、間欠性跛行にも使用できます。

痙攣性の月経痛や子宮や卵巣の痛みにパルサティラⓇやラズベリーリーフなどと一緒に利用したり、また更年期障害などにもブ

Wild Yam

ラックコーホッシュ®やセージ®などとともに、数々の症状緩和に利用価値の高いハーブとして知られています。

▶エネルギーとしての働き

根や塊根をそのまま口に含む場合は、とてもゆっくりと身体に浸透していきますが、チンキの場合はとても早く、そして少し力強く身体の中心に向かってぐんぐん入り込んでいきます。骨盤、下腹の辺りそして背面と腰部の辺りへの広がりを、おそらく一番強く感じることができるでしょう。溜まっている筋肉の緊張を和らげる緩やかなエネルギーを与えつつ、しっかりと支えてくれるバランス感をもたらしてくれます。

▶ワイルドヤムを使ったレシピ

胃腸の炎症や痙攣性の痛み、鼓腸に

Recipe

ワイルドヤム
（細かくカットまたはパウダー状）…10g
フェンネル ……………………………… 25g
カモミールジャーマン ………………… 30g
レモンバーム …………………………… 20g
キャラウェイ® ………………………… 15g

浸剤タイプのブレンドです。1日2〜3回使用。

抗炎症、鎮痙、駆風、消化促進を兼ねた、お子様にもお使いいただけるブレンドです。
実はこのブレンド鎮静効果があるレモンバームやカモミールジャーマンも入っているので、緊張から起こる胃の痛みや不快感にも利用することができます。
憩室炎や潰瘍などがある方は、このほかにスリッパリーエルムを食前や食間に1日1〜3回ほどご利用されるとよいでしょう。

痙攣を伴う月経痛に

Recipe

ワイルドヤム ……………………………… 30g
クランプバーク …………………………… 30g
パルサティラ® …………………………… 10g
ラズベリーリーフ ………………………… 30g

煎剤&浸剤タイプのブレンドです。ワイルドヤムとクランプバークは煎剤を作り1回20〜30mlの煎剤にパルサティラ®とラズベリーリーフで作った浸剤150ml〜200mlほどを加えて利用してください。1日2〜3回使用。

鎮痛、鎮痙作用に優れたハーブのブレンドとなっております。生理中または生理前のイライラや不安感が高い方は、スカルキャップやカモミールなど鎮痙と鎮静作用を持つハーブも一緒にブレンドしてみてください。また血行が悪い方はジンジャー5gほどを一緒に追加ブレンドしてみてください。ワイルドヤムが手に入らない場合は、代わりにブラックコーホッシュ®やシャタバリを使用してください。
痛みが軽減しない場合はジャマイカドックウッド®を5〜10gほど追加してみてください。経血に黒っぽい血の固まりが多く見られる方はマリーゴールドやヤローを10gほど追加してみてください。

チンキ剤のアルコール度数と配合は、専門家向け処方用のレシピです。
初心者は42頁の家庭用チンキ剤の作り方を参考にしてください。

Column

散歩道のハーブ散策

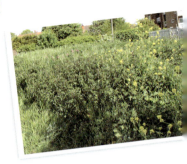

　意外に思われるかもしれませんが、英国には「ハーブガーデン」といったハーブのための特別に作られたガーデンといった場所は、私の知る限り数えるぐらいしかなく、ほとんどの場合、ガーデンの中の一角に「ハーブを植えた場所がある」といった大小さまざまなタイプがのハーブガーデンが主なかたちとなります。

　157頁でも紹介しましたが、それでも英国ではガーデンはもとより通勤道や庭先、散歩道などでもハーブの姿を楽しむことができます。5月から7月または8月にかけては、そして毎日歩く通勤道にも、そしてお気に入りの散歩道でも、その可憐な色や形を見せては私達の目を楽しませてくれます。

春の散歩道

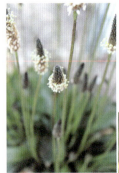

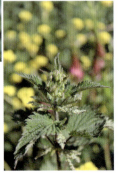

　早ければ早春の冬の霜が明ける時期から目にすることができるハーブとして *Stellaria media*（チックウィード）、*Capsella bursa-pastoris*（ナズナ）、*Taraxacum officinale*（ダンデライオン）の葉など、日本でもなじみのあるハーブを足元に見かけることができます。3月くらいからは（地域によってはもっと早く見かけることもありますが）*Primula vulgaris*（プリムローズ）のかわいらしい花もお目見えします。春が来たなあと感じる日が多くなる頃には *Primula veris*（カウス

リップ）の花を丘やガーデンの一角に黄色の温かみのある花をつけて目を楽しませてくれます。

　4月には *Plantago major*（プランテーン）、*Plantago lanceolata*（リブワート）、*Urtica dioica*（ネトル）、*Arctium lappa*（バードック）、*Pulmonaria officinalis*（ラングワート）、*Lesser celandine*（パイルワート）などの元気な姿を春の活き活きした空気と光の中、道端や庭先で見かけることができます。

初夏の散歩道

　5月になると（早い地域では4月にも）*Crataegus spp*（ホーソーン）の花を、そして中旬には *Sambucus nigra*（エルダーフラワー）のオフホワイトの花の美しい姿を楽しめます。ガーデンにも多く植わっていますが、公園や線路道などにもたくさん目にするこのエルダーフラワー、コーディアルにしたりする方もいらっしゃいますよね。エルダーフラワーの花を目にすると「今年も夏が来るな」とうきうきした気分をもたらせてくれます。

　この時期には木々のハーブ、街路樹として植えられていることが多い *Aesculus hippocastanum*（ホースチェストナット）や *Tilia spp*（リンデン）の花などもお目見えします。そして足元では *Lamium album*（ホワイトデッドネトル）、*Symphytum officinale*（コンフリー）、*Trifolium pratense*（レッドクローバー）などの花々を、ガーデンや庭先ではローズなどの花々が咲き始めています。

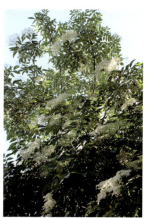

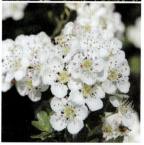

Column

夏の散歩道

6月から8月にかけては色とりどりの花をつけたハーブをあちこちで見かけることができます。*Hypericum perforatum*（セントジョーンズワート）、*Filipendula ulmaria*（メドゥスイート）、*Achillea millefolium*（ヤロー）、*Verbascum thapsus*（マレイン）、公園では *Ecinacea spp*（エキナセア）の華やかな姿を目にしながらの散歩は楽しさも倍増し、ふと立ち止まってしまいがちな散歩では歩く時間もおのずと倍増してしまいます。6月中旬に入ってから暑い日が続く頃には、ラベンダーが香りとともに私達の視覚と嗅覚を魅了してくれます。

この時期、我が家では日曜日の夕飯前もしくは雨が降っていなければ毎週のように近くの丘まで散歩に出かけます。8月も後半になると、早い地域ではエルダーの実を見かけることができます。

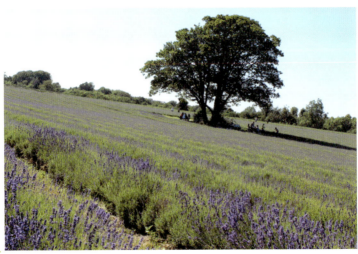

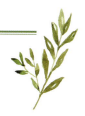

秋の散歩道

そして9月に入る頃には *Rosa canina*（ドッグローズの実／ローズヒップ）やホーソーンの実の赤い姿を、秋の冷たい空気の中で見つけることができるでしょう。

根の採集が行われ、キノコ類の姿を多く見かけるようになり、ハーブ類の実の姿がひっそりと少なくなる頃、英国は長い冬となります。植物は翌年への準備のためのひとときの眠りの時期に入ります。

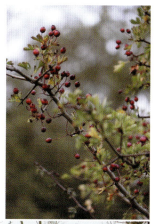

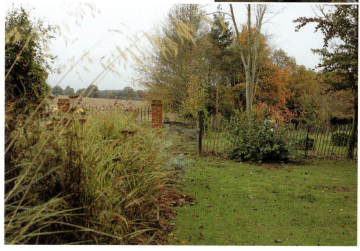

Column

特徴表示説
THE DOCTRINE OF SIGNATURE

　植物はその姿、色、形といった外見やその生育環境、そして味などの特徴表示から、彼らが持つ薬効（あるいは毒ともなりえるもの）を示してくれています。

　特徴表示を読み取れるようになると、その植物がどんな効果や薬効を示すか、その植物の性質・気質などまたどんな状況・症状に役立つことができる植物なのかを予測する手助けとなり、より最適な薬草を選ぶことができるようになります。

　私自身も同じような効能を持つハーブから、どのハーブがその患者さんにとって最適かを選ぶときに患者さんが患っている症状の特徴、患者さん自身の体質なども考慮しながら、ハーブ個々の持つ特徴表示を思い浮かべながら選んでいく機会も多くあります。

　身体の部位（喉や背骨、骨、筋肉、頭など）を表している植物から化膿した腫れ物のような突起を形成する植物や花の部位が「立ち上がったヘビの頭に似ている【例:Self-heal（ウツボグサ）】」ことから蛇から噛まれた傷に使われたり、植物の中には実際に、まるで病巣や原因となるものを示してくれる植物も見られます。

　こういった特徴表示を学びながら植物観察をすると、今まで見逃していた植物のメッセージがはっきり見えてきて、とっても楽しいですよ。

　ここでいくつかの例を写真とともに紹介します。

（参考文献：Julia Graves, *The Language of Plants A Guide to the Doctrine of Signatures*）

例1
空洞状の茎
中空の管状器官を示す。
(尿管／消化管／気管／気管支など)

写真例：エルダー（気管支治療薬として利用されるハーブ）

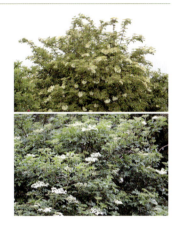

例2
律動的あるいは
対称的に配置された葉
筋骨格系のレメディーによく見られる。

写真例：ソロモンシール

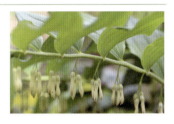

例3
まっすぐ律動的な構造の茎
脊椎の特徴表示を示す。

写真例：ホーステール（スギナ）

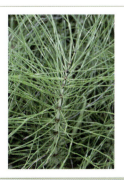

297

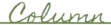

例4
ビロードのような柔らかい線毛で覆われた葉
気管支の線毛の特徴表示。

写真例：マーシュマロウ／コルツフット

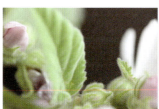
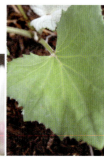

例5
黄色の胆汁のような滲出液
肝臓と黄疸の特徴表示。

写真例：グレーター・セランディン（クサノオウ）

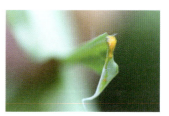

　特徴表示の中で一番入りやすいものは、花や植物組織が表す「色」でしょう。
　植物がもたらす色がその対応する組織や状態や病状を多く表していることに驚かされます。
　はじめは植物にどのような特徴表示があるのか？　どの部分が特徴表示なのか？　などを理解するまでに時間がかかるかもしれませんが、まずは色や形状などわかりやすい表示を覚え、観察していきましょう。

例

赤色：血液、炎症や組織の中の熱を示します。
黄色：肝臓／胆汁
青色：空気やチアノーゼ／酸素欠乏症状など
黒色：壊死や組織の死

　薬草園などや近くにハーブを観察できる場所がない場合は、ハーブの全体の写真（特徴表示を明確に捉えている写真）が掲載されている本などもうまく利用してゆっくりと観察と学びを楽しみながら、植物からのメッセージを受け取ってみてください。

症状別レシピインデックス

全身的

● だるい・疲れやすい（全身的倦怠感／易疲労感）
　　頑張りすぎて心身ともに疲れ、リカバリーが必要なときに　163
　　ここ一番！　のときに感じる疲労および集中力アップに　164
　　慢性の疲労・全身のだるさに　164
　　病み上がりに感じる倦怠感に　165
　　疲労や免疫力の低下が見られるときに　237
　　慢性の感染や疲労やストレスで免疫が落ちているときに　241
　　試験などの緊張からくる心身の疲労全般に　271
　　疲労・ストレス全般に　289
　　慢性の感染や心身疲労、線維筋痛症のサポートに　289

● ふらふら・クラクラする（めまい感）
　　過労やストレスが原因のめまいに　166
　　長期の不安や落ち込みが原因のめまいに　167

● 熱っぽい・ほてる（熱感）
　　極度の緊張・パニック障害による熱っぽさに　168
　　ホルモンバランスの崩れ（更年期障害）における熱っぽさに　169

● 睡眠障害
　　気が張って眠れないタイプに　170
　　よく夢を見る・夢で眠りが中断するタイプに　171
　　不安や悩みがあって眠れないタイプに　171
　　寝汗と不眠症に　257
　　ストレス性の頭痛や不眠に　259

● 性欲障害
　　ストレスや疲労による性欲減退に　172
　　性交の際、緊張でスムーズにいかない場合に　173

神経筋骨格系

● 頭痛（偏頭痛）・頭が重い
　　怒りやイライラから起こる頭痛に　174
　　考えすぎて起こる頭痛に　175
　　疲労と神経過敏からくる偏頭痛に　175
　　ストレスや緊張・不安による偏頭痛に　176
　　生理前に起こる偏頭痛に　176

- 肩凝り・背中や腰の痛み
    - 緊張性の凝りに　177
    - 間欠性跛行や筋肉の凝りの緩和に　275

- リウマチ
    - 心身疲労を伴う関節炎およびリウマチなどのサポートに　255
    - 軽い関節炎やリウマチに　261
    - 関節炎や関節の痛み、こわばりに　265
    - 軽い関節の痛みや不快感に　267
    - リウマチや関節炎の痛みや不快感に　267
    - 下肢の浮腫と痛みに　281

心・循環器系

- のぼせ・冷感（冷え）
    - 緊張からの、のぼせ　179
    - 緊張からの冷感、特に手足の冷えが強い方に　180
    - 手足の冷えやレイノー病、レイノー現象に　275

- 動悸・胸痛
    - 責任感の重圧や緊張による動悸に　181
    - ストレス性の胸が締めつけられる感覚に　182
    - 疲労やストレスを伴う更年期障害の寝汗・動悸などに　237
    - 不安・神経過敏からくる動悸に　257

呼吸器系

- 息が切れる・息苦しい・喉が詰まる・喉の異物感
    - 緊張して冷えを感じ、息切れがする場合に　183
    - 焦りやパニック、気ぜわしさから起こる息切れに　184
    - 苛立ちや不満などストレスによる息苦しさに　184
    - 全身が緊張することによる息苦しさに　185
    - 扁桃炎に　279

- 咳
    - 不安や緊張、居心地の悪さから起こる咳に　186
    - 心身の緊張が強く、痙攣タイプの咳が出る場合に　187
    - 急性または慢性の気管支炎に　247
    - 喉の痛みや痰がからむ咳、気管支炎の緩和に　285

● 風邪・インフルエンザ・花粉症
　　花粉症やアレルギー性鼻炎に　239
　　風邪やインフルエンザなど呼吸器系の感染に　241
　　咳や痰、鼻水を伴う風邪の症状に　243
　　花粉症の症状に（子どもにも安心して使えるハーブブレド）　243
　　風邪やインフルエンザの季節の予防に　245
　　子どもにも安心して使える風邪対策に　245
　　風邪からくる痰を含む咳や鼻水・鼻づまりに　247
　　アレルギー性、急性または慢性の鼻腔粘膜の炎症に　249
　　カタル症状を伴う呼吸器系の感染に　251
　　副鼻腔炎やアレルギー性鼻炎に　253
　　花粉症に　269
　　鼻の不快感や痛み、粘膜過多を伴うアレルギー性鼻炎に　285

消化器系

● 食欲不振・気持ちが悪い・吐き気がする
　　ストレスで胃が収縮したような感覚になる場合に　188
　　身体に力が入らずエネルギー低下を感じるときに　189
　　不安や緊張による吐き気に　189
　　神経性の消化不良で吐き気や嘔吐を伴う場合に　190
　　肝臓機能促進、肝臓の働きが弱っているときに　235
　　食事の後の不快感、吐き気、消化不良に　235
　　消化不良や高コレステロール血症のサポートに　273
　　慢性肝炎のサポートに　283
　　肝機能の低下、解毒作用の促進とサポートに　283

● 胃もたれ・胸焼け
　　心理的不快感やむかつきで胃や胸が熱くなる場合に　191
　　気が重いなどネガティブな感情があるときに　192
　　むなしさから胃やへその辺りが空虚に感じるときに　192
　　ストレスを伴う消化性潰瘍および胃炎に　251

● 腹痛・お腹が張る
　　緊張や不安からくる胃痛・痙攣性の痛みがある場合に　193
　　不満・怒りなど神経過敏による胃の荒れや痛みに　194
　　食欲がなく、パワー不足で冷えを感じるときに　194
　　精神的ストレスを抱えて落ち着かないタイプに　195
　　胃腸の炎症や痙攣性の痛み、鼓腸に　291
　　血行不良やお腹の張りも気になる消化不良に　265

● 便秘
　　いつも身体が緊張しているタイプに　　196
　　やる気や気力が落ち、力がみなぎらないタイプに　　197

● 下痢
　　神経過敏・不安・緊張時の下痢に　　198
　　精神的ストレスで全身がこわばるときの下痢に　　199

泌尿器系

● 瀕尿・排尿困難
　　心配や不安で尿意をもよおすタイプに　　200
　　ストレスや神経疲労が原因で尿が出にくいときに　　201
　　ストレスや神経疲労から起こる膀胱炎に　　201
　　尿路結石（自然排出可能な小さなタイプ）および予防に　　253
　　膀胱炎（泌尿器系の感染）に　　261
　　良性の前立腺肥大および排尿障害に　　263
　　膀胱炎および前立腺炎に　　263

皮膚系

● かゆみ・乾燥・その他の皮膚症状
　　怒りやイライラが起こす皮膚のかゆみ・乾燥に　　202
　　怒りやイライラが起こす皮膚の乾燥と粘湿症状に　　203
　　ストレスが関与する慢性の皮膚症状、特に顔や頭皮に赤みがある場合に　　204
　　神経質やナイーブさが皮膚の状態に影響を与えるタイプに　　205
　　内向的な性格で皮膚の色がさえず、にきびや吹き出物が出るタイプに　　205
　　アトピー性皮膚炎や蕁麻疹に　　239
　　乾癬および皮膚炎に　　255
　　アトピー性皮膚炎に　　269
　　アトピー性皮膚炎やにきびなどの皮膚疾患の炎症がひどいときに　　279
　　疲労やストレスによって悪化する皮膚疾患（湿疹）に　　287

生殖器系

● ED（勃起障害・勃起不全）・性欲減退
　　心身疲労・気力低下・性欲減退から起こるEDに　　207
　　不安や緊張から起こるEDと性欲減退に　　208

- ● PMS（月経前症候群）
    - PMSで気分が落ち込むときに　209
    - PMSで感情や気分の変化が激しいときに　210

- ● 月経不順
    - 感情の乱れによる月経不順に　211
    - 心身の緊張やストレスによる月経不順に　212
    - 月経不順に　277

- ● 生理痛・月経困難
    - 緊張や不安などストレスで全身がこわばるときに　213
    - 感情的な乱れと生理痛が伴うときに　214
    - 冷えを伴う生理痛に　259
    - 痙攣性の痛みを伴う月経困難症に　277
    - 貧血・疲労を伴う生理不順に　287
    - 痙攣を伴う月経痛に　291

その他の肉体症状

- ● 眼精疲労
    - 過剰酷使で目も神経も疲れているときに　215
    - 頭痛や眼精疲労に悩まされる方の気分転換に　216

- ● 耳鳴り
    - 焦燥感や情緒不安で耳鳴りがするとき　217
    - 心理的重圧を感じると起こる耳鳴りに　218
    - 中耳炎や膠耳の緩和に　249

- ● 母乳
    - 母乳分泌促進に　273

- ● 痔
    - 痔（出血）に　281
    - 痔、鬱血や出血、痛み軽減に　281

精神症状

- ● 不安・緊張
    - 自信のなさで感じる緊張や不安に　219
    - とても繊細で傷つきやすい状態に　220

理由のない緊張や不安（パニック障害）に悩まされる方に　221

● 焦燥感
　　ささいなことで不満やイライラを感じるときに　222
　　頭の中が焦りと不安で混乱に陥っているときに　223
　　不安や焦りで何かしないと落ち着かないときに　224

● 落ち込み・無力感
　　心に空洞ができたような喪失感に　225
　　マイナス思考で気分が沈んでしまうときに　226
　　楽しみや喜びが感じられないほどの落ち込みに　227

● 意欲低下
　　気分がのらず、すべてが面倒に感じるときに　228
　　自信がなく、やる気がわかないときに　229
　　単調な毎日で、疲労とともに意欲が低下するときに　230

● 集中困難・記憶力低下
　　精神的な疲労による集中困難や記憶力低下に　231
　　情緒不安から陥る集中力や記憶力の低下に　232
　　試験前や大事な仕事で集中力が必要なときに　271

掲載ハーブリスト

㊟マークのハーブは特に取扱い注意のものです。

ア行

アーティチョーク㊟	191	**234**	235	273	283
（クローブアーティチョーク）					

アイブライト	47	**86**	103	107	130
	142	215	238	239	242
	243	247	249	251	253
	269	285			

アグリモニー	**50**	85	99	174	176
	184	188	198	199	200
	205	210			

アシュワガンダ	**52**	57	73	81	83
	85	91	97	102	104
	110	111	119	163	164
	165	170	172	173	175
	178	184	201	204	207
	208	212	215	218	231
	236	237	238	239	241
	255	257	267	269	270
	271	277	283	287	288
	289				

アストラガルス	**236**	237	245	289

アニシード㊟	**87**	99	132	186	247

アルビジア	**238**	239	242	243	253

アンジェリカ	**88**	180	188	192	194
	225	265			

アンドログラフィス㊟	236	237	**240**	241	245
	247	263	283	289	

イエロードック	**89**	93	127	196	203
	255	279	283	287	

ウィッチヘーゼル	**90**	216	281

ウッドベトニー	**54**	73	83	166	167
	170	171	174	175	176
	181	185	201	216	218
	223				

ウルフベリー	**91**	163	164	165	212

エキナセア	**92**	102	110	165	201
	206	236	237	239	241
	243	242	243	245	246
	247	249	251	253	255
	260	261	262	263	279
	283	288	289	294	

エルダーフラワー	238	239	241	**242**	243
	244	245	247	249	251
	253	269	275	285	293

エルダーベリー	242	243	**244**	245	275

エレキャンペイン㊟	241	242	245	**246**	247
	285	289			

オート（オートトップ）	53	**56**	57	65	67
	69	73	75	81	83
	85	91	110	119	151
	163	164	170	173	175
	180	181	184	189	192
	200	201	209	212	215
	218	219	221	222	225
	226	227	228	229	231
	236	237	239	241	251
	257	269	271	273	277
	283	287	289		

オレゴングレープルート㊟	**93**	204	255	269
	279	287			

オレンジピール	**94**	180	192

オフラワー	**95**	168	170	182	183
	188	221			

カ行

カウチグラス	51	**96**	105	133	137
	201	253	262	263	

カモミールジャーマン	47	51	55	**58**

Index 掲載ハーブリスト

		59	67	73	77	78	ゴールデンシール注		236 237 239 242
		79	81	87	94	95			246 247 249 **250** 251
		97	98	99	132	140			253 269 285
		143	146	152	156	160	ゴールデンロッド	201	249 **252** 253 285
		167	168	170	171	174	コーンシルク		51 **105** 201 253 261
		175	176	177	180	181			263
		182	183	184	186	188	ゴツコーラ		85 103 **106** 120 164
		190	191	192	193	194			172 203 231 232 239
		195	196	198	199	200			254 255 261 265 266
		201	202	203	204	205			267 269 270 271 289
		206	210	211	213	214	コルツフット注	**107**	118 186 187 238
		216	218	219	220	221		239	245 246 247 251
		222	224	225	265	291		289	298
カリフォルニアポピー	**60**	73	171	176	192				
		214	216	226	227	256	**サ行**		
		257	259	289			サルサパリラ		203 207 208 **254** 255
カルダモン	**97**	189	190	192	225				260 261 262 266 267
	227								279
キャットニップ		81	95	**98**	152	189	シサンドラ注	**108**	164 165 172 207
	192	193	198	224	245				228 231 232 235 237
キャラウェイ注		87	**99**	132	193	194			283
	235	291					ジジフス （ズィズィファス）		182 220 237 **256** 257
ギンコー注		55	85	**100**	157	164	シナモン		56 99 104 **109** 168
	166	167	218	231	271				180 183 189 198 213
	274	275	281	289					225 235
グラウンドアイビー注		**248**	249				シベリアンジンセン注		57 **110** 119 163
クランプバーク		69	71	73	**101**	177			172 208 236 237 241
	193	196	201	213	214				262 287 289
	258	259	275	277	289	ジャスミン		**111** 151 220 230
	290	291					シャタバリ		111 **112** 119 124 169
クリーバーズ	**102**	127	133	149	157				173 178 180 207 211
	202	205	239	253	254				237 273 277 291
	255								
クリサンセマム	**103**	130	215	216	243				
クローブ注	**104**	173	207						

307

見出し	ページ
ジャマイカドックウッド㊟（ジャマイカン）	170 213 257 **258** 259 291
ジンジャー	56 69 71 100 **113** 168 177 180 183 189 194 197 200 212 213 214 219 235 247 255 259 261 265 267 274 275 277 281 283 287 291
スカルキャップ	55 57 61 **62** 67 69 71 73 81 83 139 152 164 166 167 170 171 173 175 176 177 179 181 184 185 186 187 190 194 200 201 203 204 208 209 210 211 212 213 216 217 218 220 223 224 226 231 232 237 239 241 251 255 256 257 271 273 277 287 289 291
スペアミント	**114** 151 195 220 229 232 245
スリッパリーエルム	**115** 191 194 199 251 266 283 291
セージ㊟	**116** 157 164 169 180 184 189 192 194 220 227 229 235 239 247 257 269 273 279 291
ゼラニウム	61 65 71 90 **117** 176 204 206 210 212 214 220 222 223 227
セロリ種㊟	254 255 **260** 261 265 267 281 289
セントジョーンズワート㊟	45 **64** 65 81

見出し	ページ
	177 178 185 189 191 192 194 195 209 214 216 217 220 226 227 232 237 257 258 283 287 289 294
ソウパルメット	208 **262** 263

タ行

見出し	ページ
ターメリック㊟	239 **264** 265 274
タイム	87 107 111 **118** 129 185 187 189 192 220 228 238 241 242 243 245 246 247 251 279 285 289
ダミアナ	97 **119** 172 173 197 207 208 226 262
ダンデライオン	105 **120** 126 127 149 157 169 192 195 196 197 201 202 203 204 205 210 211 212 225 235 239 255 269 292
チェストベリー㊟	**121** 150 169 209 210 211 277 287
チックウィード	45 **122** 157 159 203 279 292
デビルズクロウ㊟	254 255 260 261 265 **266** 267
トウキ㊟	121 **123** 169 211 212 213 277 286 287

ナ行

見出し	ページ
ナツメグ㊟	**124** 173 198
ネトル	120 **125** 126 127 157 164 165 201 205 228

掲載ハーブリスト

230	238	239	242	243
255	260	261	262	263
265	267	269	273	293

ハ行

ハーツイーズ	**126**	203	239	279	
バードック	89	93	**127**	196	197
	202	203	205	235	239
	254	255	261	267	279
	287	293			
バーベイン	57	61	65	**66**	81
	83	168	169	174	175
	176	179	184	186	191
	200	202	210	211	214
	217	219	221	222	224
	232	237	273		
バイカルスカルキャップ㊟		239	242	243	
	249	253	**268**	269	279
	287				
ハイビスカス	**128**	154	230	243	245
	273				
バコパ	163	204	212	229	231
	232	**270**	271	289	
パッションフラワー	55	60	61	65	**68**
	71	73	77	79	81
	95	139	156	166	168
	171	174	175	179	182
	184	185	200	203	210
	214	217	220	224	237
	256	257	259	287	289
パルサティラ㊟	69	**70**	71	73	101
	117	176	182	209	214
	257	258	259	277	290
	291				
バレリアン	39	60	69	71	**72**

	73	77	79	81	98
	156	168	170	171	176
	177	178	181	184	185
	187	189	190	193	194
	200	202	203	205	210
	213	214	217	221	224
	253	257	259	289	
ヒソップ㊟	107	**129**	187	241	246
	247				
ビルベリー	128	**130**	215	216	281
フィーバーフュー㊟	**131**	174	175	176	179
	214	255	258	267	
フェヌグリーク㊟	194	235	**272**	273	
フェンネル	87	89	94	97	99
	132	178	188	189	190
	192	193	194	195	196
	197	199	235	260	265
	273	283	291		
ブクー（ブチュ）㊟	51	96	105	**133**	137
	201	241	261	262	263
ブラックコーホッシュ㊟		121	**134**	143	169
	180	209	211	217	237
	255	259	261	265	266
	267	275	277	291	
プランテーン	105	**135**	157	199	249
	261	263	281	283	284
	293				
プリックリーアッシュバーク			177	180	255
	267	**274**	275	281	
ペオニー（ホワイトペオニー）			209	212	**276**
	277	286	287		
ペパーミント㊟	98	103	114	128	132
	136	142	151	164	175
	184	189	192	195	215

309

	218	228	229	230	232
	235	239	243	245	253
	260	265	269	271	273
	281	285			
ポークルート(注)	22	205	241	**278**	279
ホースチェストナット(ナッツ)(注)				**280**	281
	293				
ホーステール	**137**	200	261	262	263
	297				
ホーソーン	69	73	77	120	**138**
	181	182	217	221	257
	275	293	295		
ホップ(注)	73	**139**	156	171	179
	189	191	194	199	235
	258				
ボリジ(注)	57	65	**74**	75	83
	184	205	208	219	220
	222	229			

マ行

マーシュマロウ	39	67	96	105	115
	133	**140**	143	186	191
	192	194	199	201	247
	251	253	261	266	277
	279	283	285	298	
マザーワート(注)	55	69	73	**76**	169
	181	182	183	184	211
	212	213	219	221	237
	256	257			
マリーゴールド	45	46	47	102	126
	141	160	180	203	204
	205	206	238	239	251
	254	255	269	277	279
	283	291			
マレイン	45	**142**	186	187	239

	243	246	247	249	251
	279	285	294		
ミルクシッスル(ミルクシスル)			191	234	235
	260	273	**282**	283	
メドゥスイート(注)	**143**	189	190	191	199
	235	251	261	294	

ヤ行

ヤロー	79	98	121	136	137
	144	150	157	180	182
	211	212	214	247	277
	281	287	291	294	

ラ行

ラズベリーリーフ	51	117	**145**	198	212
	259	273	277	287	290
	291				
ラベンダー	15	55	83	90	**146**
	157	159	178	181	195
	203	204	206	220	223
	279	281	294		
リコリス(注)	115	**147**	163	175	178
	186	197	239	241	243
	245	247	249	251	255
	269	271	279	285	
リブワート	239	242	243	251	**284**
	285	293			
リンシード(フラックスシード)				**148**	197
リンデン	20	61	69	73	77
	78	79	95	98	157
	170	171	180	182	183
	217	221	245	247	256
	257	258	259	293	

Index 掲載ハーブリスト

ハーブ名	ページ
レーマニア	255 **286** 287 289
レッドクローバー	127 **149** 204 205 238 255 269 279 283 287 293
レディースマントル	**150** 211 212 214 277 287
レモングラス	111 128 **151** 152 154 189 220 227 228 230 232 261 273
レモンバーベナ	151 **152** 154 164 175 192 201 219 222 227 230
レモンバーム	55 57 65 71 73 75 77 **80** 95 98 146 151 152 156 164 168 171 175 176 179 184 188 190 194 195 198 201 205 209 210 214 216 217 218 219 220 221 222 223 224 227 229 230 232 235 237 239 241 247 251 256 257 259 269 271 273 291
レモンピール&レモン	**153** 220 229
ローズ	15 39 45 57 61 65 71 **82** 83 90 97 111 117 146 159 160 166 167 168 169 171 172 173 176 202 205 208 209 211 214 216 219 222 226 229 288 293
ローズヒップ	**154** 219 222 230 243 245 295
ローズマリー	15 40 45 55 57 **84** 85 103 157 164 167 175 178 180 189 215 216 223 228 230 231 232 271 283
ロディオラ	163 164 207 212 225 229 237 255 257 267 283 287 **288** 289

ワ行

ハーブ名	ページ
ワームウッド㊟	**155** 175 228
ワイルドヤム	169 180 209 237 275 277 **290** 291
ワイルドレタス㊟	**156** 185 186

311

参考文献

Matthew Wood, *The Practice of Traditional Western Herbalism : Basic Doctrine, Energetics, and Classification* (North Atlantic Books, 2004)
James Green, *The Herbal Medicine Maker's Handbook : A Home Manual* (Crossing Press, 2000)
Christopher Hedley and Non Shaw, *Herbal Remedies* (Parragon, 2002)
Peter Holmes, *The Energetic of Western Herbs : Integrating Western & Oriental Herbal Medicine Traditions Vol.1 & Vol.2* (Snow Lotus Press, 2006, 2006)
Andrew Chevallier, *The Encyclopedia of Medicinal Plants* (Dorling Kindersley, 1996)
Simon Mills and Kerry Bone, *The Essential Guide to Herbal Safety* (Churchill Livingstone, 2005)
Thomas Bartram, *Bartram's Encyclopedia of Herbal Medicine* (Robinson Publishing, 1998)
Nicholas Culpeper, *Culpeper's Complete Herbal* (Wordsworth Editions Ltd, 1653)
Anne McIntyre, *The Complete Floral Healer : Healing Power of Flowers Through Herbalism, Aromatherapy, Homeopathy and Flower Essences* (Sterling Publishing, 1996)
College of Phytotherapy Herbal Medicine Books (College of Phytotherapy Ltd, 2003)
Elisabeth Brooke, *A Woman's Book of Herbs* (The Women's Press Ltd., 1992)
Kerry Bone, *The Ultimate Herbal Compendium : A Desktop Guide for Herbal Prescribers* (Phytotherapy Press, 2007)
Sebastian Pole, *Herbal Ayurveda* (http://www.pukkaherbs.com/)
Michael Thomsen, *Hanni Gennat:Phytotherapy Desk Reference* (Global Natural Medicine 2009)
Anne McIntyre, *Michelle Boudin:Dispensing with Tradition: A Practitioner's Guide to using Indian and Western Herbs the Ayurvedic Way*
Julia Graves, *The Language of Plants*
Henriette Kress, *Practical Herbs* (AEON Books)
Lesley Braun, Marc Cohen., *Herbs and Natural Supplements : An Evidence-Based Guide*

三上杏平『エッセンシャルオイル総覧 2007』（フレグランスジャーナル社、2006 年）
林真一郎／編『メディカルハーブの事典』（東京堂出版、2007 年）
関口善太／監修『イラスト図解　東洋医学のしくみ』（日本実業出版社、2006 年）
北山隆・伊藤美千穂／監修『生薬単―語源から覚える植物学・生薬学名単語集』（エヌティーエス、2007 年）

参考サイト

Dr. Duke's Phytochemical and Ethnobotanical Databases
<https://phytochem.nal.usda.gov/phytochem/search/list>

The Herbarium
<http://theherbarium.wordpress.com/>

おわりに

　2008年に『英国流メディカルハーブ』を出版させていただいてから10数年の月日が経ち、私のハーブチンキ棚に並ぶ種類にも若干の変化があり、扱うハーブも毎年増え続けております。

　日本におけるのハーブの世界、英国におけるハーブの世界も大小さまざまな動きがありました。

　そして私自身も相変わらずハーブそして自然療法の学びの旅（修行？）を楽しく続けさせていただいております。

　今回も多くの英国のハーバリストや農家の皆様、そしてショップの皆さんとお会いし、お話する機会を頂戴いたしました。

　そしてハーブがつなげてくれる人と人との胸が躍るような貴重な出会いも多く経験させていただけたことも大切な一生の思い出となりました。

　そしてハーブを写真に収めるためにたくさんのガーデンやファームそして丘や林へと足を運び、そこで出合うハーブとの素晴らしい時間を堪能させていただきました。

　またその作業を通じ「すぐそばにハーブがある」という環境に恵まれ、伝統や人々の生活の中で生き続ける「ハーブ」の素晴らしさを学び続け、扱い続けることをできる機会を持てる幸せを、本書の執筆のプロセスの中で改めて気づかせていただきました。

本書を作るに当たり、『英国流メディカルハーブ』とその続編となる電子書籍版『続　英国流メディカルハーブ』をまとめ、かつ、ハーブも数点増やしたかたちで皆様に紹介したいとの私のわがままを聞いてくださった、説話社の高木利幸様、棚田利和様、そして今回も素敵なデザインをしてくださったデザイナーの染谷千秋様、本当にありがとうございました。

　この頼もしく素晴らしいメンバーはもちろん、いつも一緒にハーブを一緒に学ぶ機会をシェアしてくれる仲間や各ハーブスクールのスタッフの皆様、私の仕事をサポートしてくださる大切な友人達、日本の家族からいつもいただく温かな励ましとパワーがあるからこそ生まれることができたものです。

　本当にありがとうございます。

　そして、私の仕事をいつも温かく見守ってくれる、応援してくださるすべての皆様に心からの感謝と愛を込めて……。

　　　　　　　　　　　RIEKO OSHIMA-BARCLAY　2021年2月末

リエコ・大島・バークレー
Rieko Oshima-Barclay

英国・ロンドン近郊のサリー州に在住。
メディカルハーバリスト／アロマセラピスト／リフレクソロジスト。
英国メディカルハーバリスト協会(N.I.M.H)会員。国際プロフェッショナル・アロマセラピスト連盟（IFPA）連盟会員。英国リフレクソロジスト（AoR）協会会員。コンプリメンタリー＆ナチュラルケアカウンシル（CNHC）会員。
ロンドン市内でハーブ治療からマッサージ、アロマセラピー、リフレクソロジーを行うほかロンドンおよび日本各地でメディカルハーブ／補完医療の講演活動も精力的に行っている。
英国と日本の架け橋となるメディカルハーバリストとして今後の活躍が期待されている。
HP：https://herbalhealing-uk.co.uk
Facebook：https://www.facebook.com/HerbalHealingUK
オンラインハーブコンサルテーションのサービス案内：
https://herbalhealinguk.wixsite.com/herbalconsultation
レッスン／講演の情報はブログより：https://phytouk.exblog.jp

メディカルハーブハンドブック

発行日	2019年2月1日　初版発行	
	2023年5月10日　第4刷発行	
著　者	リエコ・大島・バークレー	
発行者	酒井文人	
発行所	株式会社 説話社	
	〒169-8377　東京都新宿区西早稲田1-1-6	

写真	リエコ・大島・バークレー
デザイン	染谷千秋
編集担当	高木利幸
印刷・製本	日経印刷株式会社

© RIEKO OSHIMA-BARCLAY 2019　Printed in Japan
ISBN 978-4-906828-51-7　C2577

落丁本・乱丁本はお取り替えいたします。
購入者以外の第三者による本書のいかなる電子複製も一切認められていません。

本書は『英国流メディカルハーブ』および電子書籍版『続　英国流メディカルハーブ』を合本のうえ、加筆・修正を加えて再編集したものです。

掲載している情報は2021年2月時点のものです。